Joachim Stephan

Die altägyptische Medizin und ihre Spuren in der abendländischen Medizingeschichte

Ägyptologie

Band 1

LIT

Joachim Stephan

Die altägyptische Medizin und ihre Spuren in der abendländischen Medizingeschichte

LIT

Gedruckt auf alterungsbeständigem Werkdruckpapier entsprechend
ANSI Z3948 DIN ISO 9706

Bibliografische Information der Deutschen Nationalbibliothek
Die Deutsche Nationalbibliothek verzeichnet diese Publikation in der Deutschen Nationalbibliografie; detaillierte bibliografische Daten sind im Internet über http://dnb.d-nb.de abrufbar.

ISBN 978-3-643-11143-2
Zugl.: Hamburg, Univ., Diss., 2001

Verlagskontakt:
Fresnostr. 2 D-48159 Münster
Tel. +49 (0) 2 51-620 320 Fax +49 (0) 2 51-922 60 99
e-Mail: lit@lit-verlag.de http://www.lit-verlag.de

Auslieferung:
Deutschland: LIT Verlag Fresnostr. 2, D-48159 Münster
Tel. +49 (0) 2 51-620 32 22, Fax +49 (0) 2 51-922 60 99, e-Mail: vertrieb@lit-verlag.de
Österreich: Medienlogistik Pichler-ÖBZ, e-Mail: mlo@medien-logistik.at
Schweiz: B + M Buch- und Medienvertrieb, e-Mail: order@buch-medien.ch

Meinem verehrten Mentor,
Herrn Professor Dr. Wolfhart Westendorf,
in Dankbarkeit gewidmet

Inhalt

Einführung 1

1 Die Ausbildung der ägyptischen Ärzte 2

2 Ordnungssysteme in der ägyptischen Medizin 4

3 Der Einfluß der ägyptischen Medizin auf die griechischen Medizinschulen 5

1 Ordnungssysteme in den Lehrtexten des pEbers 9

1.1 Der Kopf, seine Anatomie, seine Physiologie und seine Krankheiten 9

a Scheitel 11

b Stirn 12

c Das Auge (*jr.t*) 13

d Augenbrauen (*jnḥ*) 19

e Die Nase (*fnḏ, šr.t*) 20

f Die Wangen (*mndt.t*) 22

g Der Mund 23

h Die Zähne (*jbḥ, nḥḏ.t*) 24

i Der Schlund (*ḥngg*) 25

j Die Zunge (*ns*) 26

k Die Lippen 27

l Das Kinn 28

m Die Schläfe 28

n Das Ohr 30

1.2 Lunge – Leber – Milz 36

a Anatomie 36

b Physiologie 38

c Krankheiten 42

1.3 Tractus digestorius, Herz und Magen 45

a Anatomie 46

b Physiologie 46

c Krankheiten 49

1.4 Das Gefäßsystem 61
a Anatomie 61
b Physiologie 63
c Die Lehrtexte 65
d Krankheitsstoffe 70

2 Die Fälle des pSmith, untersucht nach pathologischen, pathophysiologischen und medizinhistorischen Gesichtspunkten . 87

Vorbemerkung 87

Sm 1 (x1,12) Heilkunde einer Wunde an seinem Kopf. 88

Sm 2 (1,1218) Heilkunde einer [Klaff]Wunde [an seinem Kopf], die bis zum Knochen reicht 89

Sm 3 (1,182,2) Heilkunde einer Klaff-Wunde an seinem Kopf, die bis zum Knochen reicht, durchlöchert ist [sein Schädel] 90

Sm 4 (2,2-11) Heilkunde für eine Klaffwunde an seinem Kopf, die bis zum Knochen reicht, gespalten ist sein Schädel. 93

Sm 5 (2,11-17) Heilkunde einer Klaffwunde an seinem Kopf; zersplittert ist sein Schädel. 95

Sm 6 (2,17-3,1) Heilkunde einer Klaffwunde an seinem Kopf, die bis zum Knochen reicht; zersplittert (*sḏ*) ist sein Schädel, aufgebrochen (*ngj*) ist das Gehirn seines Schädels.. 96

Sm 7 (3,2-4,4) Heilkunde für eine Klaffwunde an seinem Kopf, die bis zum Knochen reicht, durchlöchert sind die *tpꜣ.w* seines Schädels. . 98

Sm 8 (4,5-18) Heilkunde für einen Splitterbruch in seinem Schädel unter der Haut (seines) Kopfes. 102

Sm 9 (4,19-5,5) Heilkunde für eine Wunde an seiner Stirn (*ḥꜣ.t-ḥr*), zersplittert ist die Scherbe/Schale seines Schädels.. 104

Sm 10 (5,5-9) Heilkunde für eine Wunde an der Spitze seiner Augenbraue. 106

Sm 11 (5,10-15) Heilkunde für einen Bruch am Pfeiler seiner Nase (Nasenbein) 107

Sm 12 (5,16-6,3) Heilkunde für einen Bruch in der Kammer (Innenraum) seiner Nase.. 108

Sm 13 (6,3-7) Heilkunde für einen Splitterbruch in seiner Nase.. 109

Sm 14 (6,7-14) Heilkunde für eine Wunde in seinem Nasenloch. 111

Sm 15 (6,14-17) Heilkunde für ein Loch in seiner Wange.. 112
Sm 16 (6,17-21) Heilkunde für einen Spalt in seiner Wange. 112
Sm 17 (7,1-7) Heilkunde für einen Splitterbruch in seiner Wange.. . . . 113
Sm 18 (7,7-14) Heilkunde für eine Wunde in seiner Schläfenpartie (*gmꜣ* „Joch-Schläfen-Bein"). 114
Sm 19 (7,14-22) Heilkunde für ein Loch in seiner Schläfenpartie (*gmꜣ* „Joch-Schläfen-Bein").. 114
Sm 20 (7,22-8,5) Heilkunde für eine Wunde in seiner Schläfenpartie (*gmꜣ* "Joch-Schläfen-Bein"), die bis zum Knochen reicht, durchlöchert ist sein Joch-Schläfen-Bein. 115
Sm 21 (8,6-9) Heilkunde für einen Spalt in seiner Schläfenpartie (*gmꜣ* "JochSchläfenBein"). 116
Sm 22 (8,9-17) Heilkunde für einen Splitterbruch in seiner Schläfenpartie (*gmꜣ* „Joch-Schläfen-Bein"). 116
Sm 23 (8,1822) Heilkunde für eine Wunde an seinem Ohr. 118
Sm 24 (8,229,2) Heilkunde für einen Bruch in seinem Unterkiefer. . . . 119
Sm 25 (9,26) Heilkunde für eine Verschiebung an seinem Unterkiefer. . 120
Sm 26 (9,613) Heilkunde für eine Wunde an seiner (Ober-)Lippe. . . . 121
Sm 27 (9,1318) Heilkunde für eine Klaff-Wunde an seinem Kinn. . . . 121
Sm 28 (9,1810,3) Heilkunde für eine Wunde an seiner Halsvorderseite. . 122
Sm 29 (10,38) Heilkunde für eine Klaff-Wunde an einem Wirbel seines Nackens. 122
Sm 30 (10,812) Heilkunde für eine Zerrung an einem Wirbel seines Nackens. 125
Sm 32 (11,19) Heilkunde für eine Senkung an einem Wirbel seines Nackens. 125
Sm 31 (10.12-22) Heilkunde für eine Verschiebung an einem Wirbel (seines) Nackens. 127
Sm 33 (11,917) Heilkunde für eine Quetschung/Stauchung an einem Wirbel seines Nackens.. 130
Sm 34 (11,1712,2) Heilkunde für eine Verschiebung an seinen beiden Schlüsselbeinen. 132

Sm 35 (12,38) Heilkunde für einen Bruch an seinen beiden Schlüsselbeinen. 133
Sm 36 (12,814) Heilkunde für einen Bruch an seinem Oberarm. 135
Sm 37 (12,1421) Heilkunde für einen Bruch an seinem Oberarm, eine Wunde ist darauf {aufgebrochen}. 135
Sm 38 (12,2113,2) Heilkunde für einen Spalt an seinem Oberarm. . . . 136
Sm 39 (13,312) Heilkunde für Geschwüre/Geschwülste auf einer Schlagverletzung an seiner Brust. 138
Sm 40 (13,1217) Heilkunde für eine Wunde an seiner Brust. 139
Sm 41 (13,1814,16) Heilkunde für eine Fremdartigkeit/Anomalie einer Wunde an seiner Brust.. 140
Sm 42 (14,1622) Heilkunde für eine Zerrung an den Rippen seiner Brust. 143
Sm 43 (14,2215,6) Heilkunde für eine Verschiebung an den Rippen seiner Brust. 144
Sm 44 (I5,69) Heilkunde für einen Bruch an den Rippen seiner Brust. . 145
Sm 45 (15,919) Heilkunde für ballartige Geschwüre/Geschwülste auf seiner Brust. 146
Sm 46 (15,2016,16) Heilkunde für eine Geschwulst *(sḫr)* auf einer tiefreichenden Schlagverletzung an seiner Brust.. 147
Sm 47 (16,1617,15) Heilkunde für eine KlaffWunde an seiner Achsel. . 149
Sm 48 (17,1519) Heilkunde für eine Zerrung {an} einem Wirbel seines Rückens. 151

3 Nachwort. 153
3.1 Physiologische Systeme 155
3.2 Pathophysiologische Lehren 155
3.3 Anatomie 156

4 Medizinisches Glossar 161

5 Siglen. 167

6 Literatur 169
6.1 Zitierte Literatur 169

6.2 Weiterführende Literatur 173

Index 175

Über den Autor 179

Einführung

Wir sind Zwerge, die auf den Schultern von Riesen stehen,
so daß wir mehr und weiter zu sehen vermögen denn sie;
doch nicht der Schärfe unserer Augen verdanken wir dies,
noch der Größe unseres Wuchses, sondern weil wir hinaufgehoben
und getragen werden hoch oben auf dieser riesigen Masse.

(Bernhard von Chartres, Kanzler der Schule von Chartres, um 1114-19)

Im kulturellen Bewußtsein des Abendlandes beginnt die wissenschaftliche Medizin mit der Naturphilosophie der Griechen. Auch nach den in der zweiten Hälfte des vergangenen Jahrhunderts erschienenen grundlegenden Arbeiten zur ägyptischen Medizin, wie dem „Grundriß der Medizin der Alten Ägypter" von Grapow, v. Deines und Westendorf (GMed) meinen Medizinhistoriker keinen nennenswerten Einfluß der ägyptischen Medizin auf die griechische und damit auf die des Abendland erkennen zu können. In seinem vielbeachteten Werk über die Medizinschule von Alexandria kommt v. Staden nach einer eingehenden Untersuchung zum Stand der ägyptischen Medizin zur Zeit des Herophilus zu dem Ergebnis, daß eine nennenswerte Tradierung ägyptischer medizinischer Lehren in die griechische Medizin nicht stattgefunden hat[1]. Marganne[2] vertritt denselben Standpunkt.

Als Beitrag zur besseren Vergleichbarkeit der medizinischen „Systeme" beschäftigt sich die vorliegende Arbeit mit folgende Fragen:

1. Ist im Alten Ägypten eine schulische bzw. akademische Ausbildung der Ärzte nachweisbar?
2. Können Lehrinhalte nachgewiesen werden, die über eine rein empirische Ausübung der Heilkunde hinausgehen und ggf. einen nosologischen Überbau erkennen lassen?
3. Ist eine Beeinflussung der frühen griechischen Medizin durch diese Lehrinhalte erkennbar?

Es ist sicher gerechtfertigt, die Arbeit von vornherein auf die *swnw*, als (vermutlich) akademisch ausgebildete Ärzte zu fokussieren und andere im Gesundheitswesen agierende Heiler (z.B. Priester der Sachmet, Beschwörer der Selket) nicht oder nur am Rande zu behandeln. Zwar hält Känel[3] diese Unterscheidung

---

1 H. v. Staden, Herophilus 1989, S. 1-31

2 M.-H. Marganne, Links between Egyptian and Greek medicine, 1993

3 Frédérique Känel, Les Prêtres-Ouab de Sekhmet, 1984

für künstlich und formalistisch, bezieht sich dabei aber auf stark wertende Klassifizierungen. In diesem Sinne mag sie recht haben: Der heilkundige Priester wurde nicht vom Arzt (*swnw*) abgegrenzt und schon gar nicht als zweitrangig betrachtet. Da er aber Heilmethoden anwandte, die sich von denen des *swnw* deutlich unterschieden, liegt es nahe, auch eine unterschiedliche Ausbildung zu vermuten.

1 Die Ausbildung der ägyptischen Ärzte

Eine Reihe von Autoren (z.B. Gardiner[4], Ghalioungui[5], Lefebvre[6] oder zuletzt de Meulenaere[7]) haben die Meinung vertreten, die Ausbildung der ägyptischen Ärzte sei eine rein handwerkliche gewesen und jeweils vom Vater auf den Sohn weitergegeben worden. Die maßgeblichen Argumente hierfür sind letztlich der fehlende archäologische Nachweis von zum Unterricht geeigneten Räumen und der im alten Ägypten mehrfach belegte Brauch, Berufe, insbesondere handwerkliche, im Familienverband zu tradieren. Der fehlende archäologische Nachweis von Medizinschulen ist bedauerlich, spricht aber nicht zwingend gegen eine Existenz derselben. Nur am Rande sei daran erinnert, daß praktisch keine der großen Medizinschulen der Antike archäologisch lokalisiert werden konnte, weder Kos noch Knidos, nicht einmal Alexandria. So fokussiert sich die Aufmerksamkeit vor allem auf das „Lebenshaus" (*pr-ʿnḫ*), das zunächst als Bibliothek in Erscheinung tritt, im Gegensatz zum „Bücherhaus" (*pr-mḏꜣ.t*) und zum „Gottesbücherhaus" (*pr-mḏꜣ.t nṯr*) aber wohl weitergehende Aufgaben zu erfüllen hatte.

Obwohl mindestens seit dem MR zahlreiche Lebenshäuser in der Literatur[8] oder (seltener) durch archäologischen Befund[9] nachgewiesen sind, ist die Meinung über die Aufgaben und die Funktion derselben geteilt. Nach Burkard (a.a.O.) ist das Lebenshaus, von Ausnahmen abgesehen, vorwiegend außerhalb des Tempelbezirkes zu suchen; nach Strouhal[10] war es eine Einrichtung, die von großen Tempeln unterhalten wurde. Sollte es sich um Gebrauchsarchitektur in Lehmziegelbauweise gehandelt haben, wäre der fehlende archäologische Nachweis nicht erstaunlich. Immerhin wurde in Amarna ein Lebenshaus mit integrierter Schule, die Pendlebury[11] als „Universität" bezeichnet, archäologisch nachgewiesen. Im übrigen wäre zu bedenken, daß der Unterricht aufgrund günstiger klimatischer Bedingungen meist im Freien abgehalten wurde, wie es uns u.a. auch von den

[4] A. Gardiner, The House of Life, JEA 24(1938)157
[5] P. Ghalioungui, House of Life, 1973
[6] G. Lefebvre, Essai, 1956
[7] in: LÄ I Sp. 79
[8] G. Burkard, Bibliotheken, 1980
[9] J.D.S. Pendlebury, Excavations, 1934
[10] Strouhal, Ägypten, 1994, S. 235
[11] Pendlebury, Excavations, 1934

griechischen Philosophenschulen und von der Medizinschule auf Kos überliefert ist.

Gardiner vertritt die Ansicht, daß die in den Lebenshäusern aufbewahrten Papyri fertigen Ärzten zur Verfügung standen, Lefebvre (a.a.O.) spricht von „Lehrgängen" (stage); eine Art postgraduelles Studium also. Folgt man diesem Ansatz, so ergibt sich bereits hier ein wesentlicher Unterschied der ärztlichen Ausbildung zur rein familiär organisierten Handwerkerausbildung im alten Ägypten: Im Gegensatz zum typischen Handwerker, der mit Sicherheit nicht lesen oder schreiben konnte, mußte der ägyptische Arzt offenbar eine Schreiberschule durchlaufen. Daß sich an die Vermittlung der Fähigkeiten zur Beherrschung des Schriftsystems nicht auch ein weiterführender Unterricht mit Lehrinhalten wie Theologie, Hymnologie, Magie, Astronomie, Traumdeutung und eben Medizin[12] angeschlossen haben könnte, erscheint nicht notwendigerweise ausgeschlossen.

Auch führt die Überlieferung, daß die handwerkliche Ausbildung im alten Ägypten vorwiegend im Familienverband tradiert wurde, nicht zwingend zu dem Schluß, es könne keine Medizinschulen gegeben haben. Die griechische Medizin zeigt, wie aus solchen Familienverbänden die Schulen entstanden sind: Zunächst war der Arzt ein familiär ausgebildeter Handwerker, dessen Fertigkeiten vom Vater auf den Sohn weitergegeben wurden (Medizin der griechischen Frühzeit). In einer zweiten Entwicklungsphase sammelten sich dann um berühmte Ärzte Schüler, die nicht mehr unbedingt zur Familie im engeren Sinne gehörten, aber weiterhin als „Söhne" bezeichnet wurden. Schließlich entstanden daraus die Schulen, die sich bezeichnenderweise immer noch als „Familie" empfanden (Asklepiadenfamilien). Im „Eid des Hippokrates" wird der Schüler feierlich in die „Familie" aufgenommen und auf die Rechte und Pflichten der „Familienmitglieder" eingeschworen[13]. Bis in unsere Zeit hinein, sind Elemente des ärztlichen Berufsethos nur aus dem Familiengefühl der „Asklepiadenfamilien" erklärbar.

Zumindest für die erwähnte zweite Entwicklungsphase scheint es auch in Ägypten frühe Beispiele zu geben: *„Der weise Beamte nimmt, nachdem er alt geworden ist ... einen „Sohn" zu sich, den er seine Erfahrungen lehrt".*

Es geht aus dem Text des Ptahhotep klar hervor, daß die Ägypter das Wort „Sohn" in diesem Zusammenhang übertragen haben auf den Schüler ... [14]

Die dritte Phase, also die Bildung von Schulen, sehen viele Autoren zumindest für die Spätzeit als gesichert an. So schreibt z.B. Westendorf: *„... Seine **Ausbildung** erhielt er* (Anm.: der ägyptische Arzt) *im „Lebenshaus", dem er wahrscheinlich auch später als „praktizierender Arzt" angehörte, um sein Erfahrungswissen **an den Nachwuchs weiterzugeben**"*[15]. Oder, noch deutlicher: *„Die*

[12] H. Brunner, Altägyptische Erziehung, 1957, S. 28

[13] C. Lichtenthaeler, Eid, 1984

[14] H. Brunner, a.a.O.

[15] W. Westendorf, Heilkunst, 1992, S. 244

Ausbildung der Ärzte findet im sog. Lebenshaus statt. Dabei handelt es sich um eine Mischung aus ***Akademie, Hochschule*** *und Zentralbibliothek.*"[16] Auch Weber[17] ordnet dem Lebenshaus "... *als eine besondere Abteilung eine Art von Ärzteschule*" zu.

Es erhebt sich an dieser Stelle die grundsätzliche Frage, ob es bei dem bekannten Festhalten der Ägypter am Hergebrachten und der insbesondere in der Spätzeit nachgewiesenen Rückbesinnung auf Kulturformen der klassischen Periode[18] nicht gestattet ist, Strukturen, die sich für die Spätzeit nachweisen lassen, auch schon zu einem wesentlich früheren Zeitpunkt anzunehmen oder doch wenigstens zu vermuten. Grapow[19] setzt dies als selbstverständlich voraus.

Von zentraler Bedeutung ist in diesem Zusammenhang auch die Wiedererrichtung des Lebenshauses und der Ärzteschule in Sais durch Udjahorresnet auf Befehl Darius I.[20]. Udjahorresnet stattet diese Schule aus „*mit all ihren Studierenden, Söhnen von Leuten (vom Stande), kein Sohn eines Bettlers war darunter ...* " (Schäfer, a.a.O.). Die Weisung durch Darius, diese Schulen *wieder*zuerrichten, bezieht sich vordergründig zunächst auf die vorangegangene Zerstörung durch Kambyses[21], impliziert aber unübersehbar, daß entsprechende Einrichtungen eben schon vorher, vermutlich mit langer Tradition, bestanden haben müssen.

2 Ordnungssysteme in der ägyptischen Medizin

Insbesondere auf der Grundlage der „Lehrtexte"[22] des pEbers soll untersucht werden, ob sich in der überlieferten ägyptischen Medizin Anhaltspunkte dafür finden, daß es – über eine rein empirisch-pragmatische Ausübung der Heilkunde hinaus – zur Entwicklung eines nosologisch-theoretischen Überbaus gekommen ist, d.h., ob „Lehren" vermittelt wurden. Hierbei kann nicht verkannt werden, daß der Nachweis solcher „Lehren" auf die Beweisführung unter 1) zurückgreift, da solche wohl kaum als „Geheimlehren"[23] von abgeschlossenen Familienverbänden aus allgemeine Geltung erlangt haben können.

Grapow[24] weist darauf hin, daß in der überwiegenden Mehrzahl der ägyptischen medizinischen Texte der Kranke nicht genannt wird, sondern nur ein Symptom, z.B. „Beseitigen des Hustens". Im europäischen Kulturkreis läßt sich, et-

---

16 W. Westendorf in Schott (Hrg.), Chronik, 1993, S. 22
17 M. Weber in: LÄ III Sp. 954f
18 u.a. J. Assmann, Stein, S. 303ff
19 Grapow, Kranker, 1956, S. 96
20 H. Schäfer, Wiedereinrichtung, 1899, S. 72-74
21 G. Burkard, Medizin und Politik, 1994
22 Westendorf in: Hdb. S. 82
23 Ghalioungui, House of Life, 1973, S. 65
24 Grapow, Kranker, 1956, S. 82

wa durch Vergleich von Pathographien des Spätmittelalters mit solchen der Renaissance zeigen, daß die Individualität des Kranken immer dann in den Hintergrund tritt, wenn die Hauptaufgabe des Arztes darin besteht, Symptome in ein bestehendes Krankheitsschema (also in „Lehren") einzuordnen[25]. Dieses Phänomen, das allgemeine Gültigkeit zu haben scheint, begegnet uns auch in der ebenfalls stark durchstrukturierten Krankheitslehre der modernen naturwissenschaftlichen Medizin ("Der Blinddarm von Station III", „Die Leberentzündung von Zimmer 5"). Bezogen auf die ägyptische Medizin, könnte die Beobachtung von Grapow also durchaus ein Hinweis auf das Bestehen einer geschlossenen Krankheitslehre sein.

Geradezu neuzeitlich mutet auch die Anmerkung von Diodor an: *„Bei der Kur halten sich die Ärzte an die gesetzlich vorgeschriebene Behandlungsweise, ... haben sie aber gegen die Vorschriften gehandelt, so kann auf Todesstrafe erkannt werden"* (Diodor I,82)[26]. Diese Rechtsauffassung, die, abgesehen von dem Strafmaß natürlich, aus einem Arzt-Haftungsprozeß unserer Tage stammen könnte, setzt das Vorhandensein einer „Lehre", zumindest in Bezug auf die Therapie, geradezu zwingend voraus.

3 Der Einfluß der ägyptischen Medizin auf die griechischen Medizinschulen

Obwohl bei der engen Berührung der griechischen mit der ägyptischen Kultur, und zwar nicht nur in der Spätzeit[27], ein Kulturaustausch, der auch die Medizin umfaßt, als gesichert angenommen werden muß, ist die Quellenlage eher unbefriedigend. Gesichert erscheint, daß die Lehre von den umherziehenden Schmerzstoffen (*wḫd.w*) in die Schule von Knidos tradiert wurde, wo sie nahezu identisch als Lehre vom Perittoma auftritt. Obwohl die Identität dieser Begriffe durch die Arbeiten von Steuer und Saunders[28] eindrucksvoll belegt zu sein scheint, sollte nicht außer acht gelassen werden, daß der Ausdruck Perittoma mit diesem Bedeutungsinhalt in den für uns rekonstruierbaren knidischen Schriften[29] nicht nachweisbar ist. Er taucht erst im Papyrus Anonymus Londonensis[30] erstmals auf, einer Schrift, die dem Umkreis des Aristoteles zugeschrieben wird. Da indessen auch Galen, dem die knidischen Sentenzen offenbar noch komplett vorgelegen haben, die Lehre vom Perittoma erläuternd erwähnt und den Knidiern zuschreibt, erscheinen Zweifel nicht angebracht. Auch bei gewissen Rezepturen scheint es

[25] J. Stephan, Observationes, 1967, S. 8

[26] zitiert nach: E. Strouhal, Ägypten, 1994, S. 244 und H. Grapow, GMed. II S. 1

[27] W. Helck, Beziehungen, ^{2}1995

[28] O. Steuer, J.B. de C.M. Saunders, Ancient Egyptian and Cnidian Medicine, 1959

[29] H. Grensemann, Knidische Medizin (2 Teile), 1975 und 1987

[30] W.H.S. Jones, Medical Writings, 1947

Übereinstimmungen zu geben, was nicht erstaunlich ist, da ägyptische Heilmittel in Griechenland größtes Ansehen genossen. D. Goltz[31] verweist in diesem Zusammenhang auf die für uns schwer interpretierbare Erwähnung eines „neuen Topfes“ sowohl in ägyptischen als auch in griechischen Rezepturen. Auch auf anderen Gebieten der griechischen „Schulmedizin“ können Parallelen zu ägyptischen Krankheitslehren vermutet werden, z.B. bei gewissen Geburtsprognosen in der Gynäkologie[32], und vielleicht hat sogar der moderne medizinische Ausdruck für den Mageneingang „Cardia“ seine Wurzeln im ägyptischen *rȝ-ỉb*

Ein zunächst verblüffender Hinweis zu diesem Thema ergibt sich auch bei Betrachtung der Geschichte der medizinischen Ikonographie, deren Anfänge nach derzeitiger Auffassung ebenfalls in Alexandria liegen. Stückelberger und Herrlinger[33] vertreten die konventionelle Auffassung, daß mit einer medizinischen Ikonographie bei den Ägyptern nicht zu rechnen sei, da eine solche nicht dem ägyptischen medizinischen Denken entspricht. Erst die Aufstellung naturwissenschaftlicher Ordnungsprinzipien durch die direkte Exploration am Objekt, also z.B. die Sektionen menschlicher Körper durch Herophilus und seine Schule, ließen eine solche früher oder später zwingend notwendig erscheinen.

Diese Auffassung wird gestützt durch die Arbeit von Blersch[34]

Umso verblüffender ist dann aber der Hinweis von Herrlinger (a.a.O.) auf die wohl in Alexandia entwickelte „Fünfbildserie“, die sich bis weit in mittelalterliche Handschriften hinein findet und zur Darstellung der Arterien, Venen, Knochen, Nerven und Muskeln dient, die jeweils in immer den gleichen Umriß eines menschlichen Körpers eingezeichnet werden: Das Vorbild für diese froschartig-hockenden Gestalten könnten sehr wohl Abbildungen des ägyptischen Gottes Bes gewesen sein. Leider vertieft Herrlinger diesen Ansatz nicht weiter, aber es stellt sich natürlich die Frage, ob hier neben dem Umriß nicht auch Inhalte tradiert worden sein könnten.

Noch aus sehr später Zeit (200 n.Chr.), als die griechische Medizin schon längst in voller Blüte stand, gibt es Beispiele dafür, daß Griechen bei ägyptischen Ärzten in die Lehre gegangen sind und zu diesem Zweck die „Ägyptische Schrift“ (Äigyptia grammata“) erlernt haben[35]. Leider ist aus dem Text nicht ersichtlich, welche ägyptische Schrift erlernt wurde: Koptisch? Demotisch? Oder waren die hieratischen Papyri aus den Lebenshäusern noch in Gebrauch? Auch diese Ausbildung kann im übrigen nicht rein handwerklich gewesen sein, wenn der griechische Schüler eigens die ägyptische Schrift erlernen mußte.

Schwer zu fassen ist die Frage nach den *Wegen* der Überlieferung ägyptischer

---

[31] D. Goltz, Studien, 1974

[32] W. Westendorf, Heilkunst, 1992, S. 210

[33] A. Stückelberger, Bild und Wort, 1994, S. 88; R. Herrlinger, Med. Abb., 1967, S. 10

[34] G.H. Blersch, Das Leibesinnere, 1975

[35] J. Hengstl (Hrg.), Griechische Papyri, 1978, Pap. Nr. 99

medizinischer Lehren in den griechischen Kulturkreis. Mindestens ab dem NR läßt sich eine Art von „Ärzteexport“ aus Ägypten in die Nachbarländer nachweisen, wo sich die ägyptische Medizin höchster Wertschätzung erfreute, wie aus zahlreichen Urkunden hervorgeht und z.B. auch bei Homer nachzulesen ist (Odyssee IV 231f.). Bemerkenswert ist in diesem Zusammenhang auch die Tatsache, daß zu den Griechen, die in Naukratis Wohnrecht hatten, auch die Knidier gehörten, deren Schriften bei der Frage einer Tradierung ägyptischer Medizin im Vordergrund des Interesses stehen[36]

Auch die Überlieferungswege in die Medizin des Mittelalters und der Renaissance, wie z.B. im Falle der Schwangerschaftsteste (s. S. 158) sind meist nicht lückenlos zu rekonstruieren. Sie könnten bei den Griechen, aber auch in der vorderorientalischen Medizin gesucht werden, da die mittelalterliche Medizin des christlichen Abendlandes entscheidende Impulse aus dem islamisch-arabischen Kulturkreis empfangen hat, vorwiegend durch die Übersetzungen in den Zentren Toledo und Monte Cassino (Constantinus Africanus).

Sollten sich die in dieser Einführung angeschnittenen Fragen, zumindest zum Teil, positiv beantworten lassen, wäre festzustellen, daß die Einflüsse der ägyptischen Medizin auf das Abendland weit umfangreicher waren als bisher angenommen und bis tief in die vor-naturwissenschaftliche Medizin hineinreichen.

---

36 D. Goltz, a.a.O., S. 254

1 Ordnungssysteme in den Lehrtexten des pEbers

1.1 Der Kopf, seine Anatomie, seine Physiologie und seine Krankheiten

Für den Kopf bietet die hieroglyphische Schrift zwei Bilder und zwei mit diesen nicht ganz identische Bezeichnungen, nämlich den Kopf en face (ZL D2- *ḥr*), in der Schriftsprache eher für „Gesicht“ (WbM 612) und die Präposition „auf“ gebraucht, sowie den Kopf in Seitenansicht (ZL D1-*tp(j)*) „Kopf“ (WbM 940). Neben dieser älteren, findet sich noch die jüngere Schreibweise *ḏꜣḏꜣ* (WbM 996). Die Lesung des nur ideographisch geschriebenen *tp(j)* ist unsicher. Es handelt sich möglicherweise nur um eine verkürzte Form, die ebenfalls *ḏꜣḏꜣ* gelesen wurde. Zwischen *tp(j)* und *ḏꜣḏꜣ* ist im vorliegend behandelten pEbers ein Bedeutungsunterschied nicht zu erkennen. Ferner finden sich noch die Bezeichnungen *tp.t* (WbM 945) sowie *ḏnn.t* (WbM 1005), das eher den anatomischen Aspekt bezeichnet und mit „Schädel“ zu übersetzen ist.

Anatomie

Die Anatomie des Schädels war in wesentlichen Zügen bekannt. Osteologisch wurden Gesichtsschädel, Stirn mit Stirnhöhlen (*tpꜣ.w* -Sm 7), Schläfen, Hinterkopf und Unterkiefer mit prr. condylares und coronoidei („Krallenknochen“) unterschieden. Die sieben Öffnungen des Schädels als Sitz der sensorischen Organe sind Gegenstand einer Reihe diagnostischer und therapeutischer Erwägungen.

Spezielle Bezeichnungen existieren für folgende Teile des Kopfes[37]:

1. *jnm n tp* Kopf-Haut (Sm 8)
2. *mt.w n tp=f* Gefäße seines Kopfes (Sm 1)
3. *hn n tp* Kasten des Kopfes (Sm 7 Gl. G+H)
4. *ḥʿw n tp* Fleisch des Kopfes (Sm 4 Gl. A)
5. *ẖnw n tp* Inneres des Kopfes (~ Gehirn) (Sm 6)
6. *gs tp* Hälfte des Kopfes (Eb 250)

Physiologie

Es besteht kein Zweifel daran, daß der Kopf in seiner Eigenschaft als Träger der wichtigsten Sinnesorgane richtig erkannt worden ist, auch wenn die Aufgabe des

[37] nach WbM 942

Gehirns als zentrales Nervensystem natürlich nicht in ihrer ganzen Bedeutung bekannt sein konnte. In einem Streitgespräch zwischen Kopf und Leib[38] wird jedoch die Steuerungsfunktion des Kopfes für den ganzen Körper deutlich:

„... Jedes Glied, das auf mich baut (?), ist froh: Das Herz (Gemüt) ist froh, das Herz (Verstand) ist klug; ... mein Auge schaut in die Ferne; die Nase atmet und zieht Luft ein; das Ohr ist offen und hört; der Mund ist sprechfähig ... ; seine (des Körpers) Arme sind geschickt und arbeiten“.

Aus letzterer Bemerkung wird deutlich, daß offenbar zumindest die Steuerung der Motorik durch den Kopf, der ägyptischen Medizin durchaus bewußt gewesen ist. Siehe hierzu auch den Fall Sm 31, der eine Tetraplegie als Folge einer hohen Wirbelfraktur schildert, und Sm 8, in dem die Lähmung eines Fußes zutreffend auf eine Hirnverletzung zurückgeführt wird.

Nach Eb 854d ergießen sich vier Gefäße in den Hinterkopf. Das Strömen dieser Gefäße ist wichtig für den Haarwuchs. Die Störung dieser „Ergießung“ führt zu Haarschwund und einer „Absonderung“ (*ꜥꜣꜥ*-WbM 133). Hier könnte vielleicht tatsächlich an eine exsudative Dermatose des Haarbodens im Sinne von Ebbell[39] gedacht werden. Wichtige Erkrankungen des Kopfes oder seiner Teile werden durch Störungen in den mt.w hervorgerufen, wie dies beispielsweise auch bei den Erkrankungen des Ohres (s.u.) deutlich wird.

Krankheiten des Kopfes

Entsprechend der Wichtigkeit dieses Organgebietes werden in den medizinischen Papyri eine große Zahl von Krankheiten des Kopfes als Ganzes oder seiner Anhangsorgane (s. dort) behandelt.

Im Vordergrund der nicht-chirurgischen Erkrankungen scheinen die Kopfschmerzen zu stehen[40], einschließlich der Migräne, die mit dem Ausdruck *gs tpj* perfekt beschrieben ist (Eb 250).

Eine mit Haarausfall verbundene Krankheit (*nssḳ*-Krankheit) wird in den Rezepten Eb 771-777 und Eb 466 behandelt. Daß es sich hierbei um einen herdförmigen Haarausfall (alopecia areata) handelt, wie Ebbell meint[41], ist möglich, aber aus den vorliegenden Texten nicht zwingend zu belegen.

Ein nässendes Ekzem der Kopfhaut liegt offenbar bei der *ḫnsj.t*-Krankheit[42] vor, wie auch Ebbell vorschlägt[43]

---

38 Schülerschreibtafel der 22. Dyn in Turin. Übers. Brunner-Traut, Altägyptische Märchen, 8 1989, S. 160-161

39 B. Ebbell, Alt-Ägyptische Bezeichnungen für Krankheiten und Symptome, 1938, S. 27-28

40 Eb 247, 253, 254, 257, 259

41 Ebbell ZÄS 59(1924)56

42 Eb 437-450

43 Ebbell, Krankheitsbezeichnungen, S. 36

Eb 252 gibt ein Rezept gegen das Zittern (*dꜣ*)[44]

Nicht geklärt ist die *tpꜣ.w*-Krankheit (Eb 712). Die inzwischen allgemein akzeptierte Bedeutung von *tpꜣ.w* als „Stirnhöhle" (sinus frontalis) in Sm 7, führt Bardinet zu der Annahme, es könne sich um Blasen („vésicules") handeln[45]. Diese Deutung läßt sich indessen nicht überzeugend belegen. Auch für „Schuppen"[46] oder „Warze"[47] gibt es keine schlüssigen Beweise.

Das Gleiche gilt für *mšš.wt*[48] (pHearst 167). Eine Ableitung aus *mšt* „Krätze" lehnt Westendorf ab[49]

In die Gruppe der ungeklärten Krankheiten des Kopfes gehört auch die *sk.t*[50]-Krankheit (Hearst 76), die nochmals im veterinärmedizinischen Papyrus Kahun als Erkrankung des Rindes genannt wird[51]

Von den Infektionskrankheiten, die den Kopf betreffen, wird Katarrh/Schupfen in einer Reihe von Fällen erwähnt (Eb 298, Eb 391), wobei der Ausdruck *ḫnt*[52] sicher mit der gleichlautenden in anatomischen Angaben verwendeten Präposition *ḫnt*[53] „vorn" verwandt ist, also eine Krankheit, die die Vorderseite des Kopfes betrifft.

Auch die Mitbeteiligung der Augen wird behandelt (Eb 367).

Zu diesen mehr „internistischen" Erkrankungen/Symptomen treten die Schädelverletzungen des pSmith (Sm 1-7).

Die einzelnen Teile des Kopfes und seine Anhangsorgane

a Scheitel

Anatomie

Der Ausdruck „Scheitel" (*wp.t*) bedeutet auch „Gipfel" (eines Berges), hochgelegener Punkt usw. (Ha I 189r). Eine Bedeutung „Mittellinie" ist nicht sicher nachzuweisen, könnte aber gelegentlich vorliegen (s. „Stirn"). Außer dem „Scheitel des Kopfes" ist auch ein „Scheitel des Bauches" nachweisbar, eine Partie oberhalb des Nabels, (Eb 864, Eb 864a), eine Stelle, an der bei Gebärenden ein Schutzzauber appliziert wird (Ram IV C30). Unter der Bedeutung des hoch- bzw. höchstgelegenen Punktes (bzw. einer solchen Linie) ergibt sich der Eindruck, daß die

44 WbM 971
45 Bardinet, Papyrus médicaux, 1995, S. 351
46 Ebbell, a.a.O. S. 59
47 Ha I S. 930 re
48 WbM 399, Ha 369 li
49 Hdb S. 143.78
50 WbM 807
51 KV 69
52 WbM 662
53 WbM 663

topographischen Lagebezeichnungen der ägyptischen Anatomie sich gelegentlich auch auf den liegenden Körper beziehen, nicht wie in der modernen Anatomie nur auf den stehenden. Ein „Scheitel des Bauches“ wäre anders nicht zu definieren[54]

Der Scheitel des Kopfes taucht zur Erklärung des „Kasten des Kopfes“ (Gehirnkasten) in Sm 7 Glossen G+H auf. Er steht im Kontext zu den *tpꜣ.w*, die allgemein als Stirnhöhle (sinus frontalis) gedeutet werden (s.o.). Die Angabe, der „Gehirnkasten seines Kopfes“ sei „das Mittelstück seines Scheitels in der Nähe seines Gehirns“ läßt daran denken, daß die Mittellinie des Schädels, eben der „Scheitel“ vom Hinterkopf (os occipitale) bis zur Nasenwurzel, also der Partie über der Stirnhöhle anzusetzen ist. Teile desselben bilden somit sowohl beim liegenden als auch beim stehenden Patienten die jeweils höchste Erhebung des Schädels.

Physiologie

Da es sich bei wp.t, wie dargelegt, wohl nur um eine topographische Bezeichnung handelt, fällt eine physiologisch-funktionelle Zuordnung schwer. Allenfalls wäre an den Schädelschluß bei Kleinkindern zu denken. Daß die Fontanelle im Bereich der Sutura sagittalis bei Säuglingen und Kleinkindern bekannt war, geht aus Sm 8 hervor, in dem es von einem Splitterbruch heißt, er sei „wie die schwache Stelle der Schädeldecke eines Kindes, die noch nicht zusammengefügt ist“.

Krankheiten

In dem nicht chirurgischen Papyrus Eb 776 wird der Scheitel des Kopfes in Zusammenhang mit der *nssḳ*-Kopfkrankheit (s.o.) erwähnt, in einem Schutzzauber, der die irdische Situation der Krankheit in Zusammenhang mit dem Sonnenlauf bringt, dem Stillstand angedroht wird[55].

b Stirn

Anatomie

Die Bezeichnung *dhn.t* „Stirn“ findet sich in der Gefäßlehre des Eb 856g topographisch einigermaßen richtig zwischen Hinterkopf und Auge. Scheitel (*wp.t*) ist in diesem Zusammenhang nicht erwähnt.

---

54 siehe aber z. B. *ẖr.wj* „Hoden“, abgeleitet von *ẖrw* „das Unten“, eine Bezeichnung, die nur beim stehenden Patienten einen Sinn macht (WbM 692). Es sei denn, die altäyptische topographische Nomenklatur hätte bereits Unterschiede gekannt, die heute in der veterinärmedizinischen Anatomie eingeführt sind, z.B.: „inferior“ = unterer Teil des stehenden Tieres, „caudal“ = Schwanzende des Tieres unabhängig von der Lage, also bei stehenden Primaten genauso wie bei vierbeinigen Tieren.

55 Hdb S. 678 Anm. 204

Physiologie

Da es eine Physiologie der Stirn eigentlich nicht gibt, ist es schwierig, zu diesem Punkt etwas Verbindliches auszusagen. Wie bereits erwähnt, war die Stirnhöhle (sinus frontalis) wohl bekannt. So heißt es in **Sm 7:**

„Heilkunde für eine KlaffWunde an seinem Kopf, die bis zum Knochen reicht; durchlöchert sind die Höhlungen (*tpꜣ.w*) seines Schädels.“

und in der Glossen-Erklärung zu *tpꜣ.w*:

(Glosse A): „Was anbetrifft: Durchlöchert sind die Höhlungen{seines Schädels} – Das ist das, was sich zwischen Schale und Schale seines Schädels befindet. Die Höhlungen sind aus (wörtlich: gehören zum) Leder“.

Insbesondere die topographische Beschreibung „zwischen Schale und Schale seines Schädels“ läßt natürlich an die Stirnhöhle denken, worauf Chapman[56] zutreffend hinweist. Trotzdem erscheint die Deutung nicht gesichert, da einiges dagegen spricht[57] und auch die weiteren Belegstellen, wo der Begriff als Teil von Rezepten auftaucht, diese These nicht stützen[58].

Krankheiten

Die Stirn spielt eine wesentliche Rolle bei den Schädelverletzungen des pSmith, auch wenn deren Lokalisation topographisch nicht immer genau festgelegt ist. Sehr wahrscheinlich ist die Stirn in Sm 7 betroffen, sicher in Sm 9.

c Das Auge (*jr.t*)

Das Auge ist zweifellos das wichtigste Sinnesorgan des Menschen, dessen Leben ohne das Augen“licht“ im Finstern versinkt und ihn wie keine zweite Behinderung eines Sinnesorganes der ständigen Hilfe seiner Mitmenschen ausliefert. So sagt Re: „Ich bin der, der seine Augen öffnet – und es wird Licht; der seine Augen schließt – und es wird Finsternis[59]. Das Auge sieht die Sonne und schafft damit die Beziehung zum göttlichen Gestirn, während umgekehrt Blindheit den religiösen Sinn der Gottesferne schafft[60]. Das Sonnenhafte des Auges findet dann auch früh Eingang in die ägyptische Mythologie. Westendorf[61] schreibt hierzu: „Horus, der bei Sonnenuntergang sein Auge verliert, aber es zurückgewinnt, um es als neue

56 Paul H. Chapman, Case Seven of the Smith Surgical Papyrus: The Meaning of *tpꜣ.w*, JARCE 29(1992)35-42

57 Siehe Besprechung zu Sm 7 S. 100

58 Wb Drog S. 555

59 pTurin PuR 133,8

60 LÄ I 559

61 Hdb S. 146

Sonne strahlend wieder aufgehen zu lassen, ist mit seinem Auge zu einem Symbol für den Sieg des Lichtes über die Dunkelheit und zum Garanten der Überwindung des Todes durch eine Auferstehung und einen Eintritt in neues Leben geworden".

Anatomie

Gefäßversorgung: Eb 856g, der die Gefäße des Kopfes und seiner Organe aufführt, erwähnt auch das Auge, zu dem, wie zu allen anderen Organen, zwei Gefäße führen. Auch Eb 854e erwähnt zwei Gefäße, die „zur Wurzel" des Auges führen. Die topographische Angabe „zur Wurzel" läßt natürlich an die arteria und vena centralis retinae denken, zwei Gefäße, die zusammen mit dem Sehnerven (nervus opticus) die hintere Wand der Augenhöhle (orbita) durchstoßen und von hinten in den Augapfel eintreten. Da diese sehr klein sind, erfordert ihre Entdeckung eine außerordentlich genaue Beobachtung. Ihre Kenntnis kann auch nicht auf eine Beobachtung am verletzten Patienten zurückzuführen sein, da die Austrittsstelle des Sehnerven selbst bei einem erheblich verletzten Auge immer noch von den Resten desselben verdeckt ist. Eine Schilderung von zwei Gefäßen an der „Wurzel des Auges" ist nur möglich, wenn das gesamte Auge (bzw. die Überreste desselben) entfernt wird, so daß der Eintritt des nervus opticus in die Orbita durch die fissura orbitalis beobachtet werden kann. Dies war unter den damaligen Umständen am lebenden Menschen nicht möglich. Es handelt sich also entweder um eine rein theoretische Erwägung (das Auge als wichtiges Organ braucht eine Gefäßversorgung), was dann aber zu dem Schluß führt, daß systematisch-physiologische Vorstellungen existiert haben müssen. Oder es liegt eine direkte Beobachtung vor. In diesem Falle muß jedoch, wie schon bei anderen Gelegenheiten, angenommen werden, daß wenigstens lokal begrenzte Sektionen am verstorbenen Patienten vorgenommen wurden.

Iris und Pupille

Für die Iris mit der Pupille (die nicht unterschieden wurden) wird gelegentlich das Wort *ḏfd* (*ḏfḏ*), eigentlich „Tropfen"[62] („Tropfer" =Tränenerzeuger?) verwendet, wohl aus der Vorstellung heraus, daß dies der Ort sei, an dem die Tränen aus dem Auge quellen[63]. In Eb 345 wird ein Mittel zum Zusammenziehen der Pupille genannt, vielleicht um den Tränenfluß zu stoppen[64].

In der Erklärung einer Herzschwäche in Eb 855f heißt es: „... daß Dinge in seinem Magen kreisen/rollen, wie *sj-m-jr.t* „sie (fem.) im Auge[65]". Mit diesem

62 Wb V 572

63 Eb 854c

64 WbM 712 Anm. 3

65 WbM 714 und Med. Gramm. §87 bb

eigenartigen Ausdruck kann im Kontext nur die Iris/Pupille gemeint sein. Die versuchsweise Übersetzung „Mädchen im Auge“, für die das Vokabular des Satzes zunächst keinen Anhalt bietet[66], leitet Westendorf[67] von der Tatsache ab, daß die lateinische Bezeichnung „pupilla“ ebenfalls ein Femininum ist und die Bedeutung „Mädchen“ hat.

Eine weitere Erwähnung findet sich in Bln 198 (einem Schwangerschaftstest). Dort heißt es: „Wenn Du ‚*twt.w nw jr.tj (-sj)*‘ findest ... “. GMed. IV1 S. 275 übersetzt hier: „... das Aussehen ihrer beiden Augen ... “, während Westendorf (Hdb. S. 147) gezielter übersetzt: „Abbild **in** den (wrtl. „der“) Augen“ und hieraus eine weitere Bezeichnung für Iris/Pupille ableitet, in der sich die Gegenstände der Umgebung spiegeln.

Orbita

Die Augenhöhlen (orbitae) gehörten zu den sieben Höhlen des Kopfes und wurden wie diese mit *bꜣbꜣ.w* „Schlupfwinkel, Loch, Ritze, Spalte“ (Ha I 240re) bezeichnet. So in Kah 6 und 16, wo es heißt: „*mn=s bꜣbꜣ .w nw jr.tj=sj*“. *ẖnw* bezeichnet „das Innere“ des Auges. Ein Ausdruck, der nur im Zusammenhang mit der Applikation von Heilmitteln auftritt, die in „das Innere“ des Auges gegeben werden sollen[68], so daß wohl kaum das Innere des Augapfels gemeint gewesen sein kann, sondern der Raum zwischen Bindehaut (Conjunctiva) und Augapfel (Bulbus). Die Augenwinkel werden in einen spitzen (lateralen) Augenwinkel und einen inneren (medialen) Augenwinkel unterschieden. Ersterer wird, wiederum als Applikationsort, in Eb 412 erwähnt und hier als „*ḳꜥḥ.wj*“[69] bezeichnet. Die anatomisch-topographische Beschreibung des Sm 18 Gl. B spricht von *sꜥnd*[70] (Verkleinerung), womit nach dem Kontext ebenfalls der äußere (laterale) Augenwinkel gemeint ist. Der innere (mediale) Augenwinkel ist in dem Ausdruck „schwache/gerötete Stelle“ *mj jr.t ḥr pḥwj ꜣhd=s* (Sm 19) leicht als der Ort zu identifizieren, an dem der Tränenkanal mündet.

Augenlider

Meist als Applikationsort von Salben mit *sꜣ* „Rücken“ (WbM 705 B Ia) oder *gs ḥrj* „Oberseite“ (WbM 626b) bezeichnet. Da beide Ausdrücke gelegentlich im selben Text erscheinen[71], kann ein topographischer Bedeutungsunterschied vermutet werden.

---

66 Ha III 821f

67 Hdb. 147 aa4

68 Eb 365, Eb 338, Ram III A 20-21

69 WbM 882

70 WbM 720

71 z.B. Ram III A 23

Wimpern

Die Wimpern finden ihre Erwähnung als „Haare, die ins Auge wachsen“ in einer Reihe von Rezepten Eb 424-429.

Augenbrauen

Ob die Augenbraue (*jnḥ*) als „Einfassung des Auges“ noch zum Auge zu rechnen ist, mag dahingestellt bleiben. Wegen der eigenen Gefäßversorgung (Eb 856g = Bln163g) wird sie im Verständnis der ägyptischen Physiologie in den Rang eines „Organes“ erhoben und soll deshalb gesondert behandelt werden.

Physiologie

Natürlich war das Auge als Organ des Sehens bekannt. Leider ist nichts darüber überliefert, ob es physiologische Vorstellungen über den Sehvorgang als solchen gab. Immerhin war es die Schule von Alexandria, also ägyptisch-griechische Medizin, der wir nach der derzeitigen Quellenlage die erste Beschreibung der Linse verdanken[72]. Die Vorstellung, daß diese Linse Strahlen aussendet, die die erkannten Gegenstände gleichsam abtasten, findet sich noch vereinzelt bis in die Medizin der Renaissance und wurde erst durch die Arbeiten von Kepler und Scheiner obsolet, die im Auge einen optischen Apparat erkannten[73].

Die physiologische Verbindung zwischen Auge und Ohr findet sich in Eb: 854e: Zwei Gefäße führen zur Wurzel (*wꜣb* – WbM 161) des Auges (zusammen mit dem Sehnerv, s.o. S. 14). Durch sie können die Ohren taub werden.

Auch Augenerkrankungen werden vor dem Hintergrund der Gefäßlehre gesehen:

Eb 856g: „Es sind zwei Gefäße in ihm zu seinem Auge“

Eb 854c: vier Gefäße im Innern seiner beiden Schläfen veranlassen, daß die beiden Augen blutig sind und daß Krankheiten der Augen entstehen. Die Tränen werden aus der Iris/Pupille der beiden Augen abgesondert. Auch an dieser Stelle zeigt sich wieder, daß das Blut offenbar nicht als normaler Inhalt der Gefäße und Versorger der Gewebe erkannt worden ist, sondern als Krankheitsstoff.

Krankheiten

Wie noch heute, spielten im alten Ägypten die Augenkrankheiten eine herausragende Rolle. Bereits im AR gab es Spezialärzte für Augenkrankheiten wie *wꜥy*

---

72 Sournia, Poulet, Martiny, Illustrierte Geschichte der Medizin, Salzburg 1981, S. 1220

73 Johannes Kepler, Ad Vitellionem paralipomena, Frankfurt 1604; Christoph Scheiner, Oculus seu fundamentum opticum, Oeniponti (Innsbruck) 1619

(*swnw jr.ty*) oder den Oberarzt *wꜣḥ-dwꜣw* (*wr swnw jrty pr-ꜥꜣ*)[74] und der pEbers enthält ca. 100 Rezepte (10% des Gesamtvolumens), die sich auf die Augen beziehen.

Folgende Erkrankungen wurden unterschieden und behandelt:

1. *sḥḏ.w* „weiße Stellen" der Hornhaut (Leukom, Albugo) (WbM 787), meist nach Verletzung und anschließender Vernarbung. In Rezepten Eb 347, 382, 360, 382, 402-406.
2. *šsmw.t* „Entzündung der Augen" (Wb IV, 545.12 unter Bezugnahme auf Eb 408) bzw. *šsmw.t dšr* „rote Entzündung" (WbM 869). Die Erkrankung wird im Einzelrezept Eb 408 erwähnt. Aus Eb 192 = Eb 195, die trotz der Magenbeteiligung wohl als starke Erkältung (fieberhafter Infekt) zu deuten sind, geht hervor, daß die Augen entzündet und zugeschwollen sind. Sm 19 Gl. A weist in die gleiche Richtung: bei *šsmw.t dšr* dürfte es sich um eine symptomatische Bindehautentzündung (Conjunktivitis) unterschiedlicher Genese handeln. Die Übersetzung „Ptosis"[75] greift insoweit zu kurz, als die Ptosis (Herabhängen des Oberlides) meist myogene Ursachen hat und nicht von einer Entzündung (Rötung) begleitet wird.
3. *šp.t* „Blindheit". Zur Erblindung dürften im alten Ägypten, wie auch heute noch in Schwellenländern, vor allem die Infektionskrankheiten durch Bakterien, Pilze und Parasiten geführt haben, insbesondere in den unteren Bevölkerungsschichten verstärkt durch mangelnde persönliche, Familien- und Dorfhygiene, sowie den mindestens zeitweise mangelhaften Allgemein- und Ernährungszustand. An nicht infektiösen Augenerkrankungen kommen infrage: Katarakt (Linsentrübung, grauer Star), Trachom (Körnerkrankheit), Glaukom (Erhöhung des Augeninnendruckes, grüner Star) und Xerophthalmie (Austrocknung). Wenn Grapow[76] meint, *šp.t* könne wegen der zahlreichen Rezepte und Behandlungsvorschläge nicht nur die definitive Erblindung meinen, sondern auch die stark verminderte Sehkraft, dann ist diesem schon allein deshalb zuzustimmen, weil „Erblindung" in den seltensten Fällen ein plötzliches Ereignis ist, sondern ein Krankheitsverlauf, der sich z.T. über viele Jahre hinzieht. Nach unseren heutigen pharmakologischen Kenntnissen, können die angegebenen Rezepte allerdings diese Erblindung kaum verhindert haben.
4. *pds.t* „Kügelchen", vermutlich Gerstenkorn. Erwähnt in Rezepten Eb 355 und Eb 423=430
5. *ꜣdj.t* „Wüten" (wohl abgeleitet von *ꜣd* „wütend sein"[77]). Ebbells Interpretation „Pterygium" (Flügelfell – Bindegewebshaut im Augenwinkel)[78] vermag

74 P. Ghalioungui, The Physicians, 1983, S. 18

75 Ebbell, a.a.O. S. 54

76 GMed III S. 55

77 WbM 15

78 Ebbell, a.a.O. S. 6

nicht zu überzeugen, da kein Zusammenhang mit einem „Wüten" erkennbar wird. Der Hinweis auf einen subjektiv als „wütenden Schmerz" empfundenen Glaukomanfall[79] ist schon überzeugender. Auch die Erwähnung als „wütendes Leiden" (*jh ꜣdw*) in einem Rezept gegen Erblinden weist in diese Richtung, da das Glaukom im Spätverlauf zur Erblindung führt.

6. *ꜥḫ.t nt mw* „Wasser-Aufstauung". Man ist natürlich versucht, an ein Glaukom zu denken, müßte dann aber annehmen, daß die anatomisch-physiologischen Kenntnisse des Augeninnern in der ägyptischen Medizin weit fortgeschrittener waren als wir dies aus der Quellenlage erkennen können.
7. *šꜣrw-šꜣw*. Diese Krankheit wird erwähnt in L 34, L 35 und L36, sowie in dem nachstehend wiedergegebenen Rezept:

Eb 351 (57,1112):

Ein anderes (Heilmittel) für die *šꜣw*Krankheit in den beiden Augen.

Leber des Rindes, gebraten (und) ausgepreßt; werde daran gegeben. Wirklich vorzüglich.

Kommentar:

Das WbM (S. 835) gibt nur „(Augenkrankheit)". Ebbell[80] schlägt „Nachtblindheit" vor und erliegt damit möglicherweise einem Zirkelschluß, weil als Therapie gegen diese Krankheit gebratene und ausgepreßte Leber auf das Auge geträufelt werden soll. Da Leber in hoher Konzentration Vit. A enthält, dessen Mangel Nachtblindheit auslöst, scheint der Schluß zunächst logisch, daß hier eine solche therapiert wird. Natürlich ist dabei eine kausale Therapie auszuschließen, da sie Kenntnisse in der Biochemie und der klin. Pharmakologie erfordert, über die die ägyptischen Ärzte nicht verfügt haben. Bleibt die Frage, wie groß die Wahrscheinlichkeit ist, daß diese Behandlung durch Empirie gefunden wurde. Angesichts der Tatsache daß sich eine Therapie mit Leber nicht gerade aufdrängt, wenn die entsprechenden Vorkenntnisse fehlen und unter Berücksichtigung der Hitzelabilität von Vit. A und Carotin, insbesondere in Gegenwart von Sauerstoff[81], sollten sowohl die Empirie als auch die Wirksamkeit der Therapie nicht zu hoch eingeschätzt werden, obwohl sie natürlich nicht gänzlich auszuschließen sind. Sinnvoller wäre eine perorale Therapie mit roher Leber, wie sie gegen eine Erkrankung der Augen (?) in Kah 1 geschildert wird. Westendorf denkt in diesem Falle allerdings eher an eine magische Heilbehandlung, die auf den Incubus Seth zielt[82]. Da auch die Fälle L 34-36 nicht zwingend an Nachtblindheit denken lassen, bleibt diese Übersetzung zumindest zweifelhaft.

---

79 M.Vogel, nach Hdb. S. 614 Anm. 100

80 ZÄS 59(1924)57

81 Elmadfa/Leitzmann, Ernährung des Menschen, Stuttgart 1998, S. 289

82 Westendorf, Hdb S. 412 und Anm. 675

8. *tȝw* – Hitze/Brennen des Auges. Vielleicht eine Konjunktivitis (Bindehautentzündung). Wird mit Kühlen behandelt.
9. *ẖsf.w n ḥꜥw* „Umwendung/Annäherung des Fleisches". Ebbell[83] vermutet - wohl mit Recht- ein Ektropium (Umstülpung des Lids).
10. *wẖd.w*-Schmerzstoffe. Eb 341 Rezept zum Abwehren der Krankheitsmaterie *wẖd.w* in beiden Augen.
11. *pḥḏ* „gespalten". Rezept für das Auge, wenn es „gespalten" ist (Ram III A 15-16).
12. *ḥȝ.tj* „Verschleierung", Trübung. Eb 339-340 und 415. Ebbell glaubt an eine Lippitudo (Tränenträufeln) oder eine Blepharitis (Lidrandentzündung).
13. *ḳnj.t*-Verletzung (Eb 416-417). Die Art der Verletzung ist nicht geklärt. Ebbell glaubt an eine Hornhautverletzung (ulcus corneae). Die von ihm gesehene Verbindung mit *ḳn.t* „Fett" (als Augenerkrankung) wird von Westendorf abgelehnt[84]
14. *wꜥf šnj m jr.t* „Umbiegen (=Einwachsen) der Haare im Auge"[85] (Trichiasis) (Eb 424, 425, 429; Ram III A 16)

d Augenbrauen (*jnḥ*)

jnḥ kommt in einer Reihe von Belegstellen sowohl als anatomische Angabe, als auch in pathologischen Zusammenhängen vor.

Anatomie

Angaben zur Anatomie der Augenbraue finden sich in Sm 12 Gl. A zur Erklärung des Begriffes „Kammer seiner Nase":

„Das ist die Mitte seiner Nase, bis hin zu (ihrem) Ende, bis zu der (Stelle) reichend, die zwischen seinen beiden Augenbrauen ist".

Es werden dort auch die lateralen von den medialen Spitzen der Augenbrauen unterschieden.

Physiologie

Die Gefäßversorgung der Augenbraue ist in der bereits erwähnten Gefäßkunde Eb 856g erwähnt:

„Es sind zwei Gefäße in ihm zu seiner Augenbraue"

---

83 Krankheiten S. 39

84 WbM 886/887

85 WbM S. 169

woraus sich schließen läßt, daß nicht-chirurgische Erkrankungen (Grauwerden, Kahlheit) als Störungen der *mt.w* gedeutet wurden (Eb 854d).

Krankheiten

Die überlieferten Erkrankungen der Augenbrauen sind überwiegend chirurgischer Natur.

Sm 10 schildert eine Wunde an der Spitze der Augenbraue (*wbnw m tp n jnḥ=f*), also am lateralen Ende, die durch Wundnaht und Klammerverband versorgt wird. Der Fall wird nicht als kompliziert angesehen („Eine Krankheit, die ich behandeln werde").

In Sm 7 Gl. I heißt es: „Seine beiden Augenbrauen sind verzogen, indem (die eine) einen Fall von Ziehen nach oben (und die andere) einen Fall von Ziehen nach unten gemacht haben ... " Es handelt sich vermutlich um die Zustandsbeschreibung eines risus sardonicus bei einem tetanischen Anfall (s. Kommentar Sm 7 S. 101).

Ein nicht-chirurgischer Fall findet sich in Eb. 462, ein Rezept gegen das „Ergrauen auf (*ḥr*) den Augenbrauen". Die Formulierung „Ergrauen **auf** (*ḥr*) den Augenbrauen" läßt die Vermutung zu, daß der Grauton als eine Auflage gesehen wurde, wie sich z.B. Reif auf Blätter legt. Auch ein Zusammenhang mit einer Mangelversorgung durch die *mt.w*, die ja auch der Grund für Kahlheit ist (Eb 854d), kann angenommen werden.

Eb 854d (99,10-12)

Es sind vier Gefäße, die sich zum Kopf hin verteilen (und) deren

Ergießung (*st.t*) in den Hinterkopf erfolgt (und) die es folglich sind,

die <Schwund (des Haares) (und) Kahlheit (und) Absonderung

(Talg)> hervorbringen. Das ist es, was sie nach außen hervorbringen.

e Die Nase (*fnḏ, šr.t*)

Im Ägyptischen existieren zwei Ausdrücke für die Nase:
- *fnḏ* (WbM 304) und
- *šr.t* (WbM 864)

Nach Westendorf[86] werden beide Ausdrücke oft synonym verwandt, sind aber doch nicht exakt deckungsgleich. Vielmehr bezeichnet *fnḏ* die Nase als Ganzes, *šr.t* indessen mehr das Nasenloch.

Anatomisch werden unterschieden:
- 2 Gefäße, die zur Nase (*šr.t*) führen (Gefäßlehre Eb 856g = Berlin 163g),

[86] Hdb. S. 161

– sowie *msd.t* (Dual *msd.tj*) Nasenlöcher, Nasenflügel.

Nur im pSmith sind noch folgende Teile der Nase erwähnt[87]:

– *pḥwj* „Ende" (Sm 11 Gl. B)
– *štj.t* „Kammer" der Nase (Sm 12)
– *ḥrj-jb* „Mitte" (Sm 12 Gl. A: *m ḥrj-jb msd.tj=fj* „in der Mitte der beiden Nasenlöcher")
– *jwn n fnḏ* „Pfeiler der Nase" (Sm 11)
– *ḥrw* „Oberseite" (Sm 11 Gl. A in der Erklärung zu „Pfeiler der Nase")
– *ḫnw* „Inneres" (Sm 11 Gl. A (s.o.) und Sm 14 Gl. A in der Beschreibung einer Wunde)
– *štj.t* „Kammer" (Sm 12 bei der Beschreibung eines Nasenbeinbruches)
– *tp ḥrj* „obere Spitze" (Sm 11 Gl. A: tp Hrj n fnD)
– *ḏrww* „Seite" (Sm 11 Gl. A -s.o.-)

Physiologisch ist die Nase der Ort, an dem die Atemluft in den Körper Eingang findet und von wo sie über die Gefäße in den ganzen Körper geleitet wird[88]. Daß die Luft als Lebensprinzip angesehen wurde, das vom Gott dem Menschen gespendet wird, ist aus vielen Abbildungen ersichtlich, auf denen der Gott dem Menschen das *ꜥnḫ*- Zeichen an die Nase hält und damit die Lebensspende vollzieht: der Mensch nimmt das Lebensprinzip durch die Nase auf[89].

Diese Auffassung erinnert an die Pneumalehre des Diogenes von Apollonia (um 500 v.Chr.) und stellt damit den „archaischen Keim aller späteren pneumatischen Krankheitslehren, deren Geschichte sich über das klassische Griechenland und das hellenistische Zeitalter bis ins 18. Jhd. hinein verfolgen läßt"[90].

Die Krankheiten

Definierte Krankheiten/Symptome

1. *ḫnt* – (eigentl. „Vorderseite") bezeichnet offenbar einen „grippalen Infekt" mit Schnupfen (Eb 418; die Nase sondert Sekret (*tḫb*) ab. Begleitsymptome: Augenentzündung, Nackenschmerzen, ggf. auch Magenbeschwerden (Eb 192a = Eb 195a).
2. *rš* „Schnupfen" (WbM 533) in zwei Rezepten (Eb 761 und Eb 763)
3. *njꜣ*-Krankheit (Eb 762) zwischen zwei Rezepten gegen Schnupfen. Ebbell[91] vermutet: „Niesen".

Der pSmith bietet noch eine Reihe von Verletzungen der Nase:

1. Bruch (*ḥsb*) am Pfeiler der Nase mit eingedrücktem Nasenbein (Sm 11)

---

87 nach Hdb. S. 162

88 Hdb. S. 161

89 s.u. A: K. Lange, M. Hirmer, Ägypten, München ^{5}1975, Tafeln 92, 124,183, 229 u. Farbtafel LI

90 Ch. Lichtenthaeler, Gesch. der Medizin, Köln 1974, S. 100

91 Krankheiten S. 23

2. Bruch in der Kammer der Nase mit Verziehung (Deviation) des Nasenbeines (Sm 12)
3. Splitterbruch mit Nasenbluten (Sm 13)
4. Wunde in der Nase mit durch Blutgerinnsel (Koagula) tamponiertem Lumen (Sm 14)

f Die Wangen (*mndt.t*)

Anatomie

Der Ausdruck *mnṭ.t* bezeichnet den an die Seitenflächen der Nase anschließenden Teil des Gesichtes bis zum Jochbein unterhalb des Auges[92].

Physiologie

Vielleicht Resorption von Drogen (s.u.)

Als topographisch-anatomische Angabe findet sich *mnṭ.t* nur im pSmith und zwar bei folgenden Erkrankungen:

Sm 15 „Heilkunde für ein Loch (*thm*) in seiner Wange"

Sm 16 „Heilkunde für einen Spalt (*pšn*) in seiner Wange

Sm 17 „Heilkunde für einen Splitterbruch (*sḏ*) in seiner Wange (Nasenbeinbruch? Bruch des Jochbeines?)

Sm 12 Gl. B in der Schilderung eines Nasenbeinbruches zur Erklärung der Wendung „Seine Nase ist verbogen, breitgeschlagen ist sein Gesicht".

Sm 11 Gl. B als topographisch-anatomische Lagebezeichnung in einem Fall von einem „Bruch am Pfeiler seiner Nase"

Eine interessante Erwähnung der Wange findet sich in den Zaubersprüchen für Mutter und Kind (pBerlin 3027E) wo es heißt:

Falle nicht auf seine Wangen

es ist die Mandragora (rrm.t) der Hathor

Die Erwähnung der „Mandragora[93] der Hathor" in diesem Zusammenhang läßt sich vielleicht mit der berauschenden Wirkung dieser Pflanze erklären, die auf Hathorfesten eine Rolle gespielt haben könnte. Im europäischen Mittelalter war die Alraune (zusammen mit Tollkirsche und Bilsenkraut) Bestandteil der „Hexensalben". Diese wurden z.B. auf Besenstiele aufgetragen, auf die sich dann die

[92] WbM 374, Hdb. 162.134, Wb II 92.10

[93] *rrm.t* – Wb II 439, H I 473 li; nicht in WbM oder Med. Drogennamen

Adepten setzten. Nach Aufnahme durch die Schleimhäute hatten sie aufgrund der psychotropen Effekte der Droge nach einer Weile das Gefühl zu fliegen[94].

Eine Verbindung mit der Wange ließe sich dann herstellen, wenn man annimmt, daß die toxikologisch wirksamen Teile der Mandragora in den Buccalraum („Backentasche“) eingelegt wurden, um über die Wangenschleimhaut resorbiert zu werden und so ihre Wirkung zu entfalten. Trifft diese Annahme zu, dann wäre mit *m hꜣj.w ḥr mnd.tj=fj* im vorliegenden Falle die Wangenschleimhaut, also die *Innen*seite der Wange gemeint, die durchaus auch als Applikationsort für andere Pharmaka gedient haben könnte.

g Der Mund

Anatomie

rꜣ „Der Mund“ (WbM 511) erscheint in einer Vielzahl von medizinischen (und nicht-medizinischen) Texten. Zum Mund gehören die Lippen (*sp.t*, Dual: *sp.tj* – WbM 742), die Zunge (*ns* – WbM 479) und die Zähne (*jbḥ* – WbM 43 bzw. *nḥḏ.t* – WbM 475).

Genau wie im Deutschen hat „Mund“ die übertragene Bedeutung „Eingang“ und wird in diesem Sinne für eine Reihe von Körperöffnungen verwandt, wie „Mund des Uterus“ (Muttermund) in Ram IV C3 und L 45, als Eingang des Ohres in Eb 766c, Öffnung der Nase in Eb 761, beim Mageneingang als „Mündung des Herzens“ (*rꜣ-jb*)[95] und in chirurgischen Fällen als Mund einer Wunde (*rꜣ n wbnw* – Sm 41 u.a.).

Physiologie

Der Mund ist in erster Linie Eintrittspforte für die lebenserhaltende Nahrung (Eb 189d), während die Lebensspende „Luft“ ihren Eingang durch die Nase hatte (s.o.). Daneben dient er natürlich auch zum Zuführen der Medikamente. Bei gewissen Erkrankungen ist er Austrittsöffnung: die Krankheit geht durch den Mund ab (Eb 198c). Eine Speiseröhre als Verbindung zwischen Mund und Magen wird nirgends ausdrücklich erwähnt, wie überhaupt die anatomischen Verhältnisse im Halsbereich unklar bleiben. Sicher werden Luft- und Speiseröhre (Trachea und Ösophagus) nicht unterschieden, sondern ein gemeinsames Gefäß angenommen, das mit *šbb*[96] bezeichnet wurde. Die durch die Nase aufgenommene Luft wurde durch dieses Gefäß und den Magen (*rꜣ-jb*) zum Herzen geleitet und von dort über die Gefäße im ganzen Körper verteilt (Eb855a). Der Weg der Speisen war bis zum

94 H. Marquardt; S. Schäfer, Lehrbuch der Toxikologie, 1994, S. 681

95 man beachte die moderne medizinische Terminologie für Mageneingang: „Cardia“ (s. Glossar)!

96 WbM 843, sicher verwandt mit *šbb* „Rohr“ (vom Schilf) als Gerät zum Inhalieren (WbM 843)

Magen wohl der gleiche, es ist indessen unklar, wie sie von dort in den Dickdarm (Colon) gelangten, wo sie wieder nachweisbar werden.

Krankheiten des Mundes

In Eb 122 findet sich ein Rezept gegen Schmerzstoffe im Mund (*wḫd.w m r3*). Eb 198 und Eb 199 schildern ein therapeutisches Erbrechen, mit dem eine funktionelle Dyspepsie beseitigt werden soll.

Weitere Belege für Erkrankungen des Mundes stammen überwiegend aus dem pSmith und befassen sich mit Verletzungen des Mundes bzw. der Mundpartie, so:

Sm 7: Öffnen des Mundes als diagnostische Maßnahme bei einer perforierenden Schädelverletzung.

Sm 13 + Sm 17: Splitterbrüche offenbar unter Beteiligung des Unterkiefergelenkes (Mandibulargelenkes) mit Blutung aus dem Mund. Der Unterkiefer kann nicht bewegt werden.

Sm 25: „Verrenkung" des Unterkiefers. Der geöffnete Mund kann nicht geschlossen werden. Die Reposition erfolgt mit dem gleichen Handgriff, der auch heute noch angewandt wird.

Sm 26: Eine Wunde an der Oberlippe, die bis in den Mund hineinreicht.

h Die Zähne (*jbḥ, nḥḏ.t*)

Anatomie

Eine anatomische Unterteilung findet sich nur in der Tiermedizin[97], wo von den „Wurzeln der Zähne (*w3b.w nw jbḥ.w*)" die Rede ist.

Physiologie

Die Aufgabe der Zähne, die Nahrung zu zerkleinern, war natürlich bekannt und eine konservierende Zahnbehandlung (s.u.) mit dem Ziel, die Kaufähigkeit zu erhalten, wurde zumindest versucht. Wegen der durch die Mahltechnik mit dem Handstein[98] verursachten Sandbeimengungen zum Mehl war die Abnutzung der Zähne besonders ausgeprägt.

[97] KV. 37-38

[98] B. Kemp, Ancient Egypt, 1994, S. 121ff

Krankheiten

Trotz der durch den Sandabrieb bedingten Vorschädigungen der Zähne spielte Karies keine herausragende Rolle. Anhand des reichlich gefundenen Materials an Schädeln kommt Nunn[99] auf eine Inzidenz von 3%, an prädynastischen Schädeln, zunehmend bis zu 6,9% um 1000 v.Chr. Die Karies stand zu dieser Zeit offenbar nicht im Vordergrund therapeutischer Überlegungen und es ist deshalb nicht sicher, ob die nachfolgenden Belegstellen des pEbers wirklich eine solche zu Gegenstand haben. Erst in der ptolemäischen Zeit kommt es dann zu einem weiteren Anstieg bis in der frühchristlichen Periode 20% erreicht werden.

Eb 742:

„Ein anderes (Heilmittel) für das Behandeln eines Zahnes, der zerfressen ist an der Öffnung des (Zahn-) Fleisches“

Eb 749:

„Ein anderes Heilmittel für das Behandeln von Blut-Fraß in einem Zahn“ (Diese Überschrift läßt eher an einen Abszeß oder an eine andere Erkrankung des Zahnes oder seines Halteapperates denken).

Immerhin ist die konservierende Zahnheilkunde mit Rezepten der Zahnfüllung (*wšꜣ* „ausstopfen“ WbM 222) vertreten, so in Eb 739 und 740, wo es am Ende einer Rezeptur jeweils heißt: „. . . werde der Zahn damit ausgestopft“. Andere Behandlungen beziehen sich auf Schmerzstoffe, also wohl Zahnschmerzen (Eb 741), und die Behandlung von Geschwüren des Zahnfleisches (Eb 553,554 und 555). Auch die prothetische Zahnheilkunde war der ägyptischenMedizin nicht fremd. Lockere Zähne wurden befestigt (Eb 748, H 8). Ob die im Schutt von Gräbern des AR gefundenen, mit Golddraht aneinander befestigten Zähne auf eine frühe Prothetik schließen lassen oder ob es sich um Reparaturen an Mumien handelte, ist strittig. Schließlich ist davon auszugehen, daß auch Zahnextraktionen vorgenommen wurden, wenn auch die Belegstellen, die sich hierauf beziehen, in der klassischen Zeit nicht sehr reichlich sind[100].

i Der Schlund (*ḥngg*)

Der Ausdruck *ḥngg* ist in der im „Grundriß“ behandelten medizinischen Literatur offenbar nicht nachweisbar, jedenfalls fehlt er im WbM und im Hdb. Das Wb III 121.10 gibt mit Verweis auf den bereits erwähnten pBerlin 3027: „Der Schlund (in dem die Zunge sitzt)“, Ha I 543li: „Schlund (Mensch, Krokodil)“.

[99] J.F. Nunn, Ancient Egyptian Medicine, 1996, S. 203
[100] Hdb. S. 167

Anatomie

Der „Schlund“ (Pharynx) bezeichnet in der modernen Anatomie den gemeinsamen Abschnitt der Luft- und Speisewege und reicht von der Schädelbasis bis zum Ringknorpel. Die Präzisierung „in dem die Zunge sitzt“ legt allerdings nahe, daß *ḥngg* nur den Mittelteil des Rachens, den Mesopharynx (pars oralis pharyngis), bezeichnet.

Physiologie

ḥngg stellt somit den Anfang der gemeinsamen Luft-Speiseröhre dar. Die Speisen werden durch die Zähne zerkleinert, mit Hilfe der Zunge in den „Schlund“ befördert und gelangen von dort über die Luft-Speiseröhre zusammen mit der Luft in den Magen. Hier teilen sich die Wege, die Luft wird, wie bereits dargestellt, zum Herzen transportiert und von dort über das Gefäßsystem im ganzen Körper verteilt. Der weitere Weg der Speisen ist nicht ganz geklärt, sie werden erst im Enddarm wieder erwähnt[101].

Krankheiten

Da *ḥngg* außer im pBerlin 3027E am Menschen nicht noch einmal nachweisbar ist, stehen Vergleichstexte für Krankheiten mit der gleichen Lokalisation nicht zur Verfügung.

j Die Zunge (*ns*)

Anatomie

Die Zunge (*ns* – WbM 479) ist anatomisch nicht weiter gegliedert. Wie aus dem Vorangegangenen hervorgeht, liegt sie im „Schlund“ (*ḥngg*). Ihre Topographie läßt sich auch ableiten aus dem Ausdruck *jmj-rꜣ* „Vorsteher“, geschrieben mit dem Zeichen „Zunge“ (Gard.-Zl. F20) und der Grundbedeutung „was im Munde ist“[102].

Physiologisch stellt sie den Anfang des Verdauungstraktes (tractus digestorius) dar. Natürlich war auch ihre Aufgabe bei der Artikulation bekannt.

---

101 G.H. Blersch, Das Leibesinnere, 1975

102 Wb I 74 und A… Gardiner, Grammatik, 1979, § 79

Erkrankungen der Zunge

Erstaunlicherweise findet sich im pEbers eine eigene Rezeptgruppe gegen Schmerzen der Zunge (Eb 698-704). Der modernen Medizin sind Schmerzen der Zunge, wenn es sich nicht um Verletzungen handelt, hauptsächlich als „Zungenbrennen“ (Glossodynie) bekannt und zwar als Begleitsymptom z.B. bei Systemerkrankungen, Stoffwechselstörungen, Vit.-B-Mangel und bei Allergien.

Die Applikation der im pEbers angegebenen Heilmittel erfolgte durch Kauen oder Spülen. Das Mittel wurde anschließend ausgespien.

k Die Lippen

Anatomie

Die Lippen (*sp.t*, Dual *sp.tj*-WbM 742) sind Teil des Mundes (s. dort). Unter den Hieroglyphen finden sich eine Oberlippe mit Zähnen (*sp.t* – Gard-Zl. D 24), zwei Lippen mit Zähnen (*sp.tj* – Gard.-Zl. D 25) sowie die seitlich gesehenen „speienden“ Lippen als Determinativ (Gard.-Zl D 26).

Im übertragenen Sinne kennt die ägyptische Medizin, wie unsere, die Schamlippen (Lippen der Scheide *sp.tj šd* – Eb 817) sowie die Lippen einer Wunde (*sp.tj wbnw* „Wundränder“ – z.B. Sm 14 und 41).

Physiologisch waren die Lippen die Begrenzung und der äußere Verschluß des Vestibulum oris. Weitergehende physiologische Aufgaben kommen ihnen nicht zu.

Die Krankheiten der Lippen finden sich weitgehend im Wundenbuch (pSmith):

Sm 7: Speichel auf den Lippen bei einer Kopfverletzung

Sm 26: Wunde an der Oberlippe

Aus der magischen Medizin:

Ram III B 2334[103]

[Eine andere Beschwörung].

Ich bin es, die aus dem Delta gekommen ist, so sagte Isis, die Göttin. Ich zerzauste meine Haarflechten, ich schüttelte mein Haar, als ich meinen Sohn Horus fand, indem sein Herz (*jb*) müde war (kaum noch schlug), [seine] Lippen grün, seine beiden Knie weich, nachdem er die *bˁˁ*-Krankheit eingesogen hatte, die in meiner Brust (*šnˁ*) war und die Bitterstoffe, [die in] meiner Brust (*mnḏ*) waren. Setze dich nieder, um [dich zu beruhigen (?), meine Mutter] Isis, so sagte Horus. Fließe du aus, du böser *bˁˁ*-Dämon, in diesem deinen Namen „(Krankheits)Trank (?)“ (*bˁˁ*), der das Herz (*jb*) herauszieht (aus dem Körper), der die beiden Knie weich macht dessen, in dem er sich festgesetzt hat …

[103] Hb S. 441/2

Will man den Text epidemiologisch deuten, so könnte man aus heutiger Sicht an eine bakterielle Infektionskrankheit denken, die durch Muttermilch übertragen wurde, z.B. eine Mastitis, die durch Pyocyaneus hervorgerufen wurde, einem Erreger, der einen grünen Farbstoff produziert. Diese Deutung erscheint jedenfalls plausibler als der Gedanke an einen Vampir bei Borghouts[104].

l Das Kinn

Für Kinn sind die Ausdrücke *jnꜥ, jnꜥ.t* (Wb I 94), sowie *ꜥnꜥn* (Wb I 191) geläufig. Dabei ist *ꜥnꜥn* in medizinischen Lehrtexten ungewöhnlich. Das Kinn wird dort ausschließlich mit *jnꜥ.t* bezeichnet (Hdb. S. 168).

Anatomie

Der Unterkieferknochen war in seinem Aufbau in toto bekannt, einschließlich der sehr anschaulich als „Krallenknochen" (*ꜣmꜥ(w).t* – WbM 7) bezeichneten Gabelung zwischen processus coronoideus und processus condylaris mandibulae.

Erkrankungen

des Kinns finden sich vorwiegend im chirurgischen Bereich, so
- Sm 27 als Klaff-Wunde
- Sm 22 als Splitterbruch im Joch-Schläfenbein mit Einbruch beider „Krallenknochen" (also der processus condylares am caput mandibulae) in die Gehörgänge durch eine frontale Gewalteinwirkung auf das Kinn.

m Die Schläfe

Für die Schläfe bzw. die Schläfenpartie sind außer *mꜣꜥ* (WbM 348) noch die Bezeichnungen *smꜣ* (WbM 749) und *gmḥ.t* (WbM 919) üblich, wobei letztere auf einen Zusammenhang mit der Seh-Partie hinweist[105] (*gmḥ* – sehen, blicken WbM 919.1), *gmꜣ* – WbM 914 wird allgemein mit Joch-Schläfenbein übersetzt, jedoch ist die Abgrenzung *smꜣ* – *gmꜣ* nicht wirklich deutlich[106].

104 Borghouts, Mag Texts 1978, S. 106 Anm. 168
105 Hdb. S. 145
106 siehe hierzu auch WbM S. 750 §2

Anatomie

Anatomische Angaben zur Schläfenpartie finden sich in:

Sm 7 Gl. B: Was anbetrifft: Festgebunden ist das Band seines Unterkiefers. Das ist ein Steifsein der Gefäße (Stränge) der Enden seines Krallenknochens ihretwegen (der Verletzung), die (sc.die Enden) in seinem Joch-Schläfenbein (*gmꜣ*) stecken, das sind (nämlich) die Enden seines Kauknochen – ohne sich hin und herzubewegen; es ist ihm nicht angenehm, seinen Mund zu öffnen wegen seines Leidens.

Sm 18 Gl. B: Was anbetrifft: Seine Schläfenpartie (*gmꜣ*). Das ist die (Stelle) zwischen der Verkleinerung (der äußere Winkel) seines Auges bis zum Zipfel (?) seines Ohres (und) bis zum Ende seines Kauknochens.

Wie aus den genannten Beispielen eindeutig hervorgeht, wurde unter „Schläfe“ nicht nur eine oberflächliche „Schläfenpartie“ verstanden, sondern weit wichtiger, auch die osteologischen Verhältnisse, die nach heutiger Nomenklatur etwa das Gebiet os temporale, arcus zygomaticus, processus mastoideus, processus coronoideus et condylaris mandibulae („Krallenknochen“), dazu Teile des knöchernen Gehörganges mit umfassen. Der ägyptische Begriff „Schläfe“ greift somit über das Gebiet hinaus, das wir heute sensu strictu so bezeichnen würden (Gebiet des os temporale) und ist auch mit dem Ausdruck „Joch-Schläfenbein“ noch nicht umfassend beschrieben.

Physiologie

Die Schläfe spielt eine wichtige Rolle im Gefäßsystem der ägyptischen Medizin.

Eb 854c (99,6):

„Es sind vier Gefäße im Innern seiner beiden Schläfen… “

Eb 854e (99,14-17):

Was das anbetrifft, wodurch die beiden Ohren taub werden: Es sind zwei Gefäße, die es machen (und) die zur Wurzel des Auges führen. Eine andere Aussage: Was diese (Gefäße) anbetrifft, wodurch die beiden Ohren taub werden: Das sind diejenigen (Gefäße), die auf den beiden Schläfen des Mannes mit Schleim-Luft (*nšš̌w*) sind, (und) das ist, weil ein (Dämon mit Namen) „KopfAbschneider“ (*ḥsḳ*) (die Luft) in den Mann gibt; und so fängt er (der Mann) sich seine (des Dämons) Lufthauche ein.

Die Pathogenese ist in diesem Falle zwar eine dämonologische, die Pathophysiologie hingegen eine durch die Vorstellungen über die Gefäßversorgung bestimmte also schulmedizinische: Die Luft, die nach ägyptischen Vorstellungen durch die Gefäße transportiert wird, wird vom Dämon vergiftet, der Schaden trifft dann aber, nachvollziehbar, das Versorgungsorgan dieses Gefäßes, also im vorliegenden Falle das Ohr. Die Frage, ob es sich hier um Anfänge der Hippokrates zugeschriebenen

Lehre von der durch Krankheitserreger (Miasmen) vergifteten Luft handelt, müßte an anderer Stelle untersucht werden.

Erkrankungen

Die Erkrankungen der Schläfe finden sich überwiegend im pSmith als Verletzungen und zwar Sm 18 – Eine Wunde an der Schläfe
- Sm 19 – Eine Wunde an der Schläfe mit Verletzung des Knochens
- Sm 20 – Eine Wunde an der Schläfe mit perforierender Knochenverletzung
- Sm 21 – Eine Wunde an der Schläfe mit Knochenverletzung und Hämatom oder Entzündung
- Sm 22 – Eine Trümmerfraktur im Schläfenbereich

Eine Therapie gegen Migräne (*gs-mꜣꜥ*) betrifft ein Rezept in Eb 250.

n Das Ohr

Die Bezeichnung für das Ohr lautet in den medizinischen Texten durchgehend *msḏr* (WbM 395), also ein Ort (ein Organ) auf dem der Schläfer liegt (*m-sḏr*). Diese rein deskriptive Benennung des Ohres erstaunt angesichts der Bedeutung, die diesem Organ auch in der altägyptischen Medizin zugeschrieben wurde.

Anatomie

Anatomisch gehört das Ohr zu den sieben Öffnungen des Kopfes. Es werden folgende Teile unterschieden (nach Hdb. S. 157):
- *rꜣ* die „Öffnung" (Eb 766c)
- *ẖnw* das „Innere" (Eb 767, Sm 22)
- *jmj.w* das „Innere" (Sm 22: *jmj.w msḏr.wj-fj*)
- *ḥꜣ* die „Hinterseite" (Sm 23)
- *ẖntj* die „Hautschicht"[107] (Sm 23)
- *ẖrj* die „Unterseite" (Sm 23)
- *grj.t* / *gnj.t* vermutlich der Tragus (Sm 18)

Anatomisch wird das äußere Ohr (Ohrmuschel) vom Innenohr (Hörorgan) unterschieden.

Die Gefäßversorgung erfolgt durch 4 Gefäße, 2 auf der rechten und 2 zur (!) linken Schulter (Eb 854f): *ḥnꜥ*[108] *mtw 2 ḥr ḳꜥḥ wnmj 2 n ḳꜥḥ jꜣbj*.

---

[107] ob histologisch die Hautschicht (Epidermis) von der Knorpelschicht (Cartilago) unterschieden wurde? Da sich diese Schichten am Ohrquerschnitt mit dem Auge unterscheiden lassen, liegt dies immerhin im Bereich des Möglichen.

[108] „und zwar" (WbM 604 Anm. 3)

Offensichtlich wurde auch eine offene Verbindung des Ohres zum Gehirn angenommen. Dies würde auch erklären, warum in einigen Fällen des pSmith eine Blutung aus *beiden* Ohren angegeben wird, die nach der Art der Verletzung nicht erklärbar ist[109]. Die Angabe: „Er gibt Blut aus seinen beiden Ohren" o.ä. würde dann nicht auf der direkten Beobachtung einer Verletzung beruhen, sondern wäre die Schlußfolgerung einer anatomisch-pathologischen Überlegung, die ein Hinweis darauf wäre, daß die ägyptische Krankheitslehre nicht nur auf Empirie beruhte, sondern daß ihr sehr viel differenziertere theoretische Vorstellungen zugrunde lagen, als dies gemeinhin angenommen wird.

Physiologie

Wie Derchain[110] ausführt, wird die Übertragung des Wortes in das Ohr durch den Gott Schu vermittelt, was ihn zu der Überzeugung führt: „... daß die Ägypter verstanden haben, daß die Luft Träger des Wortes ist.", eine Ansicht, die sich mit unserer Auffassung von der Schalleitung perfekt deckt aber vielleicht -naturwissenschaftlich ausgelegt- doch etwas zu weit geht.

Schließlich ist das Ohr aber auch Organ des Lebens und des Todes und zwar tritt der Hauch des Lebens in das rechte Ohr resp. die rechte Schulter ein[111], der Hauch des Todes in das linke Ohr bzw. nach dem oben angeführten Text *zur* linken Schulter. Neben dämonologischen Aspekten könnte hier auch konkret an das Bild eines pectanginösen Anfalles oder eines Herzinfarktes gedacht sein, wie ihn Ebbell[112] für den Fall Eb 191=194 angenommen hat.

Die Gefäßversorgung der Ohren wird in engem Zusammenhang mit der der Augen gesehen (Eb 854e), was dazu führt, daß Heilmittel für das Auge in das Ohr eingeträufelt werden konnten (Eb 356). Die Taubheit wird als Folge einer Störung in den *mt.w* gesehen, was den modernen Arzt an die Genese des akuten Hörsturzes denken läßt, für den ätiologisch u.a. eine Mikroembolie, also eine Durchblutungsstörung des Innenohres, diskutiert wird[113].

Krankheiten

Da gerade die Fälle, die das Ohr betreffen z.T. interessante Einblicke in die ägyptische Krankheitslehre zulassen, sollen nachstehend einige derselben exemplarisch vorgestellt und einzeln besprochen werden:

---

[109] Sm Fälle 4, 5, 7, 8, 22 (s. dort)

[110] RdE 27(1975)S. 114-115

[111] normalerweise wird derselbe durch die Nase aufgenommen

[112] B. Ebbell, The Papyrus Ebers, 1937, S. 48 Anm. 2

[113] W. Arnold, U. Ganzer, Hals- Nasen- Ohrenheilkunde; Stuttgart 1997 S. 157

Eb 765 (91,3-5)

Ein anderes (Heilmittel) für das Ohr, wenn es fauliges Wasser absondert

Terebinthenharz (*snṯr*)[114] in Fett (*mrḥ.t*) der Gans; Sauermilch (*smj*) des Rindes; *bd.t-ḫ3wr.t* (NatronArt ?); werde fein zerrieben, werde zu einer Masse gemacht; werde an das Ohr gegeben.

Kommentar

Die sehr kurze Beschreibung des vorliegenden Krankheitsfalles „ein Ohr, wenn es fauliges Wasser gibt" bezieht sich am ehesten auf eine Infektion des Gehörganges mit dem Erreger Pseudomonas aeroginosa oder ein Cholesteatom[115]. Für beide Erkrankungen ist ein übelriechender Ausfluß charakteristisch.

Therapeutisch wird Terebinthenharz, Fett und Sauermilch empfohlen.

Unter der Bezeichnung „Terebinthe" werden verschiedene Arten der Gattung Pinus (Kiefer) zusammengefaßt. Das Therebinthenharz entsteht teils in der Rinde, teils im jungen Holz, tropft nach Verletzung der Rinde aus und kann so aufgefangen werden[116]. Bestandteil des Terebinthenharzes ist die Abietinsäure, die das Wachstum von Bakterien fördert, die die Milch- und Buttersäuregärung unterhalten[117]. In diesem Zusammenhang ist es interessant, daß das Terebinthenharz in der angegebenen Rezeptur zusammen mit Fett und Milch eingesetzt wird. Es wäre denkbar, daß die so ausgelösten chemischen und bakteriologischen Vorgänge durch Veränderung des ph-Wertes (Säuerung) oder durch kompetitiven Antagonismus (Verdrängung) dem Krankheitserreger die Lebensbasis entziehen und so eine Heilung herbeiführen. Da diese Therapie nicht mehr in Gebrauch ist, kann darüber indessen nichts Abschließendes gesagt werden. Therebinthenharz spielt in der modernen Medizin therapeutisch keine Rolle mehr.

In einem Arzneibuch aus dem 18. Jhd.[118] wird die Konsistenz wie folgt geschildert: „... ist ein hartes, bleichgelbes, und fast wie blaulicht Glas anzusehendes, auch durchsichtiges Hartz in kleinen Stücklein, eines hartzigten, scharfen und etwas bittern Geschmacks und guten Geruchs;" Als Indikationen werden angegeben: „Denen Kräften nach kommen alle Sorten überein, haben eine erwärmende, erweichende, reinigende und heilende Kraft, dienen wider die verletzten Lungen, Darr- Schwind- und Lungensucht, Gebrechen derer Nieren und Blasen, befördern den Urin, heilen äusserlich die Wunden ... ".

---

114 GMed. VI S. 449-454

115 Korrekter: Pseudocholesteatom (Plattenepithelmetaplasie bei chron. Otitis media).

116 Hunnius, Pharmazeutisches Wörterbuch, Berlin-New York 1998, S. 1353f.

117 Hunnius, a.a.O., S. 3

118 J. J. Woyt, Gazophylacium Medico-Physicum, 1755, S. 2099

Eb 766 (91,5-19)

Ein anderes (Heilmittel) für das Behandeln des Ohres.

a) Du mögest es behandeln mit Kühl-Mitteln, daß es nicht heiß werde.

b) Wenn das Gefäß zittert, dann sollst du ihm *ḫp3*-Teile (Schuppen?) von zerriebenem Malachit machen; werde darauf gegeben vier Tage lang.

Danach mögest du ihm machen: Fasern; 01/Fett 2/3 ro; Honig

< 1/3ro ?>; werde darauf gegeben zu vielen Malen.

c) Wenn seine Öffnung näßt, dann sollst du ihm einen Puder für das Trocknen einer Wunde machen: Blatt der Dornakazie; Blatt des Christdorns; Früchte ("Kätzchen ?") der Weide; Kreuzkümmel (*tpnn*); werde zerrieben; werde daran gegeben.

d) Wenn es (das Ohr) darunter fettet, dann sollst du ihm Mittel für das Trocknen einer Wunde machen: Kopf der Spitzmaus; *mnḏr*-Körperteil der Ziege; Schale der Schildkröte; *jnnk*Pflanze (KonyzaArt ?); {werde zu Puder/Asche gemacht}; werde mit ihm (dem Puder) sehr oft gepudert.

e) Ebenso mögest du (es) machen für einen Finger, wenn er gebrochen ist (und) sein Knochenmark zu Boden fließt.

f) Das ist (auch) ein Behandeln des Ohres, wenn es (halb) abgespalten ist <und in der Luft hängt>, ohne daß es zu Boden fallen kann. Dann sollst du ihm ein geknüpftes Netz von *ʿ3.t*-Leinen machen; werde (das Ohr) damit (wie mit einem Beutel) umschlossen zusammen mit Milchsaft der Sykomore, bis daß es (das Ohr) an seinem Blut (der Schnittstelle) haftet; es werde nicht Öl/Fett (und) Honig daran gegeben. Dann mußt du seine (des Ohres) eine Hälfte anschneiden, damit sein Blut herabfließt auf seine (andere) Hälfte, es soll/darf keineswegs faulig werden.

g) Nachdem du festgestellt hast, daß es zusammenhält, sollst du ihm machen: Öl/Fett; Wachs; werde gekocht; werde damit verbunden, werde (aber) nicht viel gegeben, (und zwar) sollst du ebenso viel daran geben wie bei irgendeinem Wundsekret (einer Wunde), wenn sie gespalten ist.

h) Wenn es (das Ohr) eine Zeit verbracht hat im Widerstand (gegenüber der Heilung), dann mußt du ihm eine Binde von Stoff machen, die an seinem Hinterkopf verknotet ist.

Kommentar

Leider ist aus der Überschrift nicht ersichtlich, welche Erkrankung des Ohres behandelt werden soll, so daß sich die Frage erhebt, ob in den Abschnitten a) bis h) verschiedene Formen derselben Erkrankung besprochen werden oder ob es sich um eine Sammelabhandlung handelt, die Therapien für unterschiedliche Erkrankungen empfiehlt.

a) Die Erwähnung von Kühlmitteln läßt an eine Entzündung, vielleicht ein otitis externa, denken. Die Kühlung zur Entzündungshemmung und Verminderung der Schmerzen, die der Patient hat, ist dabei eine sinnvolle Maßnahme.

b) Die Erklärung eines zitternden Gefäßes bereitet Schwierigkeiten, weil es ein solches Gefäß, dessen Zittern mit dem Auge wahrnehmbar wäre, weder im Innenohr noch am Außenohr gibt. Vielleicht ist an Bewegungen des Trommelfelles bei otitis media gedacht. Auch wäre ein vom Patienten subjektiv wahrgenommenes Zittern in Form eines Ohrgeräusches (Tinnitus) zu erwägen. Tritt dieses als Klopfen oder intermittierendes Rauschen auf, so wäre der Vergleich mit einem zitternden Gefäß, wie z.B. bei der Pulsation der Gefäße (Eb 854a, Sm 1 Gl.A) durchaus nachvollziehbar. Schließlich könnte aber auch ein Pulsieren der mehrfach erwähnten Schläfengefäße (vermutlich aa. temporales dex. et sin. – Eb 854c, Eb 854e) gemeint sein, die in Zusammenhang mit den Ohren und den Augen gebracht werden.
Ob die Behandlung mit zerriebenen Malachitkügelchen resp. -perlen[119] eine magische Komponente hat oder ob die antiseptische Wirkung insbesondere bei den im Ohr häufigen Mykosen (Pilzinfektionen)[120] bekannt war, ist schwer zu entscheiden.
c) Eine Trocknungsbehandlung wird empfohlen für den Fall, daß das Ohr „suppt", wobei die Blätter des Christdornes[121] durch ihren Gehalt an Gerbsäure adstringierend, die Früchte der Weide durch die darin enthaltene Acetylsäure (ASS) entzündungshemmend wirken.
d) Beziehen sich die vorstehenden Therapien offensichtlich auf einen Bereich, den wir heute der Inneren Medizin zurechnen würden, liegt hier eine Verletzung mit teilweisem Abriß der Ohrmuschel vor, die Ähnlichkeit mit der in Sm 23 geschilderten hat. Wegen der außerordentlich schlechten Heilungstendenz des Knorpels sind Verletzungen der Ohrmuschel auch heute noch problematisch, eine Standardbehandlung kaum anzugeben. So unterscheidet sich die vorliegend empfohlene Therapie auch erheblich von der, die der pSmith bevorzugt. Während dieser sich auf eine Wundnaht und die konservative Nachbehandlung mit Öl/Fett, Honig und Fasern stützt, wird im vorliegenden Falle von einer solchen Therapie ausdrücklich abgeraten. Das Ohr wird äußerlich durch ein Netz aus *ꜥꜣ.t* -Stoff fixiert. Ferner wird die Wunde „angefrischt", d.h. es werden glatte, blutende Wundflächen geschaffen, die kein abgestorbenes Gewebe mehr enthalten und so besser zusammenheilen.
e) Auf das geschilderte Netz wird noch eine Wachsschicht aufgebracht.
f) Wie bereits ausgeführt, heilen Knorpelverletzungen schlecht und langsam. Dieser langwierige Heilungsverlauf wird hier als *ḏꜥj.t* „Widersätzlichkeit" (WbM 994) bezeichnet. Es ist notwendig, das Ohr über längere Zeit zuverlässig zu fixieren. Dies geschieht mit einer Binde, „die an seinem Hinterkopf verknüpft ist". Es handelt sich hierbei wohl um eine Art Druckverband, wie er

---

[119] *ḫpꜣ* – R. Germer, Unteruchungen über Arzneimittelpflanzen im Alten Ägypten, Diss. 1979 S. 51
[120] Hunnius a.a.O. S. 857
[121] Folia Ilicis aquifolii – Hunnius a.a.O. S. 697

auch in der modernen Unfallchirurgie bei derartigen Verletzungen das Mittel der Wahl ist[122].

Eb 767 (91,19-92,2)

Was gemacht wird, um ein Wundsekret zu behandeln, wenn es in das Ohr eingedrungen ist. Es (das Ohr) ist geschwollen in seinem Inneren wie *k3* (Erhebung? Blase ?) des Wundsekrets; sein *n'r'.t* (? EiterGerinnsel ?) enthält (wörtlich: ist unter) Wasser wie Wasser der *mst3*-Flüssigkeit. Dann mußt du es (das Innere des Ohres) umkreisen mit einem *ḫp3.t* Messer bis an die Grenzen alles dessen, was in ihm zersetzt ist. Dann sollst du ihm Öl/Fett (und) Honig machen, werde gegeben in sein Inneres; (ferner) Fasern, gegeben in eine Kopfbinde von Stoff, werde damit verbunden, bis daß es gesund wird.

Kommentar

Auch bei diesem Fall, wie bei Eb.766 f-h, handelt es sich wohl weniger um eine Erkrankung aus dem „internistischen" Bereich, als um eine solche, die wir der Chirurgie zuordnen würden. Geschildert wird, daß ein Wundsekret in das Ohr eingedrungen ist, wobei die Fallbeschreibung leider keine Auskunft darüber gibt, wo sich diese Wunde befindet.

Das Eindringen von Wundsekret in das Ohr von einer entfernter liegenden Wunde her ist zwar grundsätzlich möglich, aber doch recht unwahrscheinlich. Nach der typischen Anlage ägyptischer Fallbeschreibungen wäre die Lokalisation einer solchen Wunde wohl auch erwähnt. Man darf deshalb annehmen, daß es sich um eine Wunde am (im?) Ohr selbst handelt, wobei man vielleicht davon ausgehen darf, daß eine Komplikation des vorstehenden Falles besprochen wird.

Zur Beurteilung der Vorgänge im Ohr ergeben sich nun zwei Möglichkeiten:

1. Das in das Ohr eingedrungene Wundsekret hat sich „organisiert", d.h. es ist geronnen und bildet im Ohr einen festen obturierenden Pfropf. Dieser wird durch Umfahren mit einem skalpellartigen schmalen Messer herausgelöst. Da sich bei dieser invasiven Methode eine Verletzung des Gehörganges kaum vermeiden läßt, ist anschließend eine Wundbehandlung erforderlich.
2. Als Folge der in Eb.766 geschilderten Verletzung ist der Knorpel des äußeren Gehörganges mit betroffen, er ist nekrotisch geworden. Wegen der bereits erwähnten schlechten Heilungstendenz des Knorpelgewebes, müssen die nekrotischen Anteile ausgeschabt werden, d.h. die Wunde wird „angefrischt" wie in Eb.766 f geschildert.

Ein Zusammenhang zwischen 766 f-h und 767 ist auch deshalb zu vermuten, weil die Art der Wundversorgung praktisch identisch ist.

[122] Mutschler/Haas, Unfallchirurgie, 1999, S. 259

Eb 768 (9214)

Heilmittel für das Ohr, das anomal (*šmꜣj*) ist (d.h. nicht heilen will); es hat Eiter zusammengezogen. (folgt Rezept) ... ; werde in das Ohr eingegossen

Kommentar

Die Beurteilung des vorliegenden Falles hängt nicht unwesentlich von der Übersetzung des Wortes *šmꜣ(j)*[123] ab. Der Grundriß übersetzt hier „fremdartig"[124], das Handbuch „anomal"[125], Ebbell „bewitched"[126], was wohl auf die Übersetzung „Krankheit bringende Wesen"[127] zurückgeht und an eine eher magische Genese denken läßt. Das Auftreten von Eiter wird in der ägyptischen Medizin nicht grundsätzlich als „anomal" angesehen, es gehört vielmehr, wie noch bis ins 19. Jahrhundert der abendländischen Medizin hinein, zum normalen Heilungsverlauf einer Wunde („pus bonum et laudabile"). Auch der Vergleich mit Eb 197a und Sm 15 oder Sm 41, in denen dieser Terminus ebenfalls verwendet wird, bringt keine Klärung. Es kann deshalb nur festgehalten werden, daß es sich offenbar um eine nicht allzu häufig auftretende Komplikation handelt, vielleicht „wandernden Eiter" im Sinne von metastatischen Eiterherden um das eigentliche Wundgebiet herum, eine Annahme, die freilich sehr hypothetisch bleiben muß. Die Behandlung mit Terebinthenharz[128] läßt an eine eiternde Entzündung denken, vielleicht eine eitrige Komplikation der in Eb 766a behandelten otitis externa.

1.2 Lunge – Leber – Milz

Die Organgebiete Lunge-Leber-Milz, sowie Magen-Herz-Gefäße bilden im ägyptischen medizinischen Denken Funktionseinheiten, die sich deskriptiv nur schwer auflösen lassen. Sie sollen daher jeweils so eng zusammengehörig wie möglich beschrieben werden.

a Anatomie

Lunge

Das Ägyptische hat zur Bezeichnung der Lunge zwei Ausdrücke, nämlich *wfꜣ* und *smꜣ*, von denen nur der letztere in medizinischen Texten verwendet wird,

[123] *šmꜣ* „wandern", „umherziehen", übertragen vom laufenden, eiternden Ohr (Wb IV 470, 2-4). *šmꜣ* „fremdartig", „anomal" (WbM 851), landfremder Bettler (Ha II 243li)

[124] GMed. IV1 S. 62

[125] Hdb S. 677

[126] Ebbell Pap. Ebers S. 107

[127] Wb IV S. 471, Ha I 820li: „Krankheitsdämonen" (in abweichender Schreibweise)

[128] siehe hierzu die Besprechung zu Eb 765 (S. 32)

nur dieser wird auch mit dem Bild einer Lunge mit daran befindlicher Luftröhre geschrieben[129]. Die Luftröhre ist bei dieser Darstellung zweifelsfrei an den Ringknorpeln zu erkennen, die auf sorgfältigeren Beispielen des Zeichens stets dargestellt sind. Eine ältere Schreibung zeigt nach Meinung von Grapow[130] neben den Lungenflügeln auch noch das Herz[131]

Anatomisch wird die Lunge im pSm erwähnt:

Sm 34 Gl. A: „... Zwei Gefäße sind darunter, (je) eins auf der rechten Seite (und) der linken Seite, (führend) zu seiner Kehle (und) zu seiner Halsgegend; sie geben (Luft) zu seiner Lunge“, sowie in topographisch-anatomischer Lagebeziehung zu Herz und Leber in Eb 855d (s.u.).

Zudem kann natürlich davon ausgegangen werden, daß die Lage der Lunge im Brustkorb von der Tierschlachtung und aus Kriegsverletzungen bekannt war.

Leber: (mjs.t)

Anatomisch war die Form, zumindest der tierischen Leber, aus der Opfertierschau zweifellos bekannt. Im Gegensatz zur menschlichen Leber weist sie eine deutlich sichtbare Lappenstruktur auf[132]. Derartige Darstellungen, die sich aus Tiersektionen herleiten, finden sich zahlreich in der medizinischen Ikonographie des europäischen und arabischen Mittelalters, z.T. eingezeichnet in typische Hockbildserien, die Herrlinger der alexandrinischen Medizin zuschreibt und die ikonographisch auf Darstellungen des Gottes Bes zurückgehen sollen[133]. Die Darstellung einer fünflappigen Leber, die der menschlichen Anatomie nicht entspricht, ist noch zum Beginn der Renaissancemedizin nachzuweisen[134], obwohl die erste zutreffende Beschreibung der menschlichen Leber bereits der Schule von Alexandria (Herophilus) zugeschrieben wird und auf die dort durchgeführten Sektionen an menschlichen Leichen zurückgehen soll[135]. Allerdings könnte auch eine Übernahme ägyptisch-medizinischen Wissens vorliegen, denn Form und Aussehen der menschlichen Leber scheinen auch den ägyptischen Ärzten schon bekannt gewesen zu sein. Neben einer Lappenstruktur finden sich jedenfalls auch Darstellungen, die mit ihrer glatten, ungegliederten Oberfläche einer menschlichen

---

129 Gard.-Zl. F36, WbM 748

130 GMed. I 78

131 Abbildungen Wb III 446 und ext. libr. F 36c Ha I 1139

132 R. Nickel, A. Schummer, E. Seiferle, Lehrbuch der Anatomie der Haustiere II, ^{3}1975, S. 114-115

133 R. Herrlinger, Geschichte der medizinischen Abbildung I, 1967, S. 10ff.

134 siehe z.B. bei: H. Gersdorff, Feldtbuch der Wundtartzney, 1517, bei E. de la Riviere, La dissection des parties du corps humain, 1546, S. 135 und bei bei Lenonardo da Vinci Quaderni I 12r

135 H. v. Staden, Herophilus, 1989, S. 162

Leber entsprechen[136]. Das Determinativ zu *mjs.t* (Gard.-Zl. F 51), normalerweise als „Stück Fleisch" bezeichnet, scheint seinerseits eine Leber, und zwar eine menschliche, darzustellen, es ist in Form und Aufbau praktisch identisch mit der bei Gardiner abgebildeten Leber.

Ebenfalls bekannt war die Gallenblase *sḫw* (in nicht-medizinischem Zusammenhang) und *wdd*, zumeist erwähnt als tierisches Organ, jedoch in einem Rezept (Eb 392) auch als menschliche Galle[137].

Topographisch-anatomisch liegt die Leber in unmittelbarer Nachbarschaft zu Herz und Lunge, so daß diese Organe bei einer Herzvergrößerung (?) zusammenstoßen:

Eb 855d (99,21-100,2)

Was die Mattigkeit anbetrifft, die im Herzen entsteht/entstanden ist: Das ist seine (des Herzens) Auswölbung bis an die Grenzen von Lunge (und) Leber. Es kommt dabei heraus, daß ihm seine (des Herzens) Gefäße taub werden, indem sie niedergefallen sind (untätig daliegen ?) infolge ihrer Hitze; und (schließlich) wird sich seine Auswölbung (wieder) lösen (d.h.zurückbilden).

Milz (nnšm)

Nach Eb. 854m (s.u.) wird die Milz zusammen mit der Lunge durch 4 Gefäße versorgt, die Wasser und Luft geben. Weitere anatomische Angaben fehlen.

b Physiologie

Lunge

Es ist aus den vorliegenden medizinischen Texten nicht nachzuweisen, daß der ägyptischen Medizin der anatomische und funktionelle Unterschied zwischen Luft- und Speiseröhre (Trachea und Ösophagus) bekannt war; vielmehr läßt die durchgehende Verwendung des Ausdruckes *šbb* „Röhre, Rohr" (WbM 843) ohne Differenzierung daran denken, daß eine gemeinsame Luft/Speiseröhre angenommen wurde. Immerhin wird der medizinische Ausdruck für „Lunge", *smꜣ*, immer mit Gard.-Zl. F36 (s.u.) geschrieben, der Trachea mit anhängenden Lungenflügeln. Die Trachea ist durch die dargestellten Ringknorpel leicht zu identifizieren. Im Gegensatz dazu werden diese bei Gard.-Zl. F35 (*nfr*), das eine Luft/Speiseröhre mit anhängendem Herzen darstellt, im MÄ nie dargestellt[138]. Die Frage, ob nicht vielleicht doch ein Unterschied bekannt war, muß danach offenbleiben.

[136] A. Gardiner, Onomastica II S. 249 Abb. (a)

[137] Westendorf (Hdb. S. 619,105) nimmt hier allerdings eine Verschreibung *rmṯ* „Mensch" für *rr* „Schwein" an.

[138] M. C. Betrò, Heilige Zeichen, 1996, S. 123

Den Weg der Atemluft schildert Eb. 855a:

Eb 855a (99,12-14)

Was die Luft anbetrifft, die in die Nase eintritt: Sie tritt ein zum Herzen (und) zur Lunge. Sie sind es, die (die Luft) zum gesamten Bauch geben. *(jr ṯȝw ꜥḳ m fnḏ: ꜥḳ=f n ḥȝ.tj ḥnꜥ smȝ ntsn dd n ẖ.t tm)*

Die zugrundeliegende physiologische Vorstellung ist schwer interpretierbar. Es ist wohl nicht anzunehmen, daß die gesamte eingeatmete Luft über das Herz in die Lunge gelangte, vielmehr steht *ḥnꜥ* hier koordinierend zwischen gleichwertigen Elementen[139]. Die Luft gelangt also *sowohl* in die Lunge *als auch* in das Herz. Damit erhebt sich erneut die schon oben angesprochene Frage, ob Ösophagus und Trachea nicht doch als getrennte Organe gesehen worden sind und nur wegen ihrer gleichartigen Form und Funktion beide mit *šbb* (eigentl. „Röhre“) bezeichnet wurden. Die hintere *šbb*, bei der es sich um einen einfachen Schlauch ohne Ringknorpel handelt, transportiert Luft und Speise zum Herzen (eigentlich zunächst zum Magen (*rꜥ-jb*)). Von dort wird beides durch das Gefäßsystem zu den einzelnen Organen geleitet. Das Organensemble *šbb* (ohne Ringknorpel) – *(rꜥ)-jb* wird dargestellt durch das Zeichen 𓄤[140]

Daneben gibt es einen direkten Weg zur Lunge: *šbb* (mit Ringknorpel) – *smȝ*, dargestellt durch das Zeichen 𓄥[141]

Exkurs: Der Atem als Lebensprinzip

Eine häufige Darstellung der ägyptischen Ikonographie ist die eines Gottes, der einem Lebenden oder Toten das anch-Zeichen an die Nase hält und damit „Leben“ resp. Wiederbelebung spendet. In CT 75-80 identifiziert sich Schu als der Gott des Atems und der Luft, als Prinzip des Lebens. So heißt es in Sp 80[142]:

II; 35-36

(jnk) wnnt ꜥnḫ sȝ jtm

wahrlich ich lebe, der Sohn des Atum

msj.n=f wj m fnḏ=f

er hat mich geboren aus seiner Nase

prj.n=j m msḏ(ȝ).tj=fj

ich bin herausgekommen aus seinen beiden Nasenlöchern

---

[139] WbM 605 §2

[140] Gard.-Zl. F 35

[141] Gard.-Zl. F 36

[142] R.O. Faulkner, Coffin Texts 1994, Bd. I S. 84

wdj(=j) wj r bꜥn.t=f sn=f wj ḥnꜥ sn.t=j mꜣꜥ.t

ich gab mich zu seinem Hals, er küßte mich zusammen mit meiner Schwester Maat.

II; 42-43

ꜥnḫ bjk.w sꜣ.w m sꜣb.w m nmt.t šꜣ(j).w m ḫꜣst

Es leben Falken, Gänse (zusammen) mit Schakalen in Bewegung (*nmt.t*) (und) Schweine in der Wüste.

db.w m sḫw.t rmṯ.w m npr m sḥw(j) (m) rm.w rmw m nw jmj.w ḫꜥpj

Nilpferde sind im Marschland, Menschen und Getreide und Schwärme (wörtlich: eine Sammlung) von Fischen; Fische sind im Wasser, die im Nil sind.

mj wḏ.t. n tm sšm=j sn sꜥnḫ=sn m rꜣ=j pw ꜥnḫ=j jmj msḏ(ꜣ)t=sn

Entspechend dem, was Atum befohlen hatte, daß ich sie leite, so daß sie Leben (bekommen) mit meinem Mund. Das ist mein Leben, das in ihren Nasenlöchern ist.

sšm=j n=f ṯꜣw=sn m ḥtw.tj=sn

ich leite für ihn ihren (B2C: meinen) Lebenshauch (pl.) in ihre Kehlen.

Auch das noch ungeborene Leben wird auf diese Weise belebt, wie z.B. im Geburtszyklus Amenophis III im Luxortempel dargestellt[143]: Hier ist es der Gott Amun, der Amenophis III. auf diese Weise im Leib seiner Mutter Mutemwia „zeugt". Welchen Weg der göttliche Atem dann im Körper nimmt, läßt sich aus einer Reihe von Lehrtexten erschließen, die sich mehrheitlich mit dem Gefäßsystem befassen. Zum Beispiel:

Eb 855a (99, 12-14): Die Luft tritt zur Nase ein, gelangt von dort zum Herzen und zur Lunge und verteilt sich danach im gesamten Bauch (Text s. S. 39).

Eb 854 l (100,810)

Es sind vier Gefäße zur Leber: Sie sind es, die ihr Wasser (und) Luft geben (und) es folglich sind, die veranlassen, daß irgendwelche Krankheitserscheinungen (*ḫꜣj.t*) an ihr entstehen durch Überflutung mit Blut.

Eb 854m (100,10)

Es sind vier Gefäße zur Lunge (und) zur Milz: Sie sind es, die Wasser (und) Luft geben, (und zwar) zu einer (jeden) gleichermaßen.

Eb 854o (100,1114)

Es sind vier Gefäße, die zum After offen sind: Sie sind es, die ihm Wasser (und) Luft geben (und nach außen) hervorbringen. Es ist der After auch offen zu jedem Gefäß der rechten (Bauch)Hälfte (und) der linken (Bauch)Hälfte mit den beiden Armen (und) den beiden Beinen (*rd.wj*), indem sie (die Gefäße) überflutet sind mit Kot.

---

[143] H. Brunner, Geburt des Gottkönigs, 1964, Tafel 4

Kommentar

Zusammen mit dem nährenden Wasser gelangt der Atem also offenbar über die *mt.w* in alle Teile des Körpers und hält ihn am Leben. So ist die Luft mehr als eine Grundsubstanz, ein Baustein des Lebens im materiellen Sinne. Sie kommt vielmehr als göttlicher Atem aus den Tiefen des Mythos und ist das Leben (*ʿnḫ*) schlechthin.

Eine ähnliche Auffassung findet sich in der griechischen Medizin, wo sie sich allerdings nicht aus dem Mythos, sondern aus der Naturphilosophie herleitet:

Anaximenes identifiziert die Luft als die von Anaximander eingeführte Urmaterie (apeiron) und postuliert ihren lebendigen(!) Ursprung[144]. Diogenes von Apollonia entwickelt daraus die Anfänge der Pneumalehre, bezeichnenderweise wie die ägyptische Medizin zusammen mit einer Gefäßlehre[145]. Auch er nimmt an, daß die Luft durch diese Gefäße als Lebensprinzip den ganzen Körper durchdringt. Ihre Temperatur, Zusammensetzung und Qualität sind entscheidend für Gesundheit und Krankheit[146]

Die lebenserhaltende Funktion des Atems erschließt sich natürlich durch unmittelbare Empirie und war schon den Schamanen vorgeschichtlicher Kulturen bekannt. Allein daraus ließe sich noch nicht auf das Vorhandensein physiologischer Ordnungssysteme, geschweige denn auf ihre Tradierung schließen. Anders stellt sich das Problem dar, wenn wie hier die Luft und das Atmen in eine Gesamtsicht münden, die deutlich die empirischen Grenzen sprengt und erste Ansätze einer wissenschaftlichen Theorie erkennen läßt, die als „Pneumalehre" bis in das 18. Jahrhundert hinein ein Bestandteil medizinischen Denkens bleibt.

Leber

Die physiologischen Aufgaben der Leber werden aus den uns zugänglichen Textzeugnissen nicht recht greifbar. Es muß sich aber aus der Sicht der altägyptischen Medizin um ein bedeutendes Organ gehandelt haben, was daraus ersichtlich wird, daß eine Gefäßversorgung erwähnt ist (Eb 854 s.u.), wie dies nur bei Organen oder Körperteilen der Fall ist, denen eine physiologische Bedeutung beigemessen wurde. Auch gehörte die Leber zu den Kanopenorganen, deren Konservierung das Weiterleben des Verstorbenen sichern sollte.

Die 4 Gefäße, die die Leber mit den lebenswichtigen Stoffen Wasser und Luft versorgen, veranlassen gleichzeitig Krankheitserscheinungen durch Überflutung mit Blut.

Auf welchem Wege diese Gefäße, die der Leber die lebenserhaltenden Stoffe Wasser und Luft zuführen, gleichzeitig durch Überflutung mit Blut Krankheiten

[144] H. Diels, Die Fragmente der Vorsokratiker, 1957
[145] A. Pichot, Die Geburt der Wissenschaft, 1995, S. 313
[146] M. D. Grmek, Die Geschichte des medizinischen Denkens, 1996, S. 364

auslösen können, bleibt unklar. Da sich jedoch ähnliche pathophysiologische Vorstellungen auch an anderen Stellen finden (Eb 854b und Eb 845c), soll hierauf später nochmals eingegangen werden.

Milz

Wie bei der Leber so ist auch bei der Milz eine physiologische Aufgabe nicht zu erkennen. Sie wird zusammen mit der Lunge durch vier Gefäße versorgt und zwar mit Wasser und Luft gleichermaßen (Eb 854m). Eine Erzeugung (?) von Blut als Krankheitsmaterie (?)[147] wie bei der Leber ist nicht erwähnt, was umso erstaunlicher ist, als die Milz bei schnell laufenden Tieren (Pferd, Hund, Großkatzen usw.) einen nicht unerheblichen Blutspeicher darstellt, so daß ohne weiteres davon ausgegangen werden kann, daß eine „mit Blut überflutete“ Milz gelegentlich beim Aufbrechen von gejagten Tieren gesehen worden ist. Möglicherweise beruht aber die in Eb 854 l geschilderte Überflutung der Leber mit Blut auf einer Verkennung der Tatsache, daß das so gesehene Blut in Wirklichkeit aus der Milz stammte. Daß das Wissen über die Oberbauchorgane wohl im Wesentlichen aus der Tieranatomie stammt (Opfertierschau? Jagd? Tiersektionen?) ergibt sich auch daraus, daß die menschliche Milz in den Papyri praktisch nicht erwähnt wird[148]

c Krankheiten

Lunge

Die Belege über Krankheiten der Lunge sind nicht allzu zahlreich; die wichtigsten sollen im Folgenden vorgestellt werden:

Eb 855 u (102,45)

Was das Schwinden des Herzens (*jb*) (und) die Vergeßlichkeit des Herzens (*jb*) anbetrifft: Der Hauch der Tätigkeit eines Vorlesepriesters ist es, der es bewirkt; er dringt in die Lunge ein als (verschiedene) Krankheitsfälle (*m zp.w*), (und) es kommt dabei heraus, daß das Herz (*jb*) infolgedessen abgelenkt ist.

Kommentar

Hier liegt offenbar ein pathologisches Ordnungsprinzip vor, das aus dem Text allerdings für uns nicht vollständig nachvollziehbar ist aber eine gewisse Ähnlichkeit mit der Contagienlehre der Renaissancemedizin zu haben scheint[149]. Der Ablauf dieser „Infektion“ kann allenfalls geahnt werden: Statt des Lebenshauches

[147] Über die Rolle des Blutes in der ägyptischen Pathophysiologie siehe Seite 139
[148] GMed. IV; S. 303
[149] G. Fracastoro, De contagionibus et contagiosis morbis et (eorum) curatione, 1546

dringt als Folge der Tätigkeit eines Vorlesepriesters ein schädlicher Hauch (eine Contagio) in die Lunge ein, der verschiedene Krankheiten auslösen kann. Da dieser durch den Magen (*rꜣ-jb*!) und die Lunge in das Herz gelangt, manifestieren sich diese Krankheiten vor allem am Herzen.[150]

Eb 855 k (101, 5-8)

Was das Knien des Herzens (*ib*) anbetrifft: Das bedeutet, daß sein Herz (in seiner Eigenschaft als *jb*) eingeschnürt ist, indem sein Herz (in seiner Eigenschaft als *ḥꜣ.tj*) auf seiner (richtigen) Stelle ist mit dem Blut der Lunge. Es kommt dabei eine Verkleinerung infolgedessen heraus. Das bedeutet, daß das Herz (*ḥꜣ.tj*) heiß wird, und so wird sein Herz (*jb*) infolgedessen müde. Seine (des Mannes ?) Eßlust ist gering (und) er ist wählerisch.

Bemerkenswert an dieser Erkrankung des Herzens ist die Ausführung „auf seiner (richtigen) Stelle mit dem **Blut der Lunge**" (*ḥꜣ.tj=f ḥr s.t=f m snf.w nw smꜣ*). Da das Blut (siehe Seite 80) nicht zu den physiologischen Körpersäften gehört, ist zu fragen, ob diese Wendung bedeutet, daß sich das Herz in „Einklang" mit dem Blut der Lunge befindet. Dies würde aber die folgenden pathologischen Befunde nicht erklären. Auch ist der Ausdruck *snf.w nw smꜣ* zu überdenken. Ist das „Blut der Lunge" ein physiologischer Bestandteil derselben? Angesichts der überwiegend negativen Einstellung der ägyptischen Medizin zum Blut doch wohl kaum! Eher liegt eine Vorerkrankung der Lunge vor, die sich auf das Herz überträgt. Herz und Lunge wurden offenbar als funktionelle Einheit gesehen, die sie (über den Herz- Lungenkreislauf) ja auch tatsächlich sind.

Leber

Auch hier bieten die Texte wenig Anhalt für bekannte Erkrankungen dieses Organes. Paläopathologisch wurde Bilharzia nachgewiesen[151]. Objektiv könnten die Rezepte gegen Hämaturie (Eb 49, H 18, Bln 165, Bln 187) im Zusammenhang mit einer Bilharzia (Schistosoma) haematobia Erkrankung gesehen werden. Als Behandlung von Darmblutungen infolge einer Infektion mit Bilharzia (Schistosoma) mansoni könnten gewisse Rezepte des pBeatty VI, besonders Bt 6 gedeutet werden. Dies mag für eine symptomatische Behandlung auch durchaus zutreffen. Bei kritischer Würdigung der noch in den Anfängen befindlichen altägyptischen Krankheitslehre erscheint es hingegen ausgeschlossen, daß eine so differenzierte

150 Vergleiche hierzu Fracastoro (a.a.O.): „... Der andere Modus besteht in Attraktion, die im Innern erfolgt, teils durch *Einatmung in Form eines Hauches*, teils durch Dilatation der Venen. ... Dann werden sie von den Säften und Organen adsorbiert, einige auch von den Geistern, ... (die) den Feind mit sich *nach dem Herzen* tragen." (Übersetzung Fossel in: Sudhoff, Klassiker der Medizin, Leipzig 1910, S. 25)

151 Cockburn, Aidan und Eve (Hrg.), Mummies, Disease, and Ancient Cultures, Cambridge 1980, S. 30

Symptomatik, wie sie die Schistosomiasis (mit zwei Subspezies!) hervorruft, als konkludentes Krankheitsbild erkannt werden konnte.

Damit werden auch die Versuche von Ebbell[152], Jonckheere[153] und Lefebvre[154], die *ʿȝʿ* – Krankheit als Bilharzia zu identifizieren[155] gegenstandslos (siehe hierzu Seite 82).

Die Darstellung eines Aszites an der Stele des Bak, auf die Nunn hinweist[156], ist überzeugend. Ein derartiger Zustand, der bei Leberschäden jeder Art, insbesondere im finalen Stadium, häufig ist, kann den Ärzten eigentlich nicht entgangen sein. Aber auch hier fehlt jeder Hinweis auf ein entsprechendes Krankheitsbild in der Literatur. Eine künstlerische Darstellung allein gibt keinen Hinweis auf medizinische Kenntnisse. Westendorf führt hierzu aus:

„Eine Darstellung des Menschenbildes in der Kunst ist wahrscheinlich vom jeweiligen Stand der anatomischen Kenntnisse der Ärzte völlig unabhängig. Lediglich die meisterhafte Naturbeobachtung der Künstler und ihre Absicht, anatomische Einzelheiten fallweise oder epochebedingt in die Kunstwerke einfließen zu lassen, sollten für die Entstehung besonders naturalistisch wirkender Menschenbildnisse verantwortlich gemacht werden“[157]

Eb. 854 l (Text s. S. 70) führt Krankheitserscheinungen der Leber auf eine Überflutung des Organes mit Blut zurück. Auf welchem Wege die Gefäße, die der Leber die lebenserhaltenden Stoffe Wasser und Luft zuführen, gleichzeitig durch Überflutung mit Blut Krankheiten auslösen, bleibt unklar.

Milz

Die Milz (*nnšm*) wird in den med. Papyri nicht häufig erwähnt. Sie besitzt eine Gefäßversorgung (Eb 854m, Text s.o.S. 40). Als Beimengung zu Salben oder in Verbänden findet sie, meist als Rindermilz, äußerlich in Salben oder in Verbänden Verwendung[158]

Eine Erkrankung der Milz ist in den Lehrschriften nicht nachweisbar, was erstaunlich ist, da alle „Organe“ (identifizierbar an ihrer explizit genannten Gefäßversorgung) auch mit ihren Krankheiten abgehandelt werden. Da die Organe des Oberbauches, wie schon erwähnt, im ägyptischen Denken mehr oder weniger eine funktionelle Einheit bilden, ist wohl anzunehmen, daß die in Eb 854l geschilderte Pathogenese durch Überschwemmung mit Blut auch für die Milz gilt.

[152] ZÄS 62(1927)16-18
[153] Maladie 1944 (hématurie parasitaire)
[154] Médecine, 1956, S. 152-155
[155] siehe hierzu auch Hdb. S. 470f
[156] Nunn, Medicine, 1996, S. 82f
[157] LÄ I, 261E
[158] GMed. VI, S. 303

1.3 Tractus digestorius, Herz und Magen

Die Erfassung der Systeme Herz und Gefäße, sowie Magen und Verdauungskanal, die in unseren medizinischen Vorstellungen auch dem Laien keine sonderlichen Schwierigkeiten bereitet, ist für die ägyptische Medizin außerordentlich komplex und in wirklich befriedigender Weise kaum zu leisten.

Zur Bezeichnung des Herzens werden in mittelägyptischen medizinischen Texten ständig zwei Ausdrücke verwendet, nämlich 𓄣 (*jb*) und 𓄂𓏏𓄣 (*ḥꜣ.tj*).

Beide finden sich oft im selben Text. Handelt es sich dabei nur um ein älteres (*jb*) und ein neueres (*ḥꜣ.tj*) Wort mit gleichen Bedeutungsinhalten[159]? Dafür würde sprechen, daß *jb* im Verlauf der ägyptischen Sprachentwicklung mehr und mehr verschwindet und ab dem Demotischen schließlich nur noch *ḥꜣ.tj* anzutreffen ist.

Ist 𓄣 vielleicht nur eine Kurzschreibung für 𓄂𓏏𓄣[160], d.h. nur eine Setzung des Determinativs?

Bei kritischer Wertung der Fundstellen[161] läßt sich eine wirklich überzeugende Differenzierung nicht erkennen.

Derzeit wird überwiegend die Auffassung vertreten, daß *jb* zu den Funktionen eines Durchgangsorganes für die Speisen tendiert (*rꜣ-jb*), sowie die emotionalen und geistigen Funktionen übernimmt, während *ḥꜣ.tj* das Organ als Mittelpunkt des Gefäßsystems bezeichnet[162]. Auch diese Annahme wird indessen durch die vorliegenden Texte nicht durchgängig gestützt, z.B. dann nicht, wenn im Kerntext *jb* verwendet wird, im erklärenden Glossentext jedoch *ḥꜣ.tj*.

Die Annahme von Ebbell, nur *ḥꜣ.tj* würde das Herz bezeichnen, *jb* hingegen den Magen[163], läßt sich nicht verifizieren und auch die Ansicht von Bardinet, *jb* würde eine Art Leibessack (l'intérieur-jb) bezeichnen[164] erscheint doch eindeutig zu weit gefaßt[165]

Auch ohne daß eine eindeutige Zuordnung zu den Ausdrücken *jb* und *ḥꜣ.tj* möglich wäre, ist jedoch klar, daß das Herz in einer Doppelfunktion gesehen wurde:

1. als *anima*, als psychisches Zentrum, in dem sich die Emotionen, aber auch die cognitiven Fähigkeiten abspielen,
2. als somatisches Zentrum des Gefäßsystemes, das die lebensnotwendigen Stoffe Wasser und Luft durch die Gefäße pumpt und dessen Schlagen an allen Stellen des Körpers ertastet werden kann (Eb. 854a).

---

159 GMed. I 63f
160 GMed. I 64
161 GMed. VII 1 40ff
162 Hdb. S. 109
163 Ebbell, altägyptische anatomische Namen, in: Acta Orientalia XV(1937)293
164 Bardinet, Les papyrus médicaux, 1995 S. 68ff und 118
165 siehe hierzu auch Westendorf in: Orientalia 65(1996)361-362

a Anatomie

Von der topographischen Anatomie des Magens und des Herzens hatte die ägyptische Medizin konkrete, wenn auch nicht ganz zutreffende Vorstellungen: Das Herz-Magen-Organ lag am Ende der Speiseröhre (bzw. der gemeinsamen Luft-Speiseröhre (siehe hierzu Seite 70), wie es das Zeichen Gard.-ZL. F35 zeigt. Ein anderes, seltener geschriebenes Zeichen stellt die anatomische und wohl auch physiologische Beziehung zu den Lungenflügeln her[166]. Die normale Lage des Herzens ist *ḥr mk.t=f* „auf seiner (richtigen) Stelle" oder *ḥr st=f* „auf seinem (richtigen) Platz". Es kann nicht nach oben oder unten steigen, weil es an seinem Platz verharrt (Eb. 855p), der durch die gemeinsamen Grenzen mit Lunge und Leber vorgegeben ist (Eb. 855d, siehe Seite 38/39). Das Herz ist somit medizinisch der gemeinsame Mittelpunkt zweier Organsysteme, die wir modern als „Tractus digestorius" und „Gefäßsystem" bezeichnen. Es darf unter keinen Umständen seinen Platz verlassen, da sonst Chaos ausbrechen müßte.

Auf der nicht-somatischen Seite ist das Herz Mittelpunkt einer Emotionalität, für die man in aller Vorsicht vielleicht schon den Ausdruck „*anima*" einsetzen darf. Der Priester spricht jeden Morgen: „Ich bringe dir dein Herz in deinen Leib, es setzt sich auf seinen rechten Platz"[167], oder in der Biographie auf dem Würfelhocker des Nb-nTrw heißt es: „Das Herz ist ein Gott, dessen Kapelle der Magen ist"[168], was sich perfekt mit der Vorstellung des *rꜣ-jb* deckt, die somit über die rein somatische Sicht des Herz-Magen-Organs hinausgreift.

b Physiologie

Bei der Darstellung der Physiologie der behandelten Organgebiete möchte ich mich zunächst auf den Verdauungskanal (Tractus digestorius) beschränken, während das Herz zusammen mit den Gefäßen später besprochen werden soll. Ich bin mir dabei der Tatsache bewußt, daß diese aus methodischen Gründen gewählte Darstellungsweise der ägyptischen Auffassung nur unvollkommen entspricht, die in ihrer Komplexität allerdings für uns auch kaum nachzuvollziehen ist.

Der Beginn des Verdauungstraktes ist natürlich der Mund, durch den die Speisen aufgenommen und zerkleinert werden. Ob von dort eine gemeinsame Luft-Speiseröhre angenommen werden muß, oder ob nicht doch gewisse Hinweise darauf bestehen, daß der anatomische Unterschied zwischen Trachea und Oesophagus sehr wohl gesehen worden ist (siehe Seite 39), läßt sich mit letzter Klarheit

[166] GMed. I 65, Abb. Tafel nach S. 102

[167] zitiert nach: H. Brunner, Das Herz im ägyptischen Glauben, in: Das Herz im Umkreis des Glaubens, 1965, S. 81-106

[168] Karl Jansen-Winkeln, Ägyptische Biographien der 22. und 23. Dynastie, in: Ägypten und Altes Testament Bd. 8/1, Wiesbaden 1985, S. 122

nicht beweisen. Unter der Annahme einer gemeinsamen Luft-Speiseröhre wäre der weitere Weg dann etwa so vorzustellen, daß sowohl das Lebensprinzip Luft (siehe Exkurs S. 39) als auch die Speisen durch die „Halsröhre" transportiert werden. Die Luft gelangt auf ungeklärtem Wege in die Lunge, gleichzeitig aber auch in den Magen, von wo aus sie in das Herz eintritt.

Den gleichen Weg nehmen die Speisen, die das Herz (*jb*) aus dem Magen aufnimmt (Eb. 284). Da das Gefäßsystem jedoch nur Wasser und Luft zu den Organen leitet, kann man nicht im eigentlichen Sinne von „den Speisen" sprechen. Hier zeigt sich deutlich der aprioristische Anteil ägyptischer physiologischer Vorstellungen: Das Wasser ist die Lebenskraft, die die Felder zum Blühen bringt und die Ernte sichert, also muß das Wasser auch das zweite unverzichtbare Lebensprinzip des Menschen sein, neben der Luft, die als solches nur bei Mensch und Tier eine Rolle spielt. Man darf daraus schließen, daß nicht ein allgemeines Lebensprinzip gesehen wurde.

Das höher entwickelte Leben, Mensch und Tier, bedurfte der Luft als göttliche anima, während die Pflanzen allein aus dem nährenden Wasser ihre Wachstumskraft schöpften.

Wie das Wasser aus der Speise entsteht bzw. wie es sich von derselben trennt, ist den Texten nicht zu entnehmen, vermutlich bestanden darüber auch keine konkreten Vorstellungen. Immerhin wird, wenn auch schemenhaft, der weitere Weg des Speisebreies deutlich: Es handelt sich um Faeces, die am Lebenserhalt des Körpers keinen Anteil mehr haben. Sie treten zunächst in die freie Bauchhöhle über, von wo sie durch zwei Kanäle zum Afterorgan abgeleitet werden, von denen der rechte warm und der linke kalt ist (Eb188C). Auch hier erhebt sich wieder die Frage, ob das „Kanalsystem" des menschlichen Körpers wirklich, wie Blersch meint[169], nur aprioristisch nach dem Vorbild der Bewässerungssysteme gesehen wurde oder ob sich nicht aprioristische Auffassungen mit konkreten anatomischen Erkenntnissen mischten. Für die erwähnten Kanäle ist jedenfalls ein anatomisches Substrat durchaus denkbar: Die Aorta abdominalis und die Vena cava, die durch den Bauchraum in den Beckenbereich ziehen. Da beide Gefäße retroperitoneal (also hinter der Bauchhöhle) liegen, werden sie erst nach vollständiger Ausräumung des Bauchraumes sichtbar. Bei der Mumifizierung wurde das Retroperitoneum nicht eröffnet. Auch in diesem Falle müßten die Kenntnisse entweder aus der Jagd- oder Opfertierbehandlung stammen, oder aber es muß erwogen werden, ob im Gegensatz zu bisherigen Annahmen nicht doch gezielte Explorationen am menschlichen Körper vorgenommen wurden. Diese sind sicher nicht als Ganzkörpersektionen vorzustellen. Es scheint mir aber doch sehr wahrscheinlich, daß Krankheitsfelder, insbesondere bei chirurgischen Interventionen, nach dem Tode des Patienten, durch eine örtlich umschriebene Sektion näher erforscht wurden.

---

[169] H. G. Blersch, Das Leibesinnere, 1975, S. 28-49

Verglichen mit den anatomischen Kenntnissen anderer Kulturkreise und eingedenk der Tatsache, daß eine zutreffende Anatomie des menschlichen Körpers erst in der Frührenaissance vorgelegt wurde[170], sind die anatomischen Kenntnisse der Alten Ägypter keineswegs so schlecht, wie dies oft behauptet wird (siehe hierzu auch „Gefäßsystem" Seite 61 und „Hirnhäute" Seite 97).

Der Anteil des Dünndarmes an der Abführung des Speisebreies wurde nicht erkannt. Das ist einerseits erstaunlich, da diese Funktion beim Aufbrechen von Wild oder der Präparation von Opfertieren kaum zu übersehen ist. Andererseits scheint hier das ägyptische Ordnungsdenken eine Rolle zu spielen, dem das wirre Geschlinge nicht als Teil eines Ordnungssystems erscheinen konnte. Der Dünndarm wird vielmehr mit dem Geringel einer Schlange verglichen und die Apophisschlange als „jener Darm des Bauchinhaltes" bezeichnet[171]. Allerdings kann der Dünndarm durch geeignete Medikamente veranlaßt werden, schlängelnde Bewegungen auszuführen, mit Hilfe derer eine Verstopfung in der linken Bauchhälfte (im linken Kanal?) zermahlen und dadurch beseitigt werden kann:

Eb 204 (41,5-13)

a) Wenn du einen Mann mit einer Verstopfung in seiner linken (Bauch) Hälfte untersuchst; sie (die Verstopfung) ist unter seiner Seite (*ḏrww* „RippenBereich"); sie hat sich nicht quergelegt; dann sollst du dazu sagen: Sie hat ein Ufer gemacht, sie hat eine Sandbank gebildet.
b) Dann sollst du ihm Mittel für ihr Anfangs-Stadium (?) machen aus *psḏ* (Hülsen/Schoten) 1/4 ro, zerrieben; *tjʿm*-Pflanze 1/8 ro; *pr. tšnj*-Frucht 1/ 16 ro; *šꜣšꜣ*-Pflanze/Frucht 1/8 ro; werde zu einer Masse gekocht in Öl/Fett 2/3 ro (und) Honig 1/3 ro; werde gegessen vom Mann vier Tage lang.
c) Wenn du den Mann untersuchst, nachdem dieses gemacht ist, und du findest sie (die Verstopfung) ausgebreitet (und) nach unten abgegangen,
d) dann sollst du ihm machen ein Pulver (aus) *psḏ* (Hülsen/Schoten) werde ganz und gar gekocht; werde gegessen vom Mann vier Tage lang, um seinen Bauch zu füllen (und) um seinen Darm „sich wie einen Tausendfüßler schlängeln zu lassen".
e) Dann sollst du deine Hand auf ihn (den Magen? die Verstopfung ?) geben, und findest du es (das nach unten Abgegangene ?) zerschnitten (und) gemahlen wie Dinge von der Getreideernte,
f) dann sollst du ihm einen „schnell-wirkenden-Belebungstrank" zu Kühlung machen: *mjmj*-Körnerfrucht (Durrha ?) 1; *jwḫw*-Körnerfrucht 1; Wasser; werde durchgepreßt; werde getrunken vier Tage lang.

Nachdem sie durch die Kanäle abgeleitet worden sind, werden die Faeces wieder im Dickdarm nachweisbar, der zusammen mit dem Afterorgan die Kloakenstation des Körpers bildet. Der After bildet in der ägyptischen Physiologie nicht nur das Ende des Verdauungstraktes. Er ist vielmehr ein wichtiges Organ, das durch eine geregelte Ausscheidung

170 Andreas Vesalius 1543

171 C.E. Sander-Hansen, Die Texte der Metternichstele, Analecta Aegyptiaca Vol. VIII, Kopenhagen 1956, S. 16, Spruch I,1

die Überflutung der Gefäße mit Kot und damit das Entstehen von Krankheiten zu verhindern hat.

Da sich in den Texten nähere Beschreibungen des Afterorganes nur in Zusammenhang mit dem Gefäßsystem finden, soll es an entsprechender Stelle behandelt werden.

Die Physiologie des Tractus digestorius läßt sich demnach wie folgt zusammenfasssen:

Die Speisen gelangen durch die Luft-Speiseröhre (oder nur Speiseröhre – s. S. 70) in das Herz-Magen-Organ. Nach einem Zwischenaufenthalt in der freien Leibeshöhle werden sie durch die rechts und links liegenden „Kanäle" zwischen denen sich das Gekröse des Dünndarmes befindet, in das Dickdarm/Afterorgan geleitet. Dort werden sie gesammelt und ausgeschieden.

c Krankheiten

Den Erkrankungen des Magens ist eine Gruppe von 20 Texten gewidmet, die, sprachgeschichtlich betrachtet, deutliche Elemente des Altägyptischen zeigen[172] und deren Ursprungstext damit möglicherweise auf das AR zurückgeht. Die Wichtigsten derselben sollen im Anschluß vorgestellt und kommentiert werden:

Eb 188 (36,417)

Heilkunden für Magenleiden.

1. Wenn du einen Mann untersuchst mit einer Verstopfung seines Magens; er empfindet Druck gegen das Essen von Speise; sein Bauch ist beengt; sein Herz (*jb*) ist schwach zum Gehen (d.h. der Puls ist schwach) wie (bei) einem Mann, der an Hitze (*tꜣw*) seines Afters leidet; du sollst ihn (auf den Rücken) ausgestreckt betrachten, und findest du seinen Bauch heiß (und) eine Verstopfung in seinem Bauch, dann sollst du dazu sagen: Es ist ein Fall der Leber.
2. Dann sollst du ein geheimes Kräuter-Mittel machen, das der Arzt zu machen pflegt: *pꜣḫ-zr.t* (SchafsMelone?); Kerne von Datteln; werde gemaischt, werde durchgepreßt mit Wasser; werde getrunken vom Mann vier Morgen lang, bis daß du seinen Bauch ausleerst.
3. Nachdem dies gemacht ist, wenn du die beiden Trakte (wörtlich: Kanäle) in seinem Bauch findest, indem die rechte Hälfte heiß ist (und) die linke Hälfte kalt, dann sollst du dazu sagen: Es ist der Fall, daß die Krankheitserscheinung (*ḫꜣj.t*) dabei ist, ihre schädliche Tätigkeit (wörtlich: Fressen) einzustellen.
4. Dann sollst du ihn noch einmal betrachten, und findest du seinen Bauch ganz und gar kalt, dann sollst du sagen: Seine Leber ist geöffnet, sie hat sich mit Wasser angereichert (*jw-s nḏꜣḏꜣ.tj n-s*); er (der Mann) hat das Mittel angenommen.

[172] Westendorf, Hdb., S. 189 Anm. 192

Kommentar

Gegenstand des Falles ist eine Verdauungsstörung, die sich offenbar durch eine Überlastung des Magens ergeben hat und sich an der rechten Bauchseite manifestiert, die heiß (*šmm* – WbM 853) ist, während die linke kalt ist. Da dieser Temperaturunterschied bei einer einfachen Verstopfung oder Überfüllung des Magens kaum nachvollziehbar ist, glaubt Blersch[173], daß hier das Verhältnis von Gesundheit und Krankheit durch den Kontrast von warm und kalt beschrieben wird. Dabei wird die linke Bauchhälfte dem Magen, die rechte der Leber zugewiesen[174], was den anatomischen Verhältnissen ja auch im wesentlichen entspricht.

Mit Blersch (a.a.O.) wäre zu erwägen, ob die Leber innerhalb eines Gefäßes vorzustellen ist, das den Kot nach unten ableitet und ob sie dieses Gefäß öffnet und schließt. Die Feststellung am Ende des Textes: „Seine Leber ist geöffnet" (*pḫꜣ* – WbM 282) scheint diese Sicht zu stützen.

Eb 189 (36,1737,4)

a) Wenn du einen Mann untersuchst, der an seinem Magen leidet; alle seine Körperstellen sind unter Druck gegen ihn wie (bei) einem Ausbruch von Ermattung, dann sollst du deine Hand auf seinen Magen legen, und findest du seinen Magen wie eine Pauke (*sr*), indem (er) geht (und) kommt unter deinen Fingern (d.h. hin und hergeht), dann sollst du dazu sagen: Das ist eine Trägheit des Essens, die verhindert, daß er weiterhin (etwas) ißt.

b) Dann sollst du ihm irgendein Abführmittel (ein Mittel, das ihn öffnet) machen: Kerne von Datteln; werde durchgepreßt mit verdorbenem Bier; seine Eßlust kommt (wieder).

c) Wenn du ihn untersuchst, nachdem dies gemacht ist, und du findest seine Seite (*ḏrww* „Rippen-Bereich") heiß, seinen Bauch kalt,

d) dann sollst du sagen: seine Trägheit (des Essens) ist abgegangen. Du sollst (aber) veranlassen, daß er seinen Mund hüte vor irgendwelchem scharf gebratenen Fleisch.

Kommentar

In diesem Text scheint es sich nicht um eine Überfüllung des Magens zu handeln, sondern um eine „Trägheit des Essens", d.h. um eine Verdauungsstörung, bei der die Speisen den Magen nicht schnell genug verlassen, also z.B. um einen Pylorospasmus, der zu einer paukenartigen Überblähung des Magens führt. Wird eine Öffnung des Pylorus erreicht, entleert sich der Magen, der Zustand ist beendet und der Kranke bekommt wieder Appetit.

---

173 G.H. Blersch, Das Leibesinnere (1975) S. 35

174 Westendorf, Hdb. S. 189

Eb 190 (Eb 37,410)

1. Wenn du einen Mann untersuchst mit einer Verstopfung; er macht Hebungen des Hustens; seine Krankheitserscheinung (*ḫ3j.t*) ist unter seiner Seite (*ḏrww* „Rippen-Bereich") wie Klumpen (?) von Kot. {Dann sollst du dazu sagen:} Das sind Hochhebungen auf seinen beiden Seiten (*ḏrww*); sein Magen hat sich verengt.
2. Dann sollst du ihm stark wirkende TrankMittel machen: frischer Brei (von Datteln ?), gekocht in Öl/Fett (und) Honig; *sʿm* Pflanze (Absinth) 1/32 ro; *pr.tšnj* Frucht 1/16 ro; *š3š3* Pflanze/Frucht 1/8 ro werde auf ihn (den Brei) gegeben, werde zu einer Masse gekocht; werde getrunken vier Tage lang.
3. Wenn du ihn danach untersuchst und findest du ihn in (dem Zustand) seiner Krankheitserscheinung (*ḫ3j.t*) des ersten Males (Fall Eb 188), dann bedeutet es, daß er gesund wird.

Eb 193 (38,310)

a) Wenn du einen Mann untersuchst mit einer Verstopfung seines Magens, dann sollst du deine Hand auf ihn legen, und findest du seine Krankheitserscheinung (*ḫ3j.t*) verdickt; seine (des Magens) Gefäße zittern, wenn du mit spitzen Fingern auf ihm bist. Dann sollst du dazu sagen: Das ist eine Zusammenballung von Kot, die sich noch nicht festgesetzt hat.

b) Dann sollst du ihm Kräutermittel machen: *dšrw* (Körner?) der *mnḏj*-Pflanze (?) 7 1/2 ro, gekocht {in} Öl/Fett und Honig; *tjʿm*-Pflanze 1/16 ro; *pr.t-šnj*-Frucht 1/16 ro; *š3š3*-Pflanze/Frucht 1/8 ro; *gjw*-Pflanze (Zypergras ?) vom Uferland 1/16 ro; *gjw*-Pflanze (Zypergras ?) vom Gartenland 1/16 ro; Wein; Milch; werde gegessen, werde heruntergespült mit süßem Bier, bis daß er schnell gesund wird.

Kommentar

Eb 190

Im vorliegenden Text werden „Hebungen des Hustens" (*srj.t* – WbM 773f) erwähnt.

Der Husten in Verbindung mit Krankheiten des Bauches tritt außer im vorliegenden Text noch in Eb 321 und Eb 864a auf. Ob dieser Husten in Zusammenhang mit den „Hochhebungen (*sṯs.w* -WbM 823 erbrechen?) auf seinen beiden Seiten" zu sehen ist, ob es sich also um Koterbrechen handelt, ist nicht sicher, aber wahrscheinlich. Unter den „Klumpen (*ḏrw.t* -WbM 1009) von Kot" sind wohl am ehesten Kotsteine (Koprolithe) zu sehen, die einen kompletten oder teilweisen Darmverschluß (Ileus oder Subileus) verursachen, der seinerseits wieder zum Koterbrechen führt.

Eb. 193

scheint einen ähnlichen Sachverhalt zu schildern, allerdings in leichterer Form. Sind es in Eb 190 (harte) Klumpen, die den Weg der Speisen verlegen, so ist hier von einer „Ballung" die Rede, die offenbar noch nicht die Konsistenz eines „Klumpens" erreicht hat, deshalb nicht so schwere Symptome hervorruft und auch leichter zu beseitigen ist.

Eb 191 (37,1017) = Eb 194

1. Wenn du einen Mann untersuchst, der an seinem Magen leidet; er leidet an seinem Oberarm (und) seiner Brust, (und zwar auf) der Seite seines Magens; man sagt dazu: Das ist die Grünfärbung. Dann sollst du dazu sagen: Das ist etwas, das durch den Mund eingedrungen ist; das ist ein Toter/der Tod, der zu ihm herangetreten ist.
2. Dann sollst du ihm aufputschende (?) Mittel von Kräutern machen: Früchte von *tḥwꜣ* (Erbsen?) 1; *ḫꜣsj.t*Pflanze 1; *njꜣjꜣ*-Pflanze (Minze ?) 1; *jnnk*-Pflanze (KonyzaArt ?) 1; *dšrw* (Körner ?) der Gerste (*sḫ.t*) 1; werde gekocht in Öl/Fett; werde getrunken vom Mann.
3. Dann sollst du deine Hand auf ihn (den Magen) legen, indem sie angewinkelt ist, bis daß es dem Oberarm besser geht, indem er frei von Leiden ist. Dann sollst du sagen: Dieses Leiden ist abgestiegen zum Mastdarm (und) zum After. Nicht wiederhole ich das Mittel jemals.

Kommentar

Es ist zweifelhaft, ob es sich bei dem geschilderten Zustandsbild überhaupt um eine gastro-intestinale Erkrankung handelt. Der in den linken Arm ausstrahlende Schmerz, in Verbindung mit den Schmerzen in der Brust, weist in eine andere Richtung, und so hat schon Ebbell[175] hier an einen pectanginösen Anfall gedacht. Ein solcher oder womöglich ein Herzinfarkt, würde auch besser zu der Feststellung passen: „... das ist der Tod, der zu ihm herangetreten ist“, die bei einer Erkrankung im Verdauungssystem kaum erklärbar wäre. Die Anweisung, eine gebeugte Hand aufzulegen, wird von Westendorf[176] dahingehend interpretiert, daß ein Dämon zum Abgehen aus dem After gebracht werden soll.

Die Rezeptur könnte sowohl auf eine cardiale als auch auf eine intestinale Indikation deuten. So wurde das in der Gerstenstärke enthaltene Hordein noch im vorigen Jahrhundert als Herztonikum und peripheres Kreislaufmittel verwendet[177]. Falls *njꜣjꜣ* mit „Minze“ richtig übersetzt ist, handelt es sich um ein Mittel, das auch heute noch in der Volksmedizin seine Verwendung findet, da es gärungswidrig, spasmolytisch und beruhigend auf die Mobilität des Verdauungstraktes insgesamt wirkt. Auch Conyza[178] ist aus der Volksmedizin bekannt, es findet bei Diarrhoe, Typhus, Ruhr sowie als Wurmmittel Verwendung.

Die Anweisung, daß die angegebene Rezeptur nicht wiederholt werden soll, hat eine überzeugende Erklärung noch nicht gefunden. Die von Germer[179] vermutete „schwere pharmazeutische Wirkung“ von *ḫꜣsj.t* und *njꜣjꜣ*, die eine erneute

---

175 B. Ebbell, The Papyrus Ebers, 1937, S. 48 Anm. 2
176 Hdb. S. 190
177 A. Burger, H. Wachter, Hunnius ^{8}1998, S. 671
178 Hunnius a.a.O., S. 360
179 R. Germer, Arzneimittelpflanzen, 1979, S. 283

Gabe verbietet, läßt sich nicht nachvollziehen. *ḫ3sj.t* ist zwar noch nicht eindeutig identifiziert, angesichts des sehr breiten Anwendungsspektrums in der ägyptischen Medizin[180] ist es indessen unwahrscheinlich, daß es sich um eine hochtoxische Droge handelt.

Eb 192 (37,1738,3) = Eb 195

1. Wenn du einen Mann untersuchst, der an seinem Magen leidet; er erbricht sich oft. Wenn du es (die Krankheitserscheinung) findest, indem es vorn (an seinem Gesicht) ist; seine beiden Augen sind zugeschwollen/entzündet; seine Nase sondert (ständig) Schleim ab. Dann sollst du dazu sagen: Das sind Fäulnisprodukte seiner (des Magens ?) Schleimstoffe, nicht können {sie} absteigen in seine Leistengegend (*npḥ.w* „Beckenraum“) als seine Schleimstoffe.
2. Dann sollst du ihm machen: *šns*-Gebäck aus *sw.t*-Getreide (Emmer Art); *sʿm*-Pflanze (Absinth), sehr viel; werde ein Meßbecher (*dbḥ*) (5 ro ?), {gefüllt} mit Zwiebeln/Knoblauch (*ḥḏw*) dazu gegeben, und (du sollst) ihm die Sinne trüben mit Bier; (dazu als Fortsetzung der Drogenbereitung) fettes Fleisch des Rindes; werde gegessen vom Mann; werde heruntergespült mit Bier der Opfer-Zugabe, bis daß sich seine beiden Augen öffnen (und) bis daß sein Schnupfen/Katarrh verschwindet, indem er abgestiegen ist als Schleimstoffe.

Kommentar

Der vorliegende Text ist schwer zu interpretieren. Die laufende Nase und die entzündeten Augen lassen am ehesten an eine Erkältungskrankheit denken. Möglicherweise liegt begleitend eine Gastritis vor, die das Erbrechen auslöst.

Die Genese dieser Erkrankung wird ganz im Sinne einer humoralpathologischen Lehre dadurch erklärt, daß Schleimstoffe nicht zum Beckenraum absteigen können, deshalb faulen, durch die *mt.w* verbreitet werden und schließlich in diesem Zustand aus Nase, Augen und dem Magen ausfließen.

Eb 196 (39,27)

Wenn du einen Mann untersuchst, indem er daran stundenweise leidet wie an Essen von Kot (Koterbrechen ?); sein Herz (*jb*) wird matt wie (bei) einem, der keucht, wenn er gelaufen ist. Dann sollst du sagen: Das ist eine Versperrung (?) der Ansammlung, nicht kann sie (die Ansammlung) hochgebracht (= ausgebrochen) werden; nicht ist das Herz (*jb*) freundlich (d.h.der Patient ist gereizt) wegen des schlimmen Falles; er (der Mann? die Ansammlung ?) hat eine Verfaulungsgeschwulst (*ḫsd*) gemacht; es sind Fäulnisprodukte des Eiters; die Krankheitserscheinung (*ḫ3j.t*) hat Druck ausgeübt. Dann sollst du ihm Mittel machen für ihr (dieser Krankheitserscheinung) Zerbrechen durch Heilmittel.

---

[180] siehe hierzu R. Germer, a.a.O., S. 288-292

Eb 197 (39,712)

a) Wenn du einen Mann untersuchst, der an seinem Magen leidet; sein Körper ist fremdartig schrumplig ganz und gar. Wenn du ihn untersuchst und du findest nicht eine Krankheitserscheinung (*ḫ3j.t*) in {seinem} Bauch außer den Furchen des Körpers wie Beeren/Körner (?). Dann sollst du dazu sagen: Das ist die Unruhe deines Hauses.

b) Dann sollst du ihm Mittel dagegen machen. Blutstein (*ddj*) von Elephantine, zerrieben; Leinsamen (*dšr*);Johannisbrotfrucht (*ḏ3r.t*); werde gekocht in Öl/Fett (und) Honig; werde gegessen vom Mann vier Morgen lang, um seinen Durst zu stillen (und) um die Unruhe seines Herzens (*jb*) zu beseitigen.

Kommentar

Eb 196 entzieht sich weitgehend der medizinischen Interpretation. Die Genese wird in der klassischen Lehre einer Verlegung der Abflußwege gedeutet, verdichtet sich aus unserer Sicht aber nicht zu einem Krankheitsbild.

Eb 197

Der Feststellung im „Grundriß" (IV2 S. 86), daß *ḥʿw* (WbM 585) die Körperoberfläche bezeichnet und nicht, wie Ebbell[181] meint, einen Vorgang im Körperinnern, ist auch von medizinischer Seite zuzustimmen. Ob es sich um eine Streß-Reaktion eines seelisch gestörten Patienten handelt, wie Westendorf[182] annimmt, erscheint nicht gesichert, zumal Hautreaktionen bei derartigen Zuständen eher selten sind[183]. Auch die Diagnose „Das ist die Unruhe Deines Hauses" trägt nichts zur Erhellung des Sachverhaltes bei, eher schon die philologisch allerdings schlecht gesicherte Übersetzung von Ebbell[184]: „it is a decay (?) of his inside". Stellt man sich hierunter eine schwere Durchfallerkrankung vor, wie sie in Ägypten häufig sind, dann werden zwei Beobachtungen des vorliegenden Falles erklärbar:

1. „Du findest nicht eine Krankheitserscheinung (*ḫ3j.t*) in {seinem} Bauch (*ẖ.t*)"[185].
2. „. . . Sein Körper ist fremdartig schrumplig . . . " Bei dieser Hauterscheinung handelt es sich vermutlich um eine erhebliche Exsikkose, wie sie sich bei starken Durchfällen insbesondere in den Tropen sehr schnell entwickelt. Insoweit wäre der Fall auch den Erkrankungen des Verdauungssystems richtig zugeordnet. Hierzu paßt auch die Aussage, daß der Kranke großen Durst hat. Diesen

[181] Ebbell, The Papyrus Ebers, 1937, S. 50
[182] Hdb. S. 396, i3 und S. 581 Anm. 45
[183] Man könnte z.B. an die Exacerbation eines latent vorhandenen Herpes, also an Herpes zoster, denken.
[184] Ebbell, a.a.O.
[185] Abgesehen vielleicht von gelegentlichen Tenesmen, die aber auch fehlen können.

Durst zu stillen (*ḥtm* – WbM 640) und den durch die profusen Durchfälle entstandenen Elektrolytverlust auszugleichen, ist auch heute noch das Hauptanliegen jeder Therapie[186], wobei dahingestellt bleiben mag, ob die angegebene Rezeptur hierzu besonders geeignet ist[187].

Eb 198 (39,1221); vgl.Eb 593; H 143; Eb 594

a) Wenn du seine Verstopfung in seinem Magen untersuchst und du findest, daß sie eine Stauung verursacht hat (und) sich quergelegt hat; sein Herz (*jb*) verengt sich; sein Magen wird staubtrocken. Dann sollst du dazu sagen: Das ist ein Blut-Nest, das sich noch nicht festgesetzt hat. Dann sollst du veranlassen, daß (es) abgeht durch (das folgende) Heilmittel.

b) Dann sollst du ihm machen: *sꜥm*-Pflanze (Absinth) 1/8 ro; *pr.tšnj*-Frucht 1/16 ro; *jšd*-Frucht 1/8 ro; *šꜣšꜣ*-Pflanze/Frucht 1/8 ro; werde gekocht in Bier der Opfer-Zugabe, werde durchgepreßt zu einer Masse; werde getrunken vom Mann.

c) Es geht dieser Fall ab entweder aus seinem Munde oder aus seinem After wie Blut des Schweines, nachdem es gekocht/erhitzt ist. Zuvor hast du ihm einen Verband darüber gemacht, so daß es (das Blut-Nest) vorher gerinnt, (und zwar) bevor du dieses Mittel (die unter b genannten Drogen) gemacht hast. Dann sollst du ihm (für den besagten Verband) eine wirklich vorzügliche Salbe machen aus Fett des Rindes; *ꜥr*Teile (Samenkörner?) des Sellerie; *šꜣwj.t*-Pflanze; Myrrhe (*ꜥntjw*); *ꜥꜣgj.t*-Harz; werde zerrieben; werde damit verbunden.

Eb 204 (41,513)

a) Wenn du einen Mann mit einer Verstopfung in seiner linken (Bauch) Hälfte untersuchst; sie (die Verstopfung) ist unter seiner Seite (*drww* „Rippen-Bereich“); sie hat sich nicht quergelegt; dann sollst du dazu sagen: Sie hat ein Ufer gemacht, sie hat eine Sandbank gebildet.

b) Dann sollst du ihm Mittel für [ ][188] ihr Anfangs-Stadium (?) machen aus *psḏ* (Hülsen/Schoten) 1/4 ro, zerrieben; *tj ꜥm*-Pflanze 1/8 ro; *pr.tšnj*-Frucht 1/16 ro; *šꜣšꜣ*-Pflanze/Frucht 1/8 ro; werde zu einer Masse gekocht in Öl/Fett 2/3 ro (und) Honig 1/3 ro; werde gegessen vom Mann vier Tage lang.

c) Wenn du den Mann untersuchst, nachdem dieses gemacht ist, und du findest sie (die Verstopfung) ausgebreitet (und) nach unten abgegangen,

d) dann sollst du ihm machen ein Pulver (aus) *psḏ* (Hülsen/Schoten); werde ganz und gar gekocht; werde gegessen vom Mann vier Tage lang, um seinen Bauch zu füllen (und) um seinen Darm „sich wie einen Tausendfüßler schlängeln zu lassen“.

e) Dann sollst du deine Hand auf ihn (den Magen? die Verstopfung ?) geben, und findest du es (das nach unten Abgegangene ?) zerschnitten (und) gemahlen wie Dinge von der Getreideernte,

f) dann sollst du ihm einen „schnell-wirkenden-Belebungstrank“ zur Kühlung machen: *mjmj*-Körnerfrucht (Durrha ?) 1; *jwḥw*-Körnerfrucht 1; Wasser; werde durchgepreßt; werde getrunken vier Tage lang.

---

186 K.S. Warren, A.A.F. Mahmoud, Tropical and Geographical Medicine, 1984, S. 717

187 vergleiche hierzu auch pRam III B 19-20

188 ca. 2 cm ohne ersichtlichen Grund freigelassen

Eb 205 (41,1321)

a) Wenn du einen Mann untersuchst, der an seinem Magen leidet; wenn du sie (die Verstopfung) findest, indem sie sich quergelegt hat; er leidet an seinen beiden Seiten (*św.tj*); sein Bauch ist verengt gegen Speise (wörtlich: Brot); sein Herz (*jb*) steht unter Druck. {Dann sollst du dazu sagen: Das ist ... Eine Krankheit, die man nicht behandeln kann.} Tritt nicht gegen sie auf; es ist (ein hoffnungsloser Fall), dem man aus dem Weg gehen soll. {Wenn aber... }, mögest du mit ihr kämpfen mit wirksamen Mitteln, nachdem sie umschlossen ist mit Wasser (Schleim) von Gerste. Wenn er (der Magen, d.h.die Darmtätigkeit) danach (wieder) kommt unter deinen Fingern,

b) dann sollst du ihm machen vier Morgen (-Mittel) als *ḏsfw* (heiße Brühe/ Suppe ?), die zu ihm eindringen (und) seine Lebensgeister (*jrw*) anstacheln: Erdmandeln (*wʿḥ*) 1/2 ro; Kügelchen (*śsp.t*) von Gummi 1/8 ro;
Ocker 1/16 ro; werde gekocht in Öl/Fett (und) Honig; werde gegessen vom Mann vier Tage lang.

c) Wenn (es) sich danach ausbreitet unter deinen Fingern wie Körner von Sand, indem jede seiner Körperstellen heiß ist unter der (dämonischen) „Bitternis-Krankheit", {dann sollst du dagegen anwenden bzw. ihm geben} Brot in Verfaulung; etwas von Schmutzigem (??); Brot von Geflügel (?). Tritt gegen sie (die Krankheit) auf, gehe ihr nicht aus dem Wege.

Kommentar

In allen drei Fällen werden Stauungen und Verstopfungen der Verdauungswege mit Begriffen aus der Nilschiffahrt geschildert, worauf Westendorf[189] hinweist. Diese Texte werden dann auch als Beleg dafür angesehen, daß das Paradigma für die ägyptischen Vorstellungen über das Gefäßsystem im Nil und seinen Bewässerungssystemen zu suchen ist.

Bei Eb 198 dürfte es sich mit Sicherheit um eine Magenblutung handeln. Dies wird zweifelsfrei deutlich durch den Hinweis, daß das Blut, das aus dem After entweicht, aussieht „wie Blut eines Schweines, nachdem es gebraten ist". Es handelt sich also um den für eine Magenblutung typischen „Teerstuhl".

Eb 204 wurde bereits im Kapitel „Physiologie" besprochen (s. Seite 48f)

Eb 205 unterscheidet sich vom Vorhergehenden nur dadurch, daß sich die Verstopfung „quergelegt" hat, was in Eb 204, wie ausdrücklich erwähnt wird, nicht der Fall ist. Dieser Unterschied allein macht offenbar die infauste Prognose. Vielleicht ist an eine totale Verlegung der „Kanäle" zu denken, was in unserer Terminologie einem Ileus gleichkäme, dessen Prognose ohne chirurgische Intervention auch heute noch ungünstig ist.

Eb 200 (40,510)

a) Wenn du einen Mann untersuchst, der an seinem Magen leidet, und du findest es (die Krankheitserscheinung) auf seinem Rücken wie die Folgen (wörtlich: Lasten) eines vom

[189] Hdb. S. 189

Skorpion Gestochenen. Dann sollst du dazu sagen: Das sind Schmerzstoffe, die auf seinen Rücken abgelenkt sind. Eine Krankheit, die ich behandeln werde mit Mitteln der Nachbehandlung. Tritt gegen sie (die Krankheit) auf, gehe ihr nicht aus dem Wege.

b) Dann sollst du dagegen machen: *ḫmt.w*-Mittel (anstachelnde Mittel ?) von *ḏsfw* (heiße Brühe/Suppe ?) und du sollst ihm ein Heilmittel der Nachbehandlung geben: *ḫt-ds*-Baum (Keuschbaum ?) 1; *njꜣjꜣ*-Pflanze (Minze ?) 1; Blatt der Dornakazie 1; Natron (*bsn*) des Maurers 1; werde zerrieben, werde gekocht in Bodensatz von süßem Bier; werde damit verbunden vier Tage lang, bis daß er schnell gesund wird.

Kommentar

Die Diagnose „tubercular spondylitis" bei Ebbell[190] ist nicht recht nachvollziehbar. Für ein Geschwür des Zwölffingerdarmes, das Westendorf zur Diskussion stellt[191], erscheint das geschilderte schwere Schmerzbild nicht passend. Man möchte doch eher an eine Kolik denken und zwar an eine Gallenkolik, deren Schmerzen typischerweise auch in den Rücken ausstrahlen. Dazu paßt allerdings die Einordnung unter „Magen", also linke Körperhälfte, nicht recht. Vielleicht wäre auch eine linksseitige Nierenkolik in Betracht zu ziehen. Leider ist nicht zu klären, ob es sich bei *ḏsfw* um einen Trank handelt, der die Diurese befördert. Ist ein Steinleiden die Ursache der geschilderten Beschwerden, wie dies bei Koliken meist der Fall zu sein pflegt, so sind heiße Umschläge eine sehr sinnvolle Therapie. Bewirkt diese, daß die Steine abgehen, wird der Patient sehr schnell beschwerdefrei.

Eb 201 (40,1014)

a) Wenn du eine Verstopfung seines Magens untersuchst und du findest ihn (den Magen?) überaus bitter/scharf/sauer, dann sollst du dazu sagen: Das ist eine (von einer) *hj.t* Dämonin (verursachte) Verstopfung. Du sollst {sie (die Verstopfung)} zerbrechen; sie ist wie eine *nsj.t*-Dämonin, die sich im Bauch festgesetzt hat.
b) Dann sollst du ihm machen: *tjʿm*-Pflanze 1; *šꜣšꜣ*-Pflanze/Frucht 1; *gjw*-Pflanze (Zypergras ?) vom Uferland 1; *gjw*-Pflanze (Zypergras ?) vom Gartenland 1; Johannisbrotfrucht (*ḏꜣr.t*) 1; werde gekocht in süßem Bier, bis daß du diesen Fall von einer *hj.t*-Dämonin zerbrichst.

Eb 202 (40,1418)

Wenn du einen Mann untersuchst mit einer Verstopfung seines Magens; er erbricht sich sehr schmerzhaft; er leidet daran wie an der *sḫ.t* Krankheit. Dann sollst du sagen: Das ist eine Packung von Kot, die sich noch nicht festgesetzt hat.

Dann sollst du ihm ein Trankmittel machen: Feigen 1/8 ro; Milch(?)[192] 1/16 ro; angeritzte Sykomorenfrüchte 1/8 ro; werde nachts stehen gelassen in süßem Bier 10 ro, werde durchgepreßt; werde sehr oft getrunken, bis daß er schnell gesund wird.

190 Ebbell, Papyrus Ebers, 1937, S. 51 Anm. 2
191 Westendorf (nach Ritter), Hdb., S. 190
192 Ev. Weintrauben (s. Hdb. S. 583 Anm. 49)

Kommentar

Eb 201

Medizinisch nicht zu klären. Offenbar liegt eine dämonologische Genese zugrunde[193].

Eb 202

Angegeben wird der Fall einer *sẖ.t* – Krankheit, die mit schmerzhaftem Erbrechen verbunden ist. *sẖ.t*, das von Germer[194] als Gerste identifiziert wurde, hat eine körnige Beschaffenheit. Die Bezeichnung weist also möglicherweise auf eine Krankheit, bei der eine körnige Masse erbrochen wird[195] oder eine Masse, die dem Gerstenschleim ähnlich sieht[196].

Bei dem schmerzhaften Erbrechen wäre zunächst an ein Ulcus ventriculi zu denken, in zweiter Linie an Koterbrechen (Miserere), wegen der Erwähnung einer „Packung von Kot". In diesem Falle würde die Genese der Erkrankung allerdings wohl nicht im Magen zu suchen sein.

Therapeutisch wird ein Trankmittel verwendet, das „sehr oft getrunken" werden soll, damit die Magenwand ausgiebigen Kontakt mit demselben erhält. Unter rein pharmakologischen Gesichtspunkten erscheint das Auftreten von Milch (*jrṯ.t*) in der Rezeptur plausibler als eine Verschreibung für *jrp*, da Milch eine Pufferwirkung hat und mit dieser einen Säureüberschuß bindet. Da Ulcera meist schnell abheilen, spricht auch die angekündigte schnelle Gesundung für das Vorliegen eines Magenulcus.

Eb 203 (40,1841,5)

a) Wenn du einen Mann untersuchst, der an seinem Magen leidet, dann mußt du deine Hand auf ihn (den Magen) geben. Wenn du findest, daß sie (die Verstopfung) sich auf seiner rechten (Bauch-)hälfte festgesetzt hat, dann sollst du sagen: {sie }hat sich zu einer Packung zusammen-gezogen (und) einen Klumpen gemacht.
b) Dann sollst du ihm Mittel dagegen machen als „schnellwirkenden Belebungstrank": *mjmj* Körnerfrucht (Durrha ?); werde durchgepreßt; werde getrunken vier Tage lang.
c) Wenn du ihn untersuchst, nachdem dieses getan ist, und du findest diese seine Krankheitserscheinung (*ḫ3j.t*), indem sie geblieben ist wie am Anfang,
d) dann sollst du ihm stark wirkende Mittel machen, bis daß sie (die Verstopfung) abgeht (und) bis daß er gesund wird: Früchte von *tḫw3* (Erbsen ?) 1/64 ro; Kerne (*šsp.t*) der „Bitterfrucht" (*ḥm3j.t*) „Mandel" ?) {.?.}; werde zerrieben, werde gekocht in süßem Bier.

---

193 GMed. IV 2 S. 88
194 R. Germer, Arzneimittelpflanzen, 1979, S. 147f
195 GMed. IV 2 S. 89
196 pers. Hinweis von Herrn Prof. Westendorf

e) Dann sollst du ihm stark wirkende Mittel von Öl/Fett machen, bis daß (sie) ihm abgeht: *ʿꜣ.t* (Frucht/Mineral ?); Gerste (*sh̠.t*); werde zerrieben, werde gekocht in Öl/Fett (und) Honig; werde gegessen vom Mann vier Tage lang.

Kommentar

Ein gewisser Widerspruch liegt darin, daß der vorliegende Fall unter die Magenerkrankungen eingereiht ist, die normalerweise mit der linken Körperhälfte assoziiert werden, während im Text aber ausdrücklich die rechte Bauchhälfte angesprochen wird. Die Vermutung von Ebbell[197] es könne sich um eine Blinddarmreizung handeln, erscheint mir deshalb nicht völlig abwegig. Zu denken wäre auch an einen Ileus oder Subileus wie in den Texten Eb 190 und Eb 193. Es sei daran erinnert, daß diese Zustände auch durch Eingeweidewürmer hervorgerufen werden können, die bis auf den heutigen Tag in Ägypten recht häufig sind.

Die Therapie stützt sich wesentlich auf Abführmittel, wobei die Körnerfrucht unter b) sicherlich als Füllmittel wirkt, also eine eher milde laxierende Wirkung hat. Bleibt die Situation wie am Anfang[198], wird zu stärkeren Mitteln gegriffen, von denen das unter e) angegebene wegen des darin enthaltenen Öls sicher die stärkste Wirkung hat...

Eb 206 (41,2142,8)

a) Wenn du einen Mann mit einer Verstopfung seines Magens untersuchst; sein Herz (jb) ist in Angst; schwierig ist das Eingehen zu ihm (dem Magen), wenn er irgendeine Speise gegessen hat; eng ist das Passieren an seinem Magen; er leidet an seinen beiden Beinen, (seinen) Hüften(?), nicht (aber) an seinen Oberschenkeln. Wenn du ihn untersuchst und du findest seinen Magen verstopft wie (bei) einer Frau, die ein Embryo geschlagen hat; seine Oberfläche ist schrumplig, dann sollst du dazu sagen: Das ist eine Verstopfung von Schleimstoffen. {Eine Krankheit, die ich behandeln werde}. Tritt gegen sie auf, gehe ihr nicht aus dem Wege.

b) Dann sollst du ihm Mittel machen, die ein Geheimnis sind gegenüber einem Untergebenen des Arztes, außer deinem eigenen Erben/ Nachfolger (*sꜣ.tj*): frische/grüne Gerste, ohne sie zu dörren; werde gekocht in Wasser, ohne sie sieden zu lassen; sie möge vom Feuer kommen, um sie zu mischen mit Kernen von Datteln; werde durchgepreßt; werde getrunken vier Tage lang, bis daß er schnell gesund wird.

Eb 207 (42,843,2)

a) Wenn du einen Mann untersuchst mit einer Verstopfung; sein Herz (*jb*) ist in Angst; sein Gesicht ist blaß; sein Herz (*jb*) klopft. Wenn du ihn untersuchst und du findest sein Herz (*jb*) heiß (und) seinen Bauch aufgetrieben. {Dann sollst du dazu

[197] Ebbell, The Papyrus Ebers, 1937, S. 52

[198] Mit dem Grundriß (IV2, S. 89, Anm. 6) glaube ich, daß der Anfang dieses Falles gemeint ist, obwohl auch ein Bezug auf den Anfang des Kapitels Magen-/ Leberfälle denkbar wäre.

sagen:} Das ist eine tiefsitzende Zusammenballung; er hat scharf gebratenes Fleisch gegessen.

b) Dann sollst du Mittel machen für das Auswaschen des scharf gebratenen Fleisches (und) für das Öffnen seines Darmes durch ein Trankmittel: süßes Bier; werde nachts stehen gelassen mit getrockneten angeritzten Sykomorenfrüchten; werde gegessen (die Früchte) (und) werde getrunken (das Bier) vier Tage lang.

c) Du mögest früh auf sein wegen seines (Magen)Inhalts jeden Tag und betrachten, was abgeht aus seinem After. Wenn ihm *nꜥꜣḏ.t*-Exkremente abgehen wie schwarze *ꜥrw.t*Krankheitsstoffe, dann sollst du dazu sagen: Dieses scharf gebratene Fleisch ist abgegangen zu seinem Magen; übel ergeht es (noch) seinem Bauch, der gestört ist.

d) Wenn du ihn untersuchst, nachdem dieses gemacht ist, {und du findest} die Dinge, die aus seinem After abgehen, sind wie *šš.t*-Teile/Form von Langbohnen; es sind Tautropfen darauf, die ausströmen wie der Ausfluß von *tpꜣw.t* (Gallen ?), dann sollst du sagen zu diesem, was in seinem Magen gewesen ist: Es ist abgegangen.

e) Dann sollst du ihm ein Kühlmittel machen <*ḫr rꜣ-ꜥ nw* ??> auf das Feuer (?); werde veranlaßt, daß er das Gekochte ganz und gar auspreßt.

Kommentar

Beide Texte sind schwer zu interpretieren. Da es sich offenbar um eine Verstopfung durch Überfüllung mit Speisen handelt, könnte bei den geschilderten Herzbeschwerden an eine „Herzneurose“ durch mechanischen Druck der linken Colonflexur auf den Herzbeutel gedacht werden (Roemheld-Syndrom).

Interessant ist noch der Hinweis in c) auf den Abgang schwarzen Stuhles, bei dem es sich wie bei Eb 198 um Teerstuhl, also um Blut aus einer Magenblutung, handeln könnte, mit dem Unterschied, daß in Eb198 das Blut noch als solches erkannt wird, während im vorliegenden Falle die Masse aus schwarzem Blut und Stuhl nicht mehr als *snf* bezeichnet wird, sondern als eine eigene Materie mit dem Namen *ꜥrw.t* (WbM 147).

Interessant ist in diesem Zusammenhang auch die enge gemeinsame Erwähnung von *ꜥrw.t* und Eiter[199] (*rj.t*), der sich ja ebenfalls vom Blut ableitet[200]. Es muß allerdings eingeräumt werden, daß der Entstehungsmechanismus von *ꜥrw.t* in den Fällen Eb.859 und Eb.870c nicht der gleiche sein kann wie im vorliegenden Falle. Hierzu ist zu beachten, daß der vorliegende Text auch nicht expressis verbis aussagt, daß *ꜥrw.t* -Stoffe vorliegen. Es gehen vielmehr *nꜥꜣḏ.t*- Exkremente ab, **wie** (*mj*) schwarze *ꜥrw.t*-Stoffe, wobei unklar bleibt, ob „schwarz“ eine ständige oder nur eine gelegentliche Eigenschaft der *ꜥrw.t*-Stoffe ist[201]. Festzuhalten bleibt

---

199 Eb.859: „Heilkunde für eine Anschwellung (*ḫnḫn.t*), die entstanden ist infolge der Verlagerung von *ꜥrw.t* – Krankheitsstoffen (und) Eiter.“ Eb. 870c: „Es ist ihr Aussehen wie eine Geschwulst (*ꜥꜣ.t*) von Eiter (und/oder) von *ꜥrw.t* – Krankheitsstoffen“

200 Eiter besteht aus weißen Blutkörperchen (Leukozyten) und Anteilen eingeschmolzenen Gewebes

201 WbM S. 148, § 1

jedenfalls, daß sich im Stuhl ein Stoff befindet, der dort normalerweise nicht zu finden ist. Dies vereinbart sich schlecht mit der Auffassung von Ebbell[202], der *ʿrw.t* mit „Galle" übersetzen möchte. Die Galle ist ein konstanter Bestandteil des Stuhles, der seine Färbung durch sie erhält. Unter der Voraussetzung, daß es sich bei der *ʿrw.t*-Materie um irgendwie verändertes Blut handelt, wäre die Zusammenstellung der Geschwulstarten bei Westendorf[203] vielleicht wie folgt zu ergänzen:

Fettgeschwulst: *ḥnḥn.t nt ʿḏj*
Schmerzstoff-Geschwulst: *ḥnḥn.t nt wḫd.w*
Eiter-Geschwulst: *ḥnḥn.t nt rj.t*
ʿrw.t (Blut? Hämatom? Melanom[204]?)-Geschwulst: *ḥnḥn.t nt ʿrw.t*

1.4 Das Gefäßsystem

a Anatomie

Die anatomischen Angaben über Zahl und Lage der Gefäße sind sehr präzise und finden sich im Wesentlichen in den Texten Eb. 854, Eb. 856 und dem mit letzterem weitgehend identischen Bln 163. Hieraus ergeben sich folgende Zahlen und Versorgungsgebiete:

Eb 854	**Eb 856**	**Bln 163**
		22? Kopf
4 Nasenmuscheln	2 Brust	2 Brust
4 Schläfen/Augen	2 Oberschenkel	2 Oberschenkel
4 Kopf	(2 Nacken)	(2 Nacken)
2 Augen	2 Oberarme	2 Oberarme
4 Ohren	2 Hinterkopf	2 Hinterkopf
6 Arme	2 Stirn	2 Stirn
6 Beine	2 Augen	2 Augen
2 Hoden	2 Augenbrauen	2 Augenbrauen
2 Hinterbacken	2 Nase	2 Nase
4 Leber	2 rechtes Ohr	2 rechtes Ohr
4 Lunge und Milz	2 linkes Ohr	2 linkes Ohr
2 Blase		
4 After	alle zum After	alle zum After
Summe (48)	22 (Text fälschlich 12)	(22)

---

[202] Ebbell, Alt-Ägyptische Krankheits-Bezeichnungen, 1938, S. 11
[203] Hdb. S. 298
[204] Die schwarze Farbe eines Melanoms leitet sich zwar nicht vom Blut ab, dies könnte aber durchaus so gesehen worden sein, zumal es bei Berührung leicht blutet.

Für die einzelnen Körperteile ergibt sich aus diesem Bild folgende Verteilung[205]:

Kopf	4 (Eb 854d)	22? (Bln 163b)
Hinterkopf	2 (Eb 856g)	2 (Bln 163g)
Stirn	2 (Eb 856g)	2 (Bln 163g)
Schläfen/Augen	4 (Eb 854c)	
Ohren	4 (Eb 854f)	4 (Eb 856g) 4 (Bln 163g)
Augen	2 (Eb 854e)	2 (Eb 856g) 2 (Bln 163g)
Augenbrauen		2 (Eb 856g) 2 (Bln 163g)
Nase		2 (Eb 856g) 2 (Bln 163g)
Nasenmuscheln	4 (Eb 854b)	
Nacken		(2) (Eb 856e) (2) (Bln 163e)
Brust		2 (Eb 856c) 2 (Bln 163c)
Arme	6 (Eb 854g)	
Oberarme		2 (Eb 856f) 2 (Bln 163f)
Leber	4 (Eb 854l)	
Lunge und Milz	4 (Eb 854m)	
Blase	2 (Eb 854n)	
Hoden	2 (Eb 854i)	
Hinterbacken	2 (Eb 854k)	
After	4 (Eb 854o)	alle (Eb 856h) alle (Bln 163h)
Beine	6 (Eb 854h)	
Oberschenkel		2 (Eb 856d) 2 (Bln 163d)

Die Aufstellung kann durch einzelne Texte punktuell ergänzt werden[206]. So z.B. Sm 34 Gl.A mit der Erwähnung von zwei Gefäßen re. und li. der Kehle. Es dürfte sich um die paarige a. carotis com. dextra et sinistra handeln. Aus der Erwähnung, daß *beide* Gefäße Luft führen, darf implizite geschlossen werden, daß die darunter liegende, ebenfalls paarige v. jugularis dextra et sinistra, jene Gefäße, welche nach den ägyptischen Vorstellungen für die Versorgung des menschlichen Körpers mit Wasser zuständig waren, ebenfalls bekannt gewesen sind. Daß Wasser zu den Organen des Kopfes geleitet wurde, ist im übrigen nicht nur systematisch zu erschließen, sondern wird in Eb. 854c auch ausdrücklich erwähnt; entsprechende Gefäße müssen also bekannt gewesen sein.

[205]) Hdb. S. 120
[206] Hdb. S. 122

Eine gesonderte Erwähnung der Gefäße der weiblichen Brust findet sich in Kah. 26 und ähnlich in den Geburtsprognosen des pBerlin 196.

Während sich die Versorgung der Organe bei Eb. 856 und Berlin 163 deutlich von der Zahl zwei ableitet und zu einer Gesamtzahl von 22 kommt[207], arbeitet Eb. 854 mit gänzlich anderen Zahlen und nennt schließlich 48 Gefäße. Man kann sich des Eindrucks nicht erwehren, daß hier die Lehren zweier verschiedener Schulen vorliegen, die in der späten Fassung des pEbers compilatorisch und ohne erklärenden Kommentar hintereinandergesetzt wurden. Daß hierbei aprioristische Ordnungssysteme und Vorstellungen aus den Bewässerungssystemen der Felder eine Rolle gespielt haben, ist nicht zu bestreiten. Andererseits sind aber, wie in obigem Beispiel der a. carotis, wichtige Gefäße wirklich *gesehen* worden. Dies kann nur durch explorative Maßnahmen geschehen sein, also durch Sektionen bzw. Teilsektionen nach Ableben eines Kranken oder Verletzten.

b Physiologie

Es kann kein Zweifel darüber bestehen, daß die ägyptische Medizin in den *mt.w* dasjenige Kommunikationssystem des Körpers sah, welches den Lebensstoff „Luft“ und den Nahrungsstoff „Wasser“ in alle Regionen des Körpers transportierte. Im Mittelpunkt dieses Systems stand das Herz, dessen Wirken an jeder Stelle des Körpers gefühlt werden kann:

Eb 854 (99,1)

Anfang von dem Geheimwissen des Arztes: Die Kenntnis des Gehens des Herzens ist (zugleich) die Kenntnis des Herzens.

Eb 854a (99,25); vgl.Sm 1 Glosse A

Es sind Gefäße in ihm (dem Mann) zu jeder Körperstelle. Was diese (folgenden Körperstellen) betrifft, auf die irgendein Arzt, irgendein Sachmet-Priester, irgendein Zauberer seine beiden Hände, (genauer:) seine Finger, legt, (und zwar) auf den Kopf, auf den Hinterkopf, auf die Hände, auf die Stelle des Herzens, auf die beiden Arme, auf die beiden Beine, so ist es des Herzens wegen, daß er untersucht/mißt. Denn seine (des Herzens) Gefäße sind (führend) zu jeder seiner (des Mannes) Körperstelle. Es verhält sich (nämlich) so: {Seine (des Herzens) Gefäße sind hinten/innen an der Stelle des Herzens}. Es (das Herz) spricht vorn/außen in den Gefäßen einer jeden Körperstelle.

Kommentar

Wir haben es hier – zum ersten Male in der Geschichte der Medizin – mit einem Ordnungsprinzip zu tun, welches den gesamten Körper umfaßt, das Wirken aller

---

[207] Bei Eb 856 infolge eines Schreibfehlers im Text irrtümlich 12

seiner Teile erklärt und, wie später gezeigt werden soll, die Matrix für eine ebenso umfassende Nosologie darstellt.

Dies relativiert den sehr engagierten Versuch von Blersch, der den von Emma Brunner-Traut für die ägyptische Kunst geschaffenen Begriff der „Aspektive“ auf das ägyptische medizinische Denken zu übertragen[208] versucht und dabei zu dem Ergebnis gelangt:

„... So kann auch der ägyptische Arzt in den Verbindungswegen des Körpers nicht diejenigen Elemente sehen, die die einzelnen Organe und Körperteile zu einer funktionalen Ganzheit zusammenschließen“[209]

Die funktionale Ganzheit der ägyptischen *mt.w* ist im übrigen nicht nur in der Versorgung des ganzen Körpers mit den Lebensstoffen Luft und Wasser zu sehen oder in der Humoralpathologie der umherziehenden Krankheitsstoffe. Sie dienten ebenso der Muskelbewegung und der Leitung von organspezifischen Flüssigkeiten wie z.B. Harn oder Sperma.

Eine Aufschlüsselung der Inhaltsstoffe von Hohlgefäßen ergibt folgendes Bild[210]:

Luft:	Herz (Eb 855a; Bln 163b); Schläfe (Eb 854e); Ohr (Eb 854f; Eb 856g; Bln 163g); Leber (Eb 8541); Lunge (Eb 855a; 854m); Milz (Eb 854m); After (Eb 854o)
Wasser:	Herz (Eb 855c); Schläfe/Augen (Eb 854c: Tränen); Leber (Eb 8541); Lunge (Eb 854m); Milz (Eb 854m); After (Eb 854o)
Blut:	Nasenmuscheln (Eb 854b); Schläfen/Augen (Eb 854c)
Samen:	Hoden (Eb 854i)
Harn:	Harnblase (Eb 854n)
Schleim:	Nasenmuscheln (Eb 854b)
Kot:	After (Eb 854o)

Letztlich ergibt die Gefäßlehre, in deren Mittelpunkt das Herz als im eigentlichen Sinne des Wortes „bewegendes“ Moment steht, ein für die Bedürfnisse der ägyptischen Medizin ausreichendes Modell über das physiologische und pathophysiologische „Gehen“ des Organismus, das alle Phänomene in Gesundheit und Krankheit ausreichend erklärt.

[208] H.G. Blersch, Das aspektivische Denken in der altägyptischen Medizin, in: Sudhoffs Archiv 56(1972)1-21

[209] H.G. Blersch, Das Leibesinnere nach den altägyptischen medizinischen Texten, in: Medizinhistorisches Journal 10(1975)47

[210] nach Westendorf Hdb. S. 123

c Die Lehrtexte

Im Folgenden sollen die wichtigsten Lehrtexte zum Thema *mt.w* vorgestellt und kommentiert werden:

Eb 854c (99,610)

Es sind vier Gefäße im Inneren seiner beiden Schläfen, die es folglich sind, die veranlassen, daß die beiden Augen blutig sind (und) daß irgendwelche Krankheiten der beiden Augen durch sie entstehen wegen des Offen-Seins zu den beiden Augen. Was das Wasser anbetrifft, das aus ihnen herabfällt: Die beiden Iris der beiden Augen sind es, die es absondern. Eine andere Aussage: Die „Schläfer“ in den beiden Augen sind es, die es machen.

Eb 854e (99,1417)

Was das anbetrifft, wodurch die beiden Ohren taub werden: Es sind zwei Gefäße, die es machen (und) die zur Wurzel des Auges führen. Eine andere Aussage: Was diese (Gefäße) anbetrifft, wodurch die beiden Ohren taub werden: Das sind diejenigen (Gefäße), die auf den beiden Schläfen des Mannes mit Schleim-Luft (*nššw*) sind, (und) das ist, weil ein (Dämon mit Namen) „KopfAbschneider“ (*ḥsḳ*) (die Luft) in den Mann gibt; und so fängt er (der Mann) sich seine (des Dämons) Lufthauche ein.

Eb 854f (100,25)

Es sind vier Gefäße zu seinen zwei Ohren, und zwar zwei Gefäße auf seiner rechten Schulter, zwei zu seiner linken Schulter. Es tritt der Hauch des Lebens in das rechte Ohr ein, es tritt der Hauch des Todes in das linke Ohr ein. Eine andere Aussage: Er (der Hauch des Lebens) tritt in die rechte Schulter ein, der Hauch des Todes tritt in die linke Schulter ein.

Kommentar

Eb 854c: jw mt.w 4 m ẖnw gmḥ.tj=fy

Es wird die Gefäßversorgung geschildert, deren Kenntnis für das Verständnis der Ausführungen unter Eb 854e und Eb 854f von Bedeutung ist:

Im Innern (*m ẖnw*) seiner beiden Schläfen finden sich vier Gefäße. Es handelt es sich bei diesen Gefäßen vermutlich um die a. et v. temporalis dextr. et sin., die der direkten Inspektion gut zugänglich sind. Die Versorgung der Augen aus diesen Gefäßen wäre dann spekulativ (in Wirklichkeit werden diese aus der a. facialis versorgt, die nicht aus den Temporalgefäßen entspringt, sondern aus der a. carotis).

Erneut erhebt sich die Frage, was in den Gefäßen eigentlich transportiert wird. In den Arterien vermutlich Luft, eine Ansicht, die zum Bestand der antiken Medizin gehörte, von Galen widerlegt wurde, aber dennoch vereinzelt bis in die Medizin der Frührenaissance nachzuweisen ist. Diese Ansicht ist übrigens nicht spekulativ, sondern kann auf die direkte Anschauung bei Sektionen zurückgeführt werden: Die Arterien, zumindest die großen, besitzen eine starre Wand, die derjenigen der Atemwege ähnelt. Sie werden beim Toten normalerweise blutleer vorgefunden.

Die Rolle des Blutes im vorliegenden Text ist nicht eindeutig klar. Die Konjektur „*n*“ im Grundriß „die den Augen Blut geben“[211] erscheint mir zu modern. Die lebenserhaltende Funktion des Blutes war sicherlich nicht bekannt[212]. Meist tritt dasselbe eher in der Rolle eines Krankheitsstoffes auf, worauf auch die Erklärung hinweist, daß alle Leiden der Augen dadurch entstehen, daß sie (die (Blut?-)Gefäße?) zu ihnen offen sind.

Eb. 854e

Auch die Taubheit ist eine Erkrankung, die im Zusammenhang mit dem Gefäßsystem gesehen wird: *nꜣ pw wnn tp mꜣꜥ.wj n sj ḥr nšš.w* (WbM 485).

Tatsächlich gibt es eine Form der Schwerhörigkeit, den akuten Hörsturz, die auf einer Versorgungsstörung des Innenohres beruht. In der ägyptischen Pathophysiologie ist der Grund für die Ertaubung selbstverständlich keine Durchblutungsstörung, sondern eine Störung in der Versorgung mit Luft, eine Auffassung, in die die dämonologische Vorstellung eines „Kopfabschneiders“ (*ḥsḳ*) hineinspielt: „... *dd ḥsḳ pw m sj šsp.ẖr=f n=f ṯꜣw=f*“.

Das WbM 636 § 1 erklärt dazu: „Es scheint sich um einen Dämon zu handeln, der schädliche Luft in den Mann leitet“.

Eb 854f klärt diese Auffassung näher auf: Die Luft als Lebensprinzip wird nicht nur (passiv) über die Lungen aufgenommen und zum Herzen geleitet, sondern auch als Hauch des Lebens in das rechte Ohr, als Hauch des Todes in das linke Ohr.

Dies trifft sich mit einem Abschnitt des Corpus Hippokraticum, in welchem die Luft nicht nur wie von Anaximenes als Urgrund aller Dinge gesehen wird, sondern definitiv als Ursache von Gesundheit und Krankheit[213].

Eb 854d (99,1012)

Es sind vier Gefäße, die sich zum Kopf hin verteilen (und) deren Ergießung (*st.t*) in den Hinterkopf erfolgt (und) die es folglich sind, die <Schwund (des Haares) (und) Kahlheit (und) Absonderung (Talg)> hervorbringen. Das ist es, was sie nach außen hervorbringen.

211 GMed. IV2 S. 25

212 siehe hierzu auch Westendorf, Hdb., S. 352f

213 Pichot, Die Geburt der Wissenschaft, 1995, S. 315

Kommentar

jw mt.w 4 psš n tp st.t=sn m mkḥꜣ ntj m-ḫt ḳmꜣ ḥtp bꜣ ꜥꜣꜥ (WbM 133) *ḳmꜣ.t=sn pw n rwtj*

Auch der vorliegende Text ist der Gefäßlehre zuzurechnen, wobei es ein Zufall sein mag, daß tatsächlich vier Gefäße der Blutversorgung des Kopfes so groß sind, daß sie auch bei nicht ausgefeilter Sektionstechnik ohne weiteres gesehen werden können, nämlich die a. carotis dextr. et sin. und die v. jugularis dextr. et sin. (siehe hierzu auch Seite 62).

Man steht hier vor der einstweilen nicht lösbaren Frage, wieweit der zweifellos aprioristische Ansatz vom Aufbau des Gefäßsystems in der ägyptischen Vorstellung, eventuell durch das Ergebnis konkreter Beobachtungen ergänzt, modifiziert oder überlagert worden ist. Der inkonsistente Charakter des Papyrus Ebers zwischen Naturbeobachtung, Apriorismus und Mythologie dürfte darauf zurückzuführen sein, daß es sich um eine Kompilation medizinischer Texte verschiedenartiger Provenienz handelt, deren Originale uns nicht mehr erhalten sind[214].

Bei der vorliegenden Krankheit handelt es sich offenbar um eine kahle Stelle (*bꜣ* – Wb I 416,4) am Hinterkopf des Patienten, auf der die Haare ausgefallen (*ḥtp*) sind und die als „Loch" erscheint, falls zwischen *bꜣj* (Wb I 417,15) und *bꜣ* ein Zusammenhang herzustellen ist.

Eine derartige Erscheinung ist bekannt, es handelt sich um die Alopecia areata, deren Genese auch heute noch nicht aufgeklärt ist.

Für den ägyptischen Arzt ist sie offenbar die Folge einer Störung im Gefäßsystem, die nicht näher ausgeführt wird, die ihre Ursache aber wohl in einer Verstopfung der Gefäße gehabt haben dürfte. Solche Verstopfungen werden durch zwei Krankheitsstoffe hervorgerufen, nämlich durch den Schmerzstoff *wḫd.w*, belegt in einer Vielzahl von Fällen (s. dort) und den Schleimstoff *st.t*, der in Verbindung mit den Gefäßen allerdings nur in Eb 856f = Bln 163f belegt ist[215].

Sowohl was die pathophysiologischen Vorstellungen als auch was die Therapie angeht, finden sich zwei interessante Parallelen in der griechischen Medizin, auf die bereits Ebbell hinweist[216]:

Im Corpus Hippokraticum (C.H.) wird eine Krankheit „ἀλωπεκία" mehrfach erwähnt, die der ägyptischen *nssḳ* entspricht. Als Genese dieser Erkrankung sieht das C.H. eine Ansammlung von Schleim (de affectionibus c. 35). Galen (129-199 n.Chr.)[217] empfiehlt folgerichtig, dafür zu sorgen, daß die schlechten Säfte durch Abführen ausgeschieden werden.

Unter den Rezepten gegen Haarausfall des pEbers finden sich zwei

214 Westendorf, Hdb., S. 23
215 Westendorf, Hdb., S. 343f
216 B. Ebbell, Die ägyptischen Krankheitsnamen, ZÄS 59(1924) S. 56f
217 Opera omnia, Florenz 1541

(Eb 466 und Eb 771), in denen die Verwendung von Igelstacheln empfohlen wird, sicher nach dem in der antiken Medizin verbreiteten Prinzip „similia similibus“. Die gleiche Therapie, wenn auch mit Igel*haut* (aber doch zweifellos einschließlich der daransitzenden Stacheln) findet sich bei Dioskurides (1. Jhd. n. Chr.)[218]

Eb 854i (100,7)

Es sind zwei Gefäße zu seinen beiden Hoden: Sie sind es, die Samen geben.

Eb 854n (100,11)

Es sind zwei Gefäße zur Blase: Sie sind es, die Harn geben.

Kommentar

Da die Aufgabe der Drüsen (Sperma) und die Filtrationstätigkeit der Nieren (Urin) natürlich nicht bekannt waren, werden die entsprechenden Ausscheidungsprodukte über das Gefäßsystem beschrieben.

Eb 854i

Die anatomische Vorstellung ist nicht ganz klar. Von wo kommen die genannten zwei Gefäße? Dienen die Hoden als Speicher für den Samen so wie die Blase für den Urin?

Es scheint so zu sein, daß der Samen tatsächlich in den Hoden nur gespeichert wird. Er wird an einem anderen Ort erzeugt und durch die genannten Gefäße den Hoden zugeführt. Unter Berufung auf die vorliegende Stelle glaubt Grapow zunächst, der Same sei „Das Produkt der Hoden und kommt aus dem Penis hervor“[219], eine Ansicht, die aus dem vorliegenden Text m.E. nicht gestützt wird. Es heißt dort ausdrücklich: *jw mt 2 n ẖr.wj=fj ntsn dd mtw.t* – Zwei Gefäße **zu** seinen beiden Hoden[220], was doch wohl so zu verstehen ist, daß diese Gefäße den Samen von einer nicht genannten Stelle, an der er erzeugt wird, zu den Hoden leiten, die eine Art Reservoir für diesen bilden, wie die Harnblase ein solches für den Harn. Unter Hinweis auf eine Textstelle in Urk. IV 219 und der Annahme, daß die Samen führenden Gefäße zu den Hoden im Herzen ihren Ursprung haben, stellt er aber auch zur Diskussion, ob der Same vielleicht im Herzen erzeugt wird[221].

[218] De materia medica II, 2
[219] GMed. Bd. I S. 86f
[220] n = Gefäße führen **zu** Körperteilen (WbM 416)
[221] GMed. Bd. I S. 87 und: Grapow, Über die anatomischen Kenntnisse altägyptischer Ärzte, 1935, S. 28

Sauneron[222] weist unter Bezugnahme auf eine unpublizierte Inschrift am Tempel von Philae darauf hin, daß zumindest zu dieser Zeit offenbar die Entstehung des Samens im Knochen(mark) angenommen wurde. Er führt weitere 16 Schriftzeugnisse an, die diese Ansicht stützen. Allerdings ist keines dieser Schriftzeugnisse vor der persischen Zeit zu datieren. Ein Text aus Amarna „Oh, du (Aton), der den Keim in den Frauen zum Leben erweckt, der den Samen in den Männern erschafft, der leben macht den Sohn in dem Schoß seiner Mutter"[223] bleibt in dieser Hinsicht vage. Zwar hat er in der Terminologie große Ähnlichkeit mit den vorerwähnten Texten, jedoch wird der Knochen als Bildungsstätte des Samens nicht ausdrücklich genannt.

Die Auffassung von der Bildung des Samens im Mark der Knochen scheint von der spätägyptischen Medizin auf die griechische Naturlehre übergegangen zu sein und findet sich dort bei Hippon von Samos, bei Hippokrates und schließlich bei Platon, der den Samen als „eine Defluxion", „ein sanftes Ausfließen aus dem Rückgrat"[224] ansieht. Man darf dabei unterstellen, daß der histologische Unterschied zwischen Knochen"mark" und Rücken"mark" zu dieser Zeit unbekannt war, was sich bis auf den heutigen Tag in der gleichartigen Bezeichnung dieser unterschiedlichen Gewebe zeigt.

Bis in die Medizin der Frührenaissance hinein ist dann die Vorstellung anzutreffen, das Sperma würde im Rückenmark erzeugt bzw. hier würde die Seele dem Sperma beigemischt. Die entsprechenden Gefäßbahnen vom Rückenmark bis in die Hoden bildet noch Leonardo da Vinci um 1500 in einer seiner anatomischen Zeichnungen ab (Quaderni III 3v).

Die Vorstellung einer Abkunft des Spermas aus dem Rückenmark scheint noch bis zum Beginn des 20. Jahrhunderts eine Rolle gespielt zu haben, wenn Pädagogen aber auch Ärzte, pubertierende Knaben allen Ernstes mit dem Argument vor der Selbstbefriedigung warnten, dies könne zu einer „Rückenmarkserweichung" führen.

Eb 854n

Auch hier sind die anatomischen Vorstellungen unklar. Es drängt sich indessen der Verdacht auf, daß die Ureteren (Harnleiter) gesehen worden sind. Die Aussage: „Sie sind es, die Harn geben", würde dann ein weiterer Beleg für diejenigen anatomischen Aussagen sein, die auf einer exakten, nicht spekulativen Beobachtung beruhen.

---

222 Sauneron, S., Le Germe dans les Os, in: Bulletin de l'Institut Français d,Archéologie Orientale, 60(1960)S. 19-27

223 Maj Sandman, Bibliotheca Aegyptiaca, S. 94 – Zitiert nach Sauneron a.a.O.

224 zitiert nach Sauneron a.a.O.

Eb 854 l (100,810)

Es sind vier Gefäße zur Leber: Sie sind es, die ihr Wasser (und) Luft geben (und) es folglich sind, die veranlassen, daß irgendwelche Krankheitserscheinungen (*ḫ3j.t*) an ihr entstehen durch Überflutung mit Blut.

Kommentar

Die Vorstellung von Krankheiten der Leber durch Überflutung mit Blut könnte durchaus auf Beobachtung am Kranken bzw. aperto cadavere beruhen. Tatsächlich entstehen eine Reihe von Krankheiten (besser: Symptomen) auf diese Weise: Durch Erhöhung des Gefäßwiderstandes in der Leber (portale Hypertension), kommt es zum Austritt von Blut (besser: Serum) in die freie Bauchhöhle. Es entsteht eine „Bauchwassersucht" (Ascites). Die häufigsten Ursachen für dieses Bild sind: Leberzirrhose, Rechtsherzinsuffizienz und maligne Erkrankungen des Abdomens aber auch gewisse Parasiten, die durch Ablage von Eiern im Pfortadersystem oder im Leberparenchym eine portale Hypertension verursachen. Hierzu gehören in erster Linie Schistosomen, die Erreger der Bilharziose (siehe Seite 82f und 84f).

Allerdings verwechselt die pathophysiologische Vorstellung der Ägypter Ursache und Wirkung: Das „Überflutetsein" der Leber ist die Folge der genannten Erkrankungen, nicht ihre Ursache.

Erneut wird deutlich, daß die Organe von ihren Gefäßpaaren mit Wasser und Luft versorgt werden[225]. Ohne daß erkennbar wird, ob und wo das Blut in diesem System transportiert wird oder wo es erzeugt wird, hat es doch unübersehbar den Rang einer Krankheitsmaterie wie aus nahezu allen Belegstellen deutlich wird, in denen es eine Rolle spielt[226].

d Krankheitsstoffe

Die ägyptische Medizin verfügte über eine konsistente humoralpathologische Krankheitslehre, die alle „internistischen" Krankheiten zu erklären in der Lage war.

Die Lehrschrift, in der diese Krankheitslehre mitgeteilt wird, ist wie folgt eingeleitet:

Eb 856a (103,12); vgl.Bln 163a

Anfang von dem Buch des Umherziehens der Schmerzstoffe in allen

[225] Ausnahme Eb 854b: Es sind vier Gefäße in seinen beiden Nasenmuscheln. Zwei sind es, die Schleim geben; zwei sind es, die Blut geben. Hier dürfte das Kausalitäts- bedürfnis eine Rolle gespielt haben, den Nasenschleim und das nicht seltene Nasen- bluten zu erklären.

[226] Aufstellung dieser Belegstellen: Westendorf, Hdb., S. 353-355

Körperstellen des Mannes, als etwas, das gefunden ist in Schriften unter den Füßen (einer Statue) des Anubis in Letopolis; zur Majestät des Königs von Ober- und Unterägypten Usaphais, dem Gerecht-fertigten, wurde es gebracht.

oder noch etwas ausführlicher:

Bln 163a (15,15);

Anfang von der Sammelhandschrift (*dmḏ.t*) des Umherziehens der Schmerzstoffe{in jeder Körperstelle des Mannes} die gefunden wurde in alten Schriften in einem Kasten mit Schriftrollen unter den Füßen (eines Standbildes) des Anubis in Letopolis zur Zeit der Majestät des Königs von Ober- und Unterägypten Usaphais, des Seligen, als es ihm elend erging.

Sie wurde (auch) geholt zu der Majestät des Königs von Ober- und Unterägypten Senedj, dem Seligen, wegen ihrer Vortrefflichkeit. Diese Buchrolle hat (seinerzeit) die beiden Beine gelöst, die (schon) verschlossen waren, durch einen Schreiber der Gottesworte und Großen der vorzüglichen Ärzte, die den Gott (König ?) zufriedenstellen. Was man (seinerzeit) {für ihn? wegen} der Buchrolle machte, war eine Prozession bei Sonnenaufgang (und) ein Opfer {bestehend aus} Brot, Bier (und) Weihrauchharz (*snṯr*) auf dem Feuer, auf den Namen von Isis, der Großen, (und) Horus-Chentechtai (und) ChonsThot, dem (Kind)Gott, der im Mutterleib/Bauch ist.

Kommentar

Aus der „Legende“ mit der diese Lehre versehen ist, wird anschaulich, welche bedeutende Stellung sie in der ägyptischen Medizin einnahm: Alt (ehrwürdig), nicht von Menschen erschaffen, sondern schlechterdings göttlichen Ursprungs.

Einstweilen ungeklärt ist die Bezugnahme auf Anubis, den Gott der Toten und der Balsamierer. Da es nach unserem derzeitigen Kenntnisstand keine Beziehung zwischen den Balsamierern und den Ärzten gab, soll vielleicht nur das Prinzip der Putrefikation angesprochen werden, das bei der Vorstellung der umherziehenden Krankheitsstoffe eine wesentliche Rolle spielt.

Grundlage dieser Lehre ist das physiologische System der *mt.w*, die alle Teile des Körpers verknüpfen, die Luft, die über die Nase aufgenommen wird, zum Herzen leiten, von dort aus alle Körperteile mit Luft und Wasser versorgen und sich schließlich am After vereinigen:

Eb 856h (103,1618) = Bln 163h (16,35)

Es kommen (diese Gefäße) sämtlich zu seinem Herzen (*ḥꜣ.tj*), verteilen sich zu seiner Nase (und) vereinigen sich sämtlich zu seinem After. Es entsteht Krankheit des Afters durch sie. Die Ausscheidungen sind es, die das Kommen (der Krankheit) herbeiführen. Die Gefäße der beiden Beine (*rd.wj*) sind es, die zu sterben anfangen.

Kommentar

Treten Störungen der Putrefikation auf, so ist der After der Ort, an dem die nicht ausgeschiedenen Fäulnisprodukte in die *mt.w* übertreten und in diesen zu allen Körperteilen gelangen können, wo sie Schmerzen und Krankheiten auslösen.

wḫd.w (Schmerzstoffe)

Das Wort ist sicher verwandt mit *wḫd* „etwas mit Schmerzen ertragen“ (z.B. Bln 154)[227] und mit *wḫdj* „einer der an Schmerzstoffen leidet“[228] bzw. als Partizipialkonstruktion „die an Schmerzstoffen leiden“ (z.B. Eb 294)[229]. Die genaue Bedeutung dieses für pathologische bzw. nosologische Prozesse am häufigsten gebrauchten Begriffes[230] ist noch immer nicht ganz geklärt. Es finden sich folgende Übersetzungen:

1. „Schmerzen“[231]
2. „Entzündung“[232]
3. „Eiterkrankeit“[233]
4. „Fäulnis“ (putrefaction)[234]
5. „Fressende Substanzen“. Bardinet[235] kommt zu dieser Auffassung aufgrund einer einzelnen Textstelle (Eb 196), die er in erheblicher Abweichung vom GMed. und vom Hdb. übersetzt: „Si tu procèdes à l‘examen d‘un homme qui est atteint de cela, épisodiquement, (cela étant) comparable à la morsure des *oukhedou*“.
   Es geht dabei um die Deutung des  das in der vorliegenden rein ideographischen Schreibung sowohl *ḥs* „Kot“ (Übersetzung in GMed und Hdb) als auch *wḫd.w* gelesen werden kann[236]
6. „Schmerzstoffe“[237]
   Westendorf gibt im Handbuch der altägyptischen Medizin (Hdb) folgende Erklärung:

[227] WbM S. 215

[228] WbM S. 215

[229] Hdb. S. 239

[230] In den medizinischen Texten kommt *wḫd.w* mehr als 100 mal vor – siehe Belegstellennachweis WbM 208-214

[231] G. Ebers, Papyrus Ebers. Das hermetische Buch über die Arzneimittel der alten Ägypter, Bd. 2, 1875, S. 59

[232] P. Richter, Über uhedu in den ägyptischen Papyri, Arch. f. Gesch. d. Med... 2(1909)73-83

[233] B. Ebbell, Altäg. Bezeichnungen für Krankheiten und Symptome, 1938, S. 16-18

[234] R.O. Steuer, J.B. Saunders, Ancient and Cnidian Medicine, 1959, S. 3-7

[235] Th. Bardinet, Les Papyrus Médicaux de L‘Egypte Pharaonique, 1995, S. 128 & 134

[236] WbM 631 (Kot) und 208 (Schmerzstoffe)

[237] WbM 207 und generelle Übersetzung im GMed.; Hdb. S. 341f

„Die Schmerzstoffe sind im Gefäßsystem lokalisiert, über das sie zu allen Körperstellen gelangen können (Gefäßbücher Eb 856a = Bln 163a). Die Termini für diese Beweglichkeit sind „umherziehen" (*hbhb* Eb 856a oder *ht* Bln 163a, *ht.*w Bln 153), „hin und herziehen" (*ḫdj ḫntj* Bln 161), „umherschnellen" (*nhp* H 41 = *nhp.t* „Umherschnellen" Eb 584), „zittern/pulsieren" (*nhd* Bln 116), „abgelenkt werden" (*thj* Eb 200a), „Verlagerung" (*wd.*t Eb 858a), „überfallen" (*ḫr ḥr* Eb 855l (bis 101,8-10)). Über ihre Entstehung wird nichts weiter ausgesagt, als daß sie entstehen (*ḫpr* Eb 130); als Ort ihrer Entstehung kann aus Eb 200a geschlossen werden, daß sie aus dem Magen in den Rücken abgelenkt werden. Der Bereich Magen/Bauch kann als Zentrum der Schmerzstoffe angesehen werden, denn weitaus die meisten Lokalisationen nennen den Bauch als Zielort der Bekämpfung der Schmerzstoffe. Auch bei der Behandlung des *wḥ3w*-Hautausschlages, als deren „Wurzel" (*mnj.t*) die Schmerzstoffe bezeichnet werden (Eb 103), richtet sich das „Beseitigen" bzw. das „Töten" der Krankheit auf den Bauch.
Konzentrationen von „vielen" Schmerzstoffen (Bln 153) werden als „Nest" (Bln 154) oder als „Gewächs" (*rd.t* Eb 336a) bezeichnet."

7. „Leidensmacher". In der einstweilen jüngsten Publikation zu diesem Thema vertreten Kolta und Tessenow[238] aufgrund einer sehr ausführlichen philologischen Analyse die Meinung, „... daß *wḫd.w* ein unspezifischer Begriff für Krankheitsverursacher (generell) ist" und schlagen die leider etwas unscharfe Übersetzung „Leidensmacher" vor, die nach dem Sprachgefühl der Übersetzungssprache, also des Deutschen, eher die seelische als die körperliche Befindlichkeit des „homo patiens" ausdrückt. Gerade dieser Aspekt ist in *wḫd.w* aber nicht erkennbar.

Aus der Fülle der Belegstellen sollen nachstehend jene kommentiert werden, die geeignet erscheinen, wenigstens einen begrenzten Aufschluß über die Lehre vom *wḫd.w* zu geben:

Eb 856h (103,1618) = Bln 163h (16,35)

Es kommen (diese Gefäße) sämtlich zu seinem Herzen (*ḥꜣ.tj*), verteilen sich zu seiner Nase (und) vereinigen sich sämtlich zu seinem After. Es entsteht Krankheit des Afters durch sie. Die Ausscheidungen sind es, die das Kommen (der Krankheit) herbeiführen. Die Gefäße der beiden Beine (rd.wj) sind es, die zu sterben anfangen.

[238] K.S. Kolta, H. Tessenow, „Schmerzen", „Schmerzstoffe" oder „Fäulnisprinzip"? Zur Bedeutung von *wḫd.w*, einem zentralen Terminus der ägyptischen Medizin, in ZÄS 127(2000)38-52

Kommentar

Von den beiden Zentren des Gefäßsystems, Herz und After, ist es das Letztere, an dem und durch das Krankheiten entstehen und zwar durch „Ausscheidungen" (*wsš.t*).

Eb 584 (75,45) = H 41;

Ein anderes (Heilmittel) für das Beseitigen von Schmerzstoffen (und) das Umherschnellen (von Schmerzstoffen) in irgendwelchen Körperstellen des Mannes. (Folgt Rezept).

Kommentar

Die *wḫd.w* bewegen sich durch alle Körperteile des Menschen, sie „schnellen umher" und lösen an den verschiedensten Stellen des Körpers Schmerzen und Krankheiten bzw. Krankheitssymptome aus.

Bln 120 (10,79)

Ein anderes (Heilmittel) für das Beseitigen von Keimen (?)(*jnw.t*) der Schmerzstoffe in den beiden Beinen. (Folgt Rezept).

Bln 161 (14,69)

Heilkunde für einen Mann, in dessen Spitzen der beiden Arme die Keime (?) (*jnw.t*) der Schmerzstoffe bewirkt haben, daß Schmerzstoffe hin und herziehen.

Wenn du einen Mann untersuchst, in dessen Spitzen der beiden Arme Keime (?) (*jnw.t*) der Schmerzstoffe sind, (und) wenn er dasteht, indem er leidet (und) Dinge an seiner Körperoberfläche (*m ḥr-f*) sind; und außerdem ist sein Fleisch wie Gewürm (*ḏdf.t*). Die Klarheit/ölige Beschaffenheit (*bꜣḳ*) des Blutes in {seinem} Fleisch ist es, das {es} gegen ihn bewirkt.

Dann mußt du dazu sagen: Ein (Mann) mit Keimen (?) (*jnw.t*) der Schmerzstoffe in den Spitzen seiner beiden Arme. Eine Krankheit, die ich behandeln werde mit (folgendem) Mittel:

Dann sollst du ihm Brei von Gerste machen; er möge {ihn} jeden Tag essen, ohne zuzulassen, daß er irgend etwas Heißes ißt.

Kommentar

Die *wḫd.w* haben Krankheitserscheinungen[239] an beiden Beinen und den Armen ausgelöst. Auffälligerweise befällt *jnw.t* immer die Akren.

Die Deutung einer „Wanderung"[240] hat ungeachtet der philologischen Zwei-

[239] Das Wesen von jnw.t ist nicht restlos geklärt. Das WbM S. 57 gibt: „{Krankheitserscheinung} (der Schmerzstoffe)", Westendorf übersetzt: „Keime (?) der Schmerzstoffe" (Hdb. S. 332). Ha S. 75r: Schmerz, Reißen in den Gliedern. Jedenfalls wird *jnw.t* stets zusammen mit *wḫd.w* erwähnt.

[240] Ebbell, Krankheitsbezeichnungen, S. 7-8

fel[241] einiges für sich, nämlich die Vorstellung, daß visköse Stoffe (Eiter o.Ä.) durchaus in der Endstrombahn (Kapillaren) „hängenbleiben“ können und diese verstopfen. Die Formulierung „sein Fleisch ist wie Gewürm“ läßt natürlich an eine vermehrte Gefäßzeichnung denken, wie etwa bei Krampfadern. Daß diese de facto nicht durch eine Verstopfung der Kapillaren zustande kommen, ist für die vorliegende Betrachtung unerheblich. Da der Kreislauf nicht bekannt war, war für den ägyptischen Arzt die Verstopfung die logische Folge aus dem „Gehen“, d.h. aus der Funktionalität des Gefäßsystems.

Will man diesem Gedanken folgen, so hätten wir es hier mit einer rein wissenschaftstheoretischen Krankheitserklärung zu tun, die die Lehre von einem physiologischen System (*mt.w*) auf ein anderes, pathophysiologisches (*wḫd.w*) überträgt.

Zusammenfassend kann also gesagt werden, daß die Beschreibung der *wḫd.w* von Westendorf (s.o.) die Textzeugen am zutreffendsten interpretiert, während die Bezeichnung „Leidensmacher“ die Realität derselben hinter sich läßt und eine wünschenswerte (und auch mögliche) Schärfe der Definition nicht erreicht.

st.t (Schleimstoffe)

Das Wort *st.t* leitet sich von *stj* „strömen, gießen“ her, also eine flüssige Substanz, was auch aus der Schreibung mit dem Determinativ für Wasser 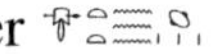 deutlich wird. Über das weitere Verhalten derselben geben folgende Fundstellen Auskunft:

Bln 138 (11,711)

Heilmittel für das Veranlassen, daß alle Schleimstoffe abgehen, die beim Umherziehen sind im Fleisch des Mannes. (folgt Rezept)

Sm Fall 43 (14,2215,6)

Heilkunde für eine Verschiebung an den Rippen seiner Brust.

Wenn du einen Mann mit einer Verschiebung {an} den Rippen seiner Brust untersuchst, und du findest die Rippen seiner Brust (nasenartig) vorgewölbt, gerötet sind ihre Köpfe; und außerdem leidet jener Mann an Schleimstoffen in seinen beiden Seiten: Dann mußt du dazu sagen: Ein (Mann) mit einer Verschiebung an den Rippen seiner Brust. Eine Krankheit, die ich behandeln werde. Dann sollst du sie (die Verschiebung) mit Verbandszeug (*jmrw*) verbinden; du mögest {sie} danach {mit} Honig behandeln jeden Tag, bis daß es ihm besser geht.

(Glosse A) Was anbetrifft: Eine Verschiebung an den Rippen seiner Brust. Das bedeutet, daß die Köpfe der Rippen seiner Brust gelöst sind, die (normalerweise) an seiner Brust/an seinem Brustkorb befestigt sind.

241 WbM 57 § 1

(Glosse B) Was anbetrifft: Er leidet an Schleimstoffen in seinen beiden Seiten. Das bedeutet, daß er an einer Verlagerung von ihnen aus seiner Brust leidet, indem sie sich in seine beiden Seiten ergossen haben.

(Glosse C) Was anbetrifft: Seine beiden Seiten. Das bedeutet seine beiden Lenden.

Eb 856f (103,1113) = Bln 163f,255

Es sind zwei Gefäße in ihm zu seinem Oberarm. Wenn er an seiner Schulter leidet (und) seine Finger zittern, dann sollst du dazu sagen: Das sind Schleimstoffe. (folgt Rezept)

Kommentar

Es ergibt sich daraus folgendes Bild:

1. Die flüssigen Schleimstoffe ziehen im Körper umher (*ḫtḫt* – Bln 138) oder „ergießen" sich (*stj* -Sm 43).
2. Wie die *wḫd.w* benutzen sie für ihre Wanderung durch den Körper die *mt.w*. Ihre schleimige Konsistenz ergibt sich aus ihrer Verbindung zum Schnupfen und Husten, also zu den Erkältungskrankheiten:

Eb 192 (37,17-38,3) = Eb 195

a) Wenn du einen Mann untersuchst, der an seinem Magen leidet; er erbricht sich oft. Wenn du es (die Krankheitserscheinung) findest, indem es vorn (an seinem Gesicht) ist; seine beiden Augen sind zugeschwollen/entzündet; seine Nase sondert (ständig) Schleim ab. Dann sollst du dazu sagen: Das sind Fäulnisprodukte seiner (des Magens ?) Schleimstoffe, nicht können {sie} absteigen in seine Leistengegend (*npḥ.w* „Beckenraum") als seine Schleimstoffe.
b) Dann sollst du ihm machen: (folgt Rezept)[242]

Über die Entstehung der *st.t* gibt Eb 296 Auskunft:

Eb 296 (52,17) = Eb 102

Ein anderes (Heilmittel).

Wenn du einen (Mann) betrachtest mit Schleimstoffen und schneidenden Schmerzen; steif ist sein Bauch infolgedessen; er leidet (ständig) an seinem Magen. Es befindet sich sein (des Magens ?) Schleimstoff in seinem Bauch, er kann nicht einen Weg des Herausgehens finden; es gibt aber auch keinen Weg, daß er aus ihm herausgehen könnte. Dann verfault er in seinem Bauch, er kann nicht herausgehen, und wird (schließlich) zu Gewürm. Er wird (aber) nicht zu Gewürm, bevor er zu Abgestorbenem wird. Dann scheidet er ihn aus, dann geht es ihm schnell besser. Wenn er ihn nicht als Gewürm ausscheidet, dann sollst du für ihn machen Mittel des Ausscheidens, bis daß es ihm schnell besser geht.

[242] Diese Vorstellung erinnert an die griechische Auffassung, nach der ein Strom von Phlegma vom Gehirn zu den Augen läuft und durch die Nase ausgeschieden wird. (C. H., De glandulis, Kap. 13)

Kommentar

Ein offenbar physiologischer (Nahrungs-?) Stoff befindet sich im Magen. Wenn dieser den Magen nicht verlassen kann, fängt er an zu verfaulen. Subjektiv verspürt der Kranke dabei „schneidende Schmerzen", wie sie kolikartig u.a. beim Darmverschluß (Ileus) auftreten. Der Mageninhalt beginnt zu faulen (erkennbar an einem fötiden Mundgeruch), er „stirbt ab", d.h., verliert seine für den Organismus positiven Eigenschaften und wird zu „Gewürm" (*ḥsb.t*). Selbstverständlich kann ein Obturationsileus u.a. auch durch Eingeweidewürmer hervorgerufen werden (WbM 634f). Eingeweidewürmer dürften unter den klimatischen und hygienischen Verhältnissen des alten Ägypten sehr häufig gewesen sein. Gelingt es, die „Verstopfung" zu beseitigen, gehen die Würmer massenhaft ab, die Krankheitslehre kann also durchaus durch direkte Beobachtung entstanden sein. Die Überzeugung, daß Würmer im Sinne einer Urzeugung aus Schmutz entstehen, ist in der abendländischen Medizin übrigens bis zur Entwicklung der Zellularpathologie durch Rudolf Virchow (cellula e cellula) nachzuweisen. Auch hier ist eine interessante Parallele zur griechischen Medizin festzustellen, die ebenfalls die Meinung vertrat, dass ein Verbleiben von Schleim (Phlegma) im Magen zu einem Ileus führe[243]

Zu den außergastrischen Lokalisationen liefern die Schriftzeugnisse folgendes Bild:

Bln 136 (11,56) = Eb 297

Heilmittel für das Beseitigen von Schleimstoffen im Bauch (und) in irgendwelchen Körperstellen.

Eb 295 (51,19-52,1)

Ein anderes (Heilmittel).

Wenn du einen Mann betrachtest indem Schleimstoffe in seinem Nacken sind; er leidet (ständig) am Gelenk seines Nackens (und) er leidet (ständig) an seinem Kopf, die Verknotung (der Wirbel) seines Nackens ist steif, sein Nacken ist beschwert; nicht ist es ihm möglich, auf seinen Bauch zu blicken, indem es schwierig für ihn ist.

Dann mußt du sagen: Einer mit Schleimstoffen in seinem Nacken.

Eb 298 (52, 10-13)

Ein anderes (Heilmittel).

Was gemacht wird für einen Mann, wenn er an Schnupfen/Katarrh an seinem Kopf leidet, indem Schleimstoffe in seinem Nacken sind.

(folgt Rezept)

---

243 Hippocrates, de glandulis, Kap. 14 zitiert nach der Übersetzung von Paul Potter in: Hippocrates Vol. VIII, London 1995, S. 121f. (Reihe: Loeb Classical Library)

Bln 142 (12,23)

Heilmittel für das Beseitigen von Schleimstoffen, wenn man an ihnen leidet auf der Unterseite der rechten oder der linken Brust.

(folgt Rezept).

Kommentar

Zusammenfassend läßt sich feststellen, daß den Schleimstoffen dieselbe humoralpathologische Vorstellung zugrunde liegt wie den Schmerzstoffen:

Wie diese entstehen sie durch eine „Entgleisung" der normalen Verdauung, durch Verfaulung oder Dyspepsie im weitesten Sinne des Wortes, und wie die Schmerzstoffe können sie danach durch die mt.w an alle Körperstellen gelangen, wo sie sich „ergießen in das Fleisch des Mannes" und auf diese Weise Krankheiten auslösen. Der Unterschied liegt darin, daß die Bildung der Schleimstoffe im Magen, also am Anfang des Verdauungstraktes, stattfindet, die der Schmerzstoffe im Analorgan, also an dessen Ende. Nicht zufällig sind beide Lokalisationen auch Konzentrationsstellen der mt.w. Durch diese können sie dann an „irgendwelche Körperstellen" gelangen, also z.B. in den Nacken oder an die Unterseite der Brust.

Die schon von Ebbell[244] aufgeworfene Frage, ob es sich bei der Lehre von den umherziehenden Krankheiten um die Anfänge einer Humoralpathologie handelt, wie sie später in der griechischen Medizin in der Viersäftelehre ihre endgültige Ausprägung gefunden hat, muß wohl bejaht werden (s. hierzu S. 157).

rj.t (Eiter)

Ob Eiter und Blut zu den *umherziehenden* Krankheitsstoffen gehören, ist nicht eindeutig zu entscheiden. Einige Texte erwecken den Eindruck, daß Eiter, vornehmlich bei Geschwüren, durch Einschmelzung von Gewebe[245] an der erkrankten Körperstelle selbst entsteht, was in etwa ja auch den Tatsachen entspricht. So wird er z.B. „erschaffen" (gebildet):

Eb 862 (105,16-106,2)

Heilkunde für eine Anschwellung (*ḫnḫn.t*) von *ʿrw.t* Krankheitsstoffen, die (schon) viele Tage verbracht hat.

a) Wenn du eine Anschwellung (*ḫnḫn.t*) von *ʿrw.t*Krankheitsstoffen beurteilst, die (schon) viele Tage verbracht hat; es ist ein krankhafter Inhalt in ihr entstanden; sie hat Fett gebildet; die Erhebungen ihres Randes sind groß; er (der Mann) fiebert.

244 Ebell, Krankheiten, 1938, S. 42

245 Bardinet, Papyrus médicaux, 1995, S. 137

b) Dann mußt du dazu sagen: Einer mit einer Anschwellung (*ḫnḫn.t*) von *ʿrw.t*-Krankheitsstoffen; sie hat Anhäufungen von Eiter gebildet; es ist ein krankhafter Inhalt in ihr entstanden; er (der Mann) fiebert in folgedessen. Eine Krankheit, mit der ich kämpfen werde.
c) (folgt Rezept).

Oder der Eiter wird „zusammengezogen" (*wʿf*):

Eb 768 (92,3-4)

Heilmittel für das Ohr, das anomal (*šmꜣj*) ist (d.h.nicht heilen will); es hat Eiter zusammengezogen. (folgt Rezept)

Andererseits bewegt sich der Eiter im Körper, er wird „verlagert" oder er „läuft zusammen":

Eb 859 (104,13105,1)

Heilkunde für eine Anschwellung (*ḫnḫn.t*), die entstanden ist infolge der Verlagerung von *ʿrw.t* Krankheitsstoffen (und) Eiter.

a) Wenn du eine Anschwellung (*ḫnḫn.t*) beurteilst an der Hals-Schlüsselbein-Region (*šꜣšꜣ.t*) des Mannes, die entstanden ist infolge der Verlagerung von *ʿrw.t*-Krankheitsstoffen (und) Eiter aus irgendwelchen Körperstellen des Mannes, und du findest ihren (der Anschwellung) Kopf spitz (und) erhoben wie eine (weibliche) Brust; Eiter ist zusammengelaufen an ihrer (der Anschwellung) Stelle.
b) Dann mußt du dazu sagen: Einer mit einer Anschwellung (*ḫnḫn.t*) an seiner Hals-Schlüsselbein-Region (*šꜣšꜣ.t*); Eiter ist zusammengelaufen an ihrer (der Anschwellung) Stelle. Eine Krankheit, die ich behandeln werde.
c) (folgt Rezept).

Aus Eb 859(b) leiten v. Deines/Westendorf[246] ab, daß Eiter möglicherweise als an eine bestimmte Körperstelle gebunden angenommen wurde und seine pathogenen Eigenarten erst dadurch entwickelte, daß er sich von diesem Ort entfernte und in anderen Teilen des Körpers auftrat. Diese Annahme würde gut in die Lehre von den „umherziehenden Krankheitsstoffen" passen.

Im „Grundriß"[247] wird auf die auffällige Tatsache hingewiesen, daß ‚Eiter' nie bei *wbn.w*-Wunden eine Rolle spielt und auch snf weit seltener vorkommt, als dies zu erwarten wäre[248]. Bei geschlossenen ‚Wunden' (z.B. Sm 8) erklärt sich dies von selbst. Im Regelfalle bezeichnet wbn.w indessen eine offene Wunde[249]. Für diesen Fall operiert der GMed. mit der Annahme einer ‚primären Wundheilung'. Eine solche kann für Ägypten indessen nicht als Regelfall angenommen

[246] GMed. VII 1 S. 522 §1
[247] GMed. VII S. 522 §3
[248] GMed. a.a.O. S. 766 § 4
[249] GMed. a.a.O. S. 178 § 1

werden. Selbst in den auch infektiologisch gemäßigten Breiten Mitteleuropas gehörte bis zur Einführung der Antisepsis, Asepsis und schließlich der Antibiotika, die Eiterung zum normalen Verlauf einer Verletzung. Sie zeigte die bevorstehende Wundheilung an (pus bonum et laudabile). Das Fehlen von Eiter bei *wbn.w*-Wunden muß also einen spezifischen Grund haben, der in der Wundbehandlung selbst liegt, vielleicht eine wirkungsvolle Antisepsis.

snf (Blut)

Die Rolle des Blutes in der ägyptischen Medizin und Mythologie ist durchaus ambivalent. Es hat insgesamt gesehen wohl am ehesten den Rang einer Ausscheidung und ist tendenziell mit negativen Aspekten belegt. Dies mag daran liegen, daß es in der Medizin fast immer im Zusammenhang mit Krankheiten oder Verletzungen auftritt. Zudem ist die Farbe rot in der Mythologie und damit auch im Bewußtsein der Menschen ein Synonym für ‚schädlich‘[250]. So wurden die Namen Seth und Apophis innerhalb eines schwarz geschriebenen Textes rot hervorgehoben. Wenn die Sonne „in ihrer Röte“ steht, ist der Himmel mit Blut überzogen, und das Wort für „Töten“ heißt „rotmachen“ (*sdšr*). In Eb 2 heißt es:

„Oh, Isis, Große an Zauberkraft, mögest du mich lösen, mögest du mich entbinden von allen schlechten, üblen, roten Dingen, ... “

Bekannt war die Blutgerinnung. Geronnenes Blut ist ‚gebackenes‘ Blut (*ḳfn* „backen“):

Eb 831 (96,1620)

a) Wenn du eine Frau untersuchst, der etwas wie Wasser abgegangen ist, wobei das Ende davon wie gebackenes Blut war,
b) dann sollst du dazu sagen: Das ist eine Kratzwunde auf ihrem Uterus.
c) (folgt Rezept).

Blutgerinnsel werden, recht anschaulich, mit ‚Würmchen‘ verglichen (*ʿn ʿr.t*), was einerseits in etwa der Anschauung entspricht, andererseits aber auch darauf hinweisen könnte, daß der Gerinnungsvorgang als Fäulnisprozeß angesehen wurde, da hierbei nach ägyptischem Verständnis „Würmer“ auftreten.

Sm 12 (5,166,3) (vollständiger Text s. S. 108)

Heilkunde für einen Bruch in der Kammer (Innenraum) seiner Nase.

Wenn du einen Mann mit einem Bruch in der Kammer (Innenraum) seiner Nase untersuchst, und du findest seine Nase verbogen; breitgeschlagen ist sein Gesicht; die Geschwulstblase, die auf ihm (dem Bruch) ist, erhebt sich:

[250] Brunner-Traut in: LÄ II 124

Dann mußt du dazu sagen: Ein (Mann) mit einem Bruch in der Kammer seiner Nase. Eine Krankheit, die ich behandeln werde.

Dann mußt du ihn (den gebrochenen Knochen) (zurück)fallen lassen, so daß er (wieder) an seiner (richtigen) Stelle liegt, (und) ihm die Innenräume seiner beiden Nasenlöcher mit zwei Bäuschen aus Stoff auswischen, bis daß alles Blut-Gewürm/Gerinnsel herauskommt das im Innern seiner beiden Nasenlöcher verknotet ist.

(Glosse A) ... (Glosse B) ...

(Glosse C) Was anbetrifft: Alles Blut-Gewürm, das im Innern seiner beiden Nasenlöcher verknotet ist. Das bedeutet: Gebacken/getrocknet ist das Blut im Innern seiner beiden Nasenlöcher, von gleicher Gestalt wie das Gewürm, das sich im Wasser befindet.

Trotz der Kenntnis des Gerinnungsvorganges wird das Blut aber nicht gestillt, sondern „herausgezogen“, im nachstehenden Falle wohl unter der Vorstellung, daß das Menstrualblut abgeführt werden muß.

Eb 828 (96,13-14)

Heilmittel für das Herausziehen des Blutes bei einer Frau

(folgt Rezept).

Komplikationen sind das „Blutnest“ (*sš (n) snf*), vielleicht eine Retention von flüssigem Blut in Hohlorganen (Magen) und der „Blutfraß“ (*wnm snf*), vielleicht eine fortschreitende Nekrose der Wundränder:

Eb 198 (39,12-21); vgl.Eb 593; H 143; Eb 594

a) Wenn du seine Verstopfung in seinem Magen untersuchst und du findest, daß sie eine Stauung verursacht hat (und) sich quergelegt hat; sein Herz verengt sich; sein Magen wird staubtrocken. Dann sollst du dazu sagen: Das ist ein Blut-Nest, das sich noch nicht festgesetzt hat. Dann sollst du veranlassen, daß (es) abgeht durch (das folgende) Heilmittel.
b) (Rezept).
c) Es geht dieser Fall ab entweder aus seinem Munde oder aus seinem After wie Blut des Schweines, nachdem es gekocht/erhitzt ist. Zuvor hast du ihm einen Verband darüber gemacht, so daß es (das Blut-Nest) vorher gerinnt, (und zwar) bevor du dieses Mittel gemacht hast.

Dann sollst du ihm (für den besagten Verband) eine wirklich vorzügliche Salbe machen.

(folgt Rezept).

Eb 724 (88,12) = H 129

Ein anderes (Heilmittel) für den Blut-Fraß an irgendwelchen Körperstellen.

(folgt Rezept).

Eb 749 (89,1415); vgl.H 9

Ein anderes Heilmittel für das Behandeln von Blut-Fraß in einem Zahn.

(folgt Rezept).

Eine ungewöhnlicherweise positive Rolle spielt das Blut bei der Schwangerschaft, bei der die Regel nicht eintreten soll. Das (zurückgehaltene) Blut scheint eine protektive Wirkung auf die Schwangerschaft zu haben[251]

Über das Herkommen bzw. den Bildungsort des Blutes geben die Texte - ebenso wie beim Eiter- keinen eindeutigen Aufschluß. Wenige Texte stellen einen Zusammenhang mit dem Gefäßsystem her:

Eb 854b (99,56)

Es sind vier Gefäße in seinen beiden Nasenmuscheln. Zwei sind es, die Schleim geben; zwei sind es, die Blut geben.

Die alltägliche Erfahrung des schleimigen Ausflusses (bei Schnupfen) und der häufigen Neigung zum Nasenbluten, lassen eine „Versorgung" der Nase mit diesen Stoffen notwendig erscheinen. Eine Parallelität zwischen Schleimstoffen und Blut ist auch Eb 198(a) zu entnehmen, in der eine Verstopfung des Magens durch ein Blutnest behandelt wird. Verstopfungen des Magens führen zur Bildung von Schleimstoffen (Seite: 78). Da diese zu den umherziehenden Krankheitsstoffen gehören, könnte diese Parallelität so zu werten sein, daß auch das Blut dieser Kategorie zuzuordnen ist. Während die Schleimstoffe im Magen entstehen, sagen die überlieferten Texte nichts über den Entstehungsort des Blutes. Wird es im Herzen gebildet (Eb 855k, l und v) und wie die Schleimstoffe (und bisweilen zusammen mit diesen) an die Stelle der Erkrankung transportiert (Eb 854 l)? Nach der derzeitigen Quellenlage ist diese Frage nicht eindeutig zu entscheiden.

ꜥꜣꜥ (Giftsamen)

Obwohl *ꜥꜣꜥ* mit 22 Erwähnungen und zusätzlich 28 „anderen Heilmitteln" in einer umfangreichen eigenen Gruppe (Eb. 221-241; H 79-87) zu den am meisten besprochenen Krankheiten gehört, ist ihr Wesen noch immer nicht zweifelsfrei geklärt.

Unter der identischen Schreibung 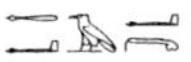 finden sich folgende Bedeutungen:

1. Wb I 166: erzeugen (den Samen ergießen)
   der männl. Same
   eine Krankheit
2. Ha I 167: Sperma, Ejakulation
   Giftstoff (eines Gottes oder Toten)
   Krankheit (*Bilharzia)

[251] Westendorf, Isisknoten, LÄ III 204

Das vorliegende Material gibt leider keine eindeutigen Hinweise. Die Deutung von Ebbell[252], die letztlich zu der Annahme geführt hat, es könne sich um eine Bilharziose handeln, stützt sich auf pLondon 13,1-14,5[253], insbesondere 13,3-7:

L 38 (13,37)

Dieser *ʿȝʿ*-Same ist der des Gottes *ỉmj-nhd-f*, den empfangen hat die *mȝfd.t*-Pantherkatze in dieser Kammer, in der Isis jubelte und in der die beiden Hoden des Seth abgeschnitten wurden. Halte dich nicht zurück, komm hervor, *ʿȝʿ*-Same des Horus, des Gottes *ỉmj-nhd[-f]*, der hervorkommt gegen einen Toten, eine Tote, beliebig fortzusetzen <hier sind einzusetzen> der Name des Feindes, der Name seines Vaters, der Name seiner Mutter.

Oh *mȝfd.t*-Pantherkatze! reiße auf dein Maul gegen jenen Feind, (einen Toten), eine Tote, beliebig fortzusetzen; laß nicht zu, daß ich ihn erblicke <auch nur ein> Mal.

Werde gesprochen über einem Phallus,. ... . Werde gemacht mit dem Namen (jenes) Feindes, (dem Namen) seines Vaters, dem Namen seiner Mutter; werde gegeben in das Innere von Fettem von Fleisch; werde einer Katze gegeben.

Der Text steht in einer Umgebung von Texten, die sich mit Blutungen und Blutstillung befassen und zwar:

L 37[254] Abwehren von Blut aus dem After (des Mannes) oder der Frau

L 39[255] ... werde gegeben der Frau (an) ihren After

L 40[256] ... werde gegeben der Frau an ihren After

L 41[257] ... werde gegeben an das Innere ihres Genitals

L 42[258] ... an die Öffnung des Innern ihres Genitals

L 43[259] Heilmittel für das Abwehren des Blutes in einer Wunde

L 44[260] ... werde sein Schnabel (Anm.: der eines Ibis aus Ton, dessen Schnabel (*rȝ*) mit *ʿmʿ*[261] der Gerste gefüllt ist) gegeben in die Öffnung (*rȝ*) der Wunde

Die ersten vier Rezepte haben die gemeinsame Überschrift: „Spruch zum Abwehren des Blutes". *ʿȝʿ* ist allerdings in der gesamten Spruchfolge nur einmal genannt und zwar in L 38. Aus dieser Einordnung folgert Ebbell, daß *ʿȝʿ* von einer Blutung begleitet gewesen sein muß und zwar von einer Blutung „vom Unterleibe"[262]. Da

252 ZÄS 62(1927)16-18
253 Übers. aus GMed. IV 1, S. 153
254 GMed. IV 1 S. 158
255 GMed. IV 1 S. 289
256 GMed. IV 1 S. 280
257 GMed. IV 1 S. 280
258 GMed. IV 1 S. 280
259 GMed. IV 1 S. 207
260 GMed. IV 1 S. 207
261 GMed. VI S. 91
262 Ebbell, a.a.O. S. 16

auch Männer genannt sind, möchte er eine gynäkologische Blutung ausschließen. Es bleibt eine solche aus den Harnwegen oder aus dem Rectum. Ebbell schließt: „... und da man nur die Wahl zwischen diesen Dingen hat, liegt es unbedingt am nächsten (sic!), an Blutung vom Urinwege, d.h. an Hämaturie zu denken". Er sieht sich in dieser Meinung bestätigt durch die Determinierung mit dem Phallus. Daß immerhin in zwei Fällen (L 43 und L 44) eine Wundblutung vorliegt, diskutiert er nicht und kommt zu dem Ergebnis: „... daß *ꜥꜣꜥ* ohne Zweifel (sic!) ‚Hämaturie' bezeichnet haben muß". Daß *ꜥꜣꜥ* auch mit dem Herzen in Verbindung gebracht wird (Eb 221 und Eb 227), erklärt er damit, daß die Ägypter gedacht haben müßten, das Blut im Urin käme direkt aus dem Herzen. Er übersieht dabei, daß das Herz in der ägyptischen Physiologie gar kein Blut enthielt, jedenfalls nicht im Regelfalle[263]. Mit der Feststellung, daß die Hämaturie in Ägypten als häufigstes Symptom einer Bilharziose auftritt, kommt er dann zu der Frage, ob die ägyptischen Ärzte die Schistosomen, die Erreger der Bilharziose, gekannt haben könnten. Unter Hinweis auf Eb. 62 glaubt er, diese Frage mit ja beantworten zu können:

Eb 62 (19,1119)

Ein anderes wirksames Heilmittel als etwas, das gemacht wird für den Bauch

Schilfrohr 1; *šꜣms*-Pflanze (Pyrethrum?); 1; werde fein zerrieben, werde gekocht in Honig; werde gegessen von dem Mann, in dessen Bauch Würmer (*ḥrr.t*) sind. Der *ꜥꜣꜥ*-Giftsamen ist es, der sie schafft. Nicht können sie sterben (*n mwt.nj*) durch irgendein (anderes) Mittel.

Diese Auffassung dürfte zur Übersetzung *ꜥꜣꜥ* „Krankheit (*Bilharzia)" in Ha I 167 geführt haben.

Das Vorhandensein von Bilharziose im alten Ägypten ist durch paläopathologische Befunde zweifelsfrei gesichert. Die Annahme, die altägyptischen Ärzte könnten diese als konkludentes Krankheitsbild erkannt und sogar den Erreger identifiziert haben, ist indessen abwegig. Das pathophysiologische Ordnungssystem der altägyptischen Medizin läßt eine zutreffende Diagnose von Syndromen nicht zu. Die Manifestationen, die sich auf Lunge, Leber, Darm und Blase verteilen, konnten nicht als zusammenfassende Diagnose einer einzigen Krankheit erkannt werden. Allenfalls eine Zusammenfassung der Symptome der Blutung aus Darm und Blase als *ꜥꜣꜥ*-Krankheit wäre denkbar. Dabei ist allerdings zu berücksichtigen, daß eine mit bloßem Auge erkennbare Makrohämaturie bei Bilharziose ein inkonstantes, nur intermittierend auftretendes Symptom ist und meist aus der recht spät auftretenden malignen Entartung der durch die Eier gebildeten Granulome stammt. Bei der oft als Leitsymptom für Bilharziose genannten Hämaturie handelt es sich um eine mit bloßem Auge praktisch nicht erkennbare Mikrohä-

[263] s. hierzu Hdb. S. 123

maturie[264]. In Zweifel zu ziehen ist auch die von Ebbell aus Eb 62 abgeleitete Vermutung, die Erreger seien tatsächlich gesehen worden. Zwar sind die Adulten mit einer Länge von 10-15 mm (männl.) und 20-26 mm (weibl.) für das Auge erkennbar, jedoch würde dies eine sehr sorgfältige Sektionstechnik erfordern, zumal sich die Würmer im Endwirt (Mensch, Säugetier) nicht vermehren. Die Zahl der tatsächlich vorhandenen Würmer ist daher nicht sehr groß und wird durch das Ausmaß der Infektion und die Überlebensdauer der Würmer bestimmt. Die Krankheitserscheinungen werden durch eine massenhafte Ablage nicht vermehrungsfähiger Eier ausgelöst, die im Gewebe (vorzugsweise in der Schleimhaut der Blase und des Darmes aber auch im Endothel des Pfortadersystems) persistieren und dort Granulome bilden, die später maligne entarten. Die Eier sind mit einer Größe von 110-170 μm makroskopisch für das menschliche Auge nicht erkennbar.

Die Annahme, der altägyptischen Medizin sei die Bilharziose und ihre Pathogenese bekannt gewesen, sollte damit aufgegeben werden. Die in Eb 62 erwähnten Würmer entsprechen der gesicherten ägyptischen Vorstellung über die Krankheitsmaterie, die „im Bauch“ oder im Magen durch Putrifikation nicht ordnungsgemäß abgeführter Nahrungsbestandteile entsteht. Es bilden sich einerseits ‚umherziehende Krankheitsstoffe‘, andererseits in den liegengebliebenen Resten ‚Würmer‘. Es soll allerdings nicht verkannt werden, daß die Kausalität in Eb 62 nicht der herkömmlichen entspricht. Hier bildet der Krankheitsstoff (*ʿȝʿ*) offenbar die Würmer.

Abschließend bleibt festzustellen, daß das Wesen der *ʿȝʿ* -Krankheit bzw. der *ʿȝʿ* Krankheitsmaterie trotz der guten Quellenlage nicht eindeutig zu klären ist. So ist die von Westendorf aus den magischen Anteilen der Texte und aus philologischen Erwägungen vorgeschlagene Bezeichnung ‚Giftsamen‘ die korrekteste, da sie weitgehend auf spekulative Elemente verzichtet und nichts antizipiert.

---

264 W. Lang/ Th. Löscher, Tropenmedizin, 2000, S. 114

2 Die Fälle des pSmith, untersucht nach pathologischen, pathophysiologischen und medizinhistorischen Gesichtspunkten

Vorbemerkung

Die Publikationen zum pSmith sind Legion. Neben den ägyptologisch-philologischen Gesamtbearbeitungen (s. S. 168) waren es auch immer wieder Mediziner, die sich durch die excellent geschilderte Symptomatik veranlaßt sahen, die einzelnen Fälle vor dem Hintergrund moderner medizinischer Erkenntnisse nach allen erdenklichen Fragestellungen zu kommentieren. Hier wäre besonders die sehr engagierte Besprechung aller 48 Fälle von Ebbell zu nennen[265], auf dessen Arbeiten zur ägyptischen Medizin in der vorliegenden Dissertation häufig Bezug genommen wird. Allerdings zeigen sich gerade hier auch die Grenzen, die einer rein naturwissenschaftlich-medizinischen Betrachtungsweise gezogen sind. So kommt Ebbell z.B. im Falle des pEbers 351 (s. S. 18) zu einem Ergebnis, das unter den Aspekten der modernen Medizin logisch erscheint, unter Berücksichtigung des Kenntnisstandes der altägyptischen Medizin aber eher als abwegig bezeichnet werden muß.

Es erscheint ausgeschlossen, alle bisher erschienenen Arbeiten zur ägyptischen Medizin an dieser Stelle kritisch zu würdigen. Dort, wo sie einen Sachzusammenhang mit der von mir bearbeiteten Problematik zu haben scheinen, ist dies an den entsprechenden Stellen der vorliegenden Arbeit geschehen.

Den letzten ägyptologisch-philologischen Forschungsstand stellt das 1999 in der Reihe „Handbuch der Orientalistik“ erschienene „Handbuch der altägyptischen Medizin“ (Hdb) von Westendorf dar, aus dem auch alle Übersetzungen der vorliegenden Arbeit entnommen sind, soweit nicht ausdrücklich etwas anderes vermerkt ist.

In das große und stets vernachlässigte Gebiet der magischen Medizin scheint Bewegung zu kommen. So bieten nach der 1997 in dritter Auflage erschienenen umfangreichen Untersuchung von R.K. Ritner[266] die Dissertation von K. Stegbauer[267] und die Arbeit von D. Sweeney[268] als kürzlich erschienene Beispiele hoffnungsvolle Ansätze für eine Fortführung der Arbeiten auf diesem Gebiet.

---

[265] B. Ebbell, Die Alt-Ägyptische Chirurgie, 1939

[266] R.K. Ritner, The Mechanics of Ancient Egyptian Magical Practice, (3)1997

[267] Stegbauer, Magie als Waffe gegen Schlangen, im Druck

[268] Sweeney, Illness and Healer in Combat, 2009

Eine nicht abschließend zu beantwortende Frage ist die, in welche Gattung medizinischer Literatur der pSmith einzugliedern sei. Zunächst spricht viel für die Annahme, daß es sich um eine Sammlung von Kasuistiken handelt, also um jene Art medizinischer Literatur, die man mit dem Sammelbegriff „Consilienliteratur" zusammenzufassen pflegt. Bei kritischer Betrachtung ergeben sich allerdings in Einzelfällen Zweifel. So beruht das in Fall 28 geschilderte Symptom: „Wenn er Wasser trinkt, dann ... kommt (es) aus der Öffnung seiner Wunde heraus" auf einer anatomisch unzutreffenden Grundvorstellung und geht deshalb an der Realität vorbei. Man kann sich des Eindruckes nicht erwehren, daß es sich eben nicht um eine Kasuistik handelt, sondern um einen paradigmatisch konstruierten Lehrtext. Das Gleiche gilt für die Fälle, in denen eine Blutung aus *beiden* Ohren angegeben wird (Fälle Sm 4, 5, 7, 8 und 22), für die es nach Art der geschilderten Verletzung keine Erklärung gibt, es sei denn, man nimmt in allen Fällen fronto-basale Berstungsfrakturen an.

Derartige Verletzungen sind aber noch heute medizinisch kaum beherrschbar und müßten unter den Bedingungen der ägyptischen Medizin ausnahmslos zum Tode geführt haben. Das Verdikt „Eine Krankheit, die man nicht behandeln kann" findet sich indesssen nur bei drei der genannten Fälle (Sm 6, 8 und 22).

In der nachstehenden Bearbeitung sollen die Fälle des pSmith wo dies möglich ist, nach folgenden Kriterien untersucht werden:

1. Ist eine Diagnose nach modernen medizinischen Gesichtspunkten möglich?
2. Gibt es Parallelen zur Therapie oder zum diagnostischen Vorgehen in der griechischen medizinischen Literatur oder in der medizinischen Literatur des Abendlandes?
3. Sind im besprochenen Einzelfalle Ordnungssysteme der altägyptischen Medizin erkennbar?

Sm 1 (x1,12)
Heilkunde einer Wunde an seinem Kopf

[Wenn du einen Mann mit einer Wunde an seinem Kopf untersuchst ... , dann sollst du deine Hand auf ihn legen (und) seine Wunde abtasten, und wenn du seinen Schädel unversehrt findest, indem nicht ein Spalt (oder) Loch an ihm ist]:

[Dann mußt du dazu sagen: Ein (Mann) mit einer] Wunde an seinem Kopf, und zwar bleiben[269] die beiden Lippen seiner Wunde (eng beieinander) [...], nicht ist ein Klaff vorhanden; und doch [reicht sie (die Wunde) bis zum Knochen] seines Kopfes[270]. Eine Krankheit, die ich behandeln werde.

---

[269] Ergänzt nach Glosse B; zum Determinativ „Buchrolle" bei *mn* vgl. die Formen bei *mn* (9,8), *w3ḏ* (7,10) und *srwḫ* (9,17)

[270] Vgl. dazu Fall 18 (7,8); zu *jsṯ jr* siehe EAG § 857.

Dann sollst du sie verbinden mit [frischem] Fleisch am ersten [Tag]. Du mögest {sie} danach jeden Tag mit Öl/Fett, [Honig] (und) Fasern behandeln, bis daß es ihm besser geht.

(Glosse A)[271] Was anbetrifft: Du untersuchst [einen Mann]. [Das bedeutet] das Zählen/Messen eines beliebigen (Mannes) [mit den Fingern (?) wie das Zählen/Messen] von Dingen mit dem Zählmaß. Messen ist, [wie wenn] man beliebige Dinge mit dem Zählmaß [zählt]. Das Zählen von beliebigen (Dingen) mit den Fingern (geschieht), um [ihre Anzahl zu erfahren. Denn[272]] das Messen von Dingen mit dem Zählmaß [ist wie] das Zählen/Messen eines Leidens damit (mit den Fingern), ebenso wie das Messen/Untersuchen des Leidens eines Mannes, um zu [erfahren den Gang] des Herzens. Es sind Gefäße in ihm (dem Mann) zu [jeder] Körperstelle. [Was] diese (folgenden Körperstellen) [anbetrifft], auf die {irgendwelche} SachmetPriester (und/oder) irgendein Arzt seine Hände (oder) seine Finger legen, [(nämlich) auf den Kopf, auf den Hinter]kopf, auf die Hände, auf die Stelle des Herzens (*jb*), auf die beiden Beine: es ist das Herz, dem [sein] Mes[sen/Untersuchen gilt]. Denn es ist der Fall, daß seine (des Herzens) Gefäße hinten (innen) an der Stelle des Herzens (*jb*) sind; (und) es ist der Fall, [daß es (das Herz) vorn (außen) spricht in] jedem Gefäß einer jeden Körperstelle. Er (der Arzt) sagt „Messen/Untersuchen“ zum [Legen] seiner [Hände] auf die Gefäße seines Kopfes, seines Hinterkopfes, seiner beiden Beine. [Er mißt/untersucht die Gefäße] seines Herzens, um die Bekundungen zu erfahren, die darin stattfinden. [Er] sagt „es messen/untersuchen“ zum Erfahren dessen, was darin stattfindet.

(Glosse B) Was anbetrifft: Und zwar bleiben [die beiden Lippen] seiner [Wunde] (eng beieinander). Das bedeutet, daß man sagt: Seine Wunde ist klein, [nicht weit], nicht ist ein Klaffen vorhanden von einem (Wundrand) zu seinem anderen.

(Glosse C) Was anbetrifft: Reichend bis zum [Knochen seines Kopfes, nicht ist] ihr (der Wunde) [Klaff vorhanden]. Das bedeutet, daß man sagt: Es ist (zwar) ein Klaffen seinen Fleisches (*ḫꜥw*) vorhanden und ferner [endet (?)] diese [Wunde (?)] auf dem Knochen seines Schädels. Nicht ist (aber) ein Klaffen vorhanden von [einem (Wundrand) zu seinem anderen]; sie (die Wunde) ist klein, (und) nicht weit.

Sm 2 (1,1218)
Heilkunde einer [Klaff]Wunde [an seinem Kopf], die bis zum Knochen reicht

Wenn du einen Mann mit einer [Klaff]Wunde [an] seinem [Kopf] untersuchst, die bis zum Knochen reicht, dann sollst du deine Hand auf ihn legen (und) seine

271 Ein Extrakt dieser Glosse hat für die Einleitung des Gefäßbuches (Eb 854a) gedient.

272 Die Spuren von *nt.t* (1,5) konnten zu *ḫr-nt.t* ergänzt werden.

[Wunde] ab[tasten]. Wenn du seinen Schädel [unversehrt] findest, [indem nicht ein] Spalt (oder) Loch an ihm ist: Dann mußt du dazu sagen: Ein (Mann) mit einer Klaff[Wunde] an seinem Kopf. Eine Krankheit, die ich behandeln werde.

Dann sollst [du sie] verbinden [mit frischem Fleisch am ersten Tag. Dann sollst du ihm ein BindenPaar (Kreuzverband ?) aus Stoff anlegen. Du mögest sie danach behandeln] jeden Tag [mit Öl/Fett, Honig] (und) Fasern, bis daß es ihm besser geht.

(Glosse A) Was anbetrifft: Eine [Klaff-]Wunde [an seinem Kopf, die bis zum Knochen reicht. Das bedeutet: Geöffnet (?) sind die beiden Lippen seiner Wunde, so daß ein Klaff entstanden ist] in[273] seiner Wunde.

(Glosse B) Was anbetrifft: Ein Binden-Paar aus Stoff. [Das sind] zwei Bindenstreifen [aus Stoff, die man auf die Lippen der Klaff-Wunde legt, um zu veranlassen, daß ein (Wundrand) haftet] an dem anderen.

(Glosse C) Was anbetrifft: Nicht ist ein Spalt (oder) ein Loch [an ihm Das bedeutet: Sein Schädel ist unversehrt, nicht ist er gespalten (oder) durchlöchert].

Sm 3 (1,182,2) Heilkunde einer Klaff-Wunde an seinem Kopf, die bis zum Knochen reicht, durchlöchert ist [sein Schädel]

[Wenn du einen Mann mit einer Klaff-Wunde an] seinem [Kopf untersuchst], die bis zum Knochen reicht; durchlöchert ist sein Schädel; dann sollst du seine Wunde abtasten; [und findest du ihn, indem er nicht auf seine beiden Schultern und] seine Brust [blicken kann]; er leidet an Versteifung in seinem Nacken:

Dann mußt du dazu sagen: Ein (Mann) mit einer [Klaff-]Wunde [an seinem Kopf, die bis zum Knochen reicht,] durchlöchert ist sein Schädel; er leidet an Versteifung in seinem Nacken. Eine Krankheit, die ich behandeln werde.

Wenn [du also jenen Mann findest, dann sollst du nicht] frisches [Fleisch] am ersten Tag auf seine Wunde [legen][274]; du sollst sie nicht verbinden; (er) werde zu Boden gelegt [auf sein Ruhelager, bis die Zeit seines Leidens vorübergegangen ist]. Du mögest sie danach mit Öl/Fett, Honig (und) Fasern behandeln jeden Tag, bis daß es ihm besser geht.

(Glosse A) [Was anbetrifft: Durchlöchert ist sein Schädel. Das bedeutet, es ist ein Loch/Bruch in seinem Kopf], erreichend (*pḥ* ?) seinen Schädel. Der Bruch ist klein, nicht hat er (der Mann) sich einen Bruch wie die Zerbrechung[275] eines Topfes zugezogen. [Nicht ist ein Spalt an seinem Schädel an dem Bruch vorhanden,] den er sich zugezogen hat.

[273] Das im allgemeinen als Rest eines *f* (1,16) gelesene Zeichen kann auch ein m (z.B. 6,21; 8,7 und 17; 14,7; 16,2) oder *w* (z.B. 1,7; 2,12; 3,19; 7,3; 9,8; 12,11) sein.

[274] Zur Begründung dieser Übersetzung (gegen Breasted Gmed IV und Bardinet) siehe Westendorf, in GM 153, 1996, 107-110

[275] Zu *nʿš* „brüchig“ (von der Stimme) siehe Eb 839.

(Glosse B) Was anbetrifft: Er kann nicht auf seine beiden Schultern und [seine] Brust blicken. [Das bedeutet: Nicht[276] ist es ihm angenehm, daß er auf] seine beiden Schultern [blickt]; nicht ist es ihm angenehm, daß er auf seine Brust blickt.

(Glosse C) Was anbetrifft: Er leidet an Versteifung in seinem Nacken. Das bedeutet: Ein Steifsein infolge seines genannten Leidens; dieses ist abgeirrt in seinen Nacken; und so leidet sein Nacken darunter.

(Glosse D) Was anbetrifft: (Er) werde zu Boden gelegt auf sein Ruhelager. Das bedeutet: Ihn zu legen auf sein gewohntes Lager, ohne ihm ein Heilmittel zu machen.

Kommentar Fälle 1-3

Mit Ausnahme der Glosse A in Sm1, die gesondert zu besprechen sein wird, bieten die ersten drei Fälle des pSmith keine weitgehenden Einblicke in die pathophysiologischen Grundlagen der ägyptischen Wundchirurgie. Geschildert werden drei Kopfverletzungen mit unterschiedlichem Schweregrad, die letzte wohl mit Verletzung des Schädelknochens. Alle drei haben das Verdikt: „Eine Krankheit, die ich behandeln werde".

Sm1 schildert einen nahezu banalen Fall: eine kleine Wunde auf dem Kopf des Patienten. Die Wundränder sind geschlossen, die Wunde klafft nicht (*n wnt kf.t*), wie ausdrücklich bemerkt wird. Die Kopfhaut ist allerdings bis auf den Knochen durchtrennt.

Die Behandlung entspricht der Standard-Wundversorgung des pSmith: Ein Frischfleischverband am ersten Tag, danach eine Behandlung mit Öl/Fett sowie Honig.

Über den Verband mit frischem Fleisch ist viel spekuliert worden. Handelt es sich um eine Maßnahme nach dem noch bis in die Romantik hinein zu beobachtenden Prinzip „similia similibus"? Eine magische Maßnahme? Liselotte Buchheim[277] glaubt eher an ein rationell-empirisches Heilmittel, und tatsächlich ist das aufgelegte frische Fleisch in der Lage, die Blutgerinnung zu fördern und durch Phagozytose eine Keimverminderung in der frischen Wunde zu bewirken.

Die Verwendung von Öl oder Fett ist geeignet, narbige Strikturen zu verhindern oder abzuschwächen, der Honig wirkt osmotisch hyperton und dadurch bakterizid. In einer jüngeren Arbeit konnte jedoch durch Vergleich mit isoosmotischen Zuckerlösungen nachgewiesen werden, daß die bakterizide Wirkung des

[276] Die Negierung muß hier (anders als bei Breasted ergänzt) durch die Negation *tm* erfolgen (MedGr § 363,1).

[277] L. Buchheim, Der Fleischverband im alten Ägypten, Sudhoffs Arch. f. Gesch. d. Med. 42(1958)97-116

Honigs nicht nur auf Osmose beruht, sondern daß derselbe eine Reihe weiterer Substanzen enthält, die keimhemmend oder keimtötend wirken[278].

Sm2 geschildert wird der nächste Schweregrad einer Kopfwunde: Auch hier ist der Knochen nicht verletzt, aber die Wunde, die ebenfalls bis zum Knochen reicht, klafft. Dabei ist der Ausdruck *kf.t* an keiner Stelle erhalten, bis auf ein Determinativ in Z.14. Es handelt sich aber ganz unzweifelhaft um eine Klaffwunde und der Text wurde bereits von Breasted in diesem Sinne ergänzt.

Die Behandlung ist zunächst konservativ, mit Frischfleischverband am ersten, Öl und Honig (nicht erhalten) an den folgenden Tagen. Zum ersten Mal wird auch der nur im pSmith nachweisbare *ȝj.wj* - Verband genannt, der stets paarweise (im Dual) auftritt und bei dem es sich, wie bereits Breasted und Ebbell vermutet haben, um einen Klammerverband gehandelt haben dürfte, der dazu diente, die Wundränder zusammenzuhalten.

Eine weitere Komplikation schildert

Sm3: Eine Klaffwunde mit einer Verletzung des Schädelknochens, deren Ausmaß nicht klar wird. Die Aussage, daß der Schädel *durch*löchert ist (*thm ḏnn.t=f* WbM 959, in der Transliteration ergänzt), führt allerdings zwingend zu dem Schluß, daß das Loch den Schädelknochen wirklich durchdringt, allerdings ohne daß eine Splitterung oder Rißbildung vorliegt (falls von Westendorf zutreffend ergänzt[279]). An dieser Stelle erhebt sich zum ersten Mal die Frage, die an anderen Stellen ebenfalls auftauchen wird, wie der ägyptische Arzt eine Stanzverletzung, also ein glattes Loch ohne Rißbildung, von einem solchen mit Rißbildung unterscheiden konnte. Während eine Impressionsfraktur natürlich palpatorisch erfaßbar ist, erscheint es ausgeschlossen, am lebenden (und blutenden) Patienten festzustellen, ob der Schädelknochen ein glattbegrenztes (kleines) Loch aufweist oder ob von diesem eine Fissur ausgeht. Insgesamt gesehen, handelt es sich bei der Verletzung wohl am ehesten um ein eher kleines Loch als Stoß-Wunde (WbM 959) nach einem Stoß mit einer spitzen Waffe. Der Verlauf ist nicht ganz so komplikationslos wie das Verdikt „eine Krankheit, die ich behandeln werde“ glauben machen könnte. Vielmehr leidet der Verletzte an einer Nackensteifigkeit, entweder durch Reizung der Hirnhäute (Meningismus) oder durch eine sich abzeichnende Infektion (Meningitis). Im letzteren Falle wäre die Prognose unter den Möglichkeiten der ägyptischen Medizin infaust.

Konsequenterweise wird der Kranke dann auch zunächst ohne Behandlung gelassen bis diese Frage entschieden ist.

---

278 H.A.L. Wahdan, Causes of the Antimicrobial Activity of Honey, Infection 26(1998) S. 26-31

279 Hdb, S. 713

Sm 4 (2,2-11)
Heilkunde für eine Klaffwunde an seinem Kopf, die bis zum Knochen reicht, gespalten ist sein Schädel.

Wenn du einen Mann mit einer Klaffwunde an seinem Kopf untersuchst, die bis zum Knochen reicht, gespalten ist sein Schädel: dann sollst du seine Wunde abtasten; und findest du etwas darin, das uneben (*nḫꜣ*) ist unter Deinen Fingern; es schaudert ihn sehr; die Geschwulstblase die auf ihm (dem Spalt) ist, erhebt sich; er gibt Blut aus seinen beiden Nasenlöchern, aus seinen beiden Ohren; er leidet an einer Versteifung (*ṯsw*) in seinem Nacken; er kann nicht auf seine beiden Schultern und auf seine Brust blicken:

Dann mußt Du dazu sagen: einer mit einer Klaffwunde an seinem Kopf, die bis zum Knochen reicht, gespalten ist sein Schädel; er gibt Blut aus seinen beiden Nasenlöchern, aus seinen beiden Ohren; er leidet an Versteifung (*ṯsw*) an seinem Nacken: eine Krankheit, mit der ich kämpfen werde.

Wenn du also jenen Mann findest, dessen Schädel gespalten ist, dann sollst du sie (die Wunde) nicht verbinden, (er) werde zu Boden gelegt auf sein Ruhelager, bis die Zeit seines Leidens vorübergegangen ist. Im übrigen ist Sitzen seine Behandlung, indem ihm zwei Stützen aus Ziegeln gemacht sind, bis du weißt, daß er zur Sache gelangt ist. Dann sollst du Öl/Fett an seinen Kopf geben, sein Nacken und seine beiden Schultern werden damit gesalbt. – Mit jedem Mann, den du findest, indem sein Schädel gespalten ist, sollst du ebenso verfahren.

(Glosse A). Was anbetrifft: gespalten ist sein Schädel.

Das bedeutet: es hat sich eine Scherbe/Schale von der (anderen) Scherbe/Schale seines Schädels getrennt, indem Stücke im Fleisch (*ḥʿw*) seines Kopfe (seiner Kopfhaut) geblieben sind (und) nicht zu Boden fallen.

(Glosse B). Was anbetrifft: Die Geschwulstblase, die auf ihm (dem Spalt) ist, erhebt sich.

Das bedeutet: Groß ist die Schwellung, die auf diesem Spalt ist, indem sie nach oben erhoben ist.

(Glosse C). Was anbetrifft: du weißt, daß er zur Sache (Krisis) gelangt ist.

Das bedeutet, daß man sagt: du weißt, daß er sterben wird mehr als daß er leben wird, denn er ist (ein Mann von dem man sagt:) „eine Krankheit, mit der ich kämpfen werde“.

Kommentar Fall 4

Geschildert wird eine klaffende Wunde in der Nähe (*ʿrw*) des Knochens, während der Schädel des Patienten als „gespalten“ (*pšn ḏnnt.f*) beschrieben wird. Wegen des Klaffens der Wunde wird man am ehesten eine schneidende Verletzung denken wollen, wie sie z.B. von einer scharfen Kriegswaffe herrührt.

Die Palpation durch den untersuchenden Arzt ergibt eine Unebenheit (*nḫꜣ*), bei der es sich um die Bruchkanten und den dazwischenliegenden Bruchspalt handeln dürfte. Bei der Berührung der Wunde zuckt (*nrj*) der Patient, weil dieselbe schmerzhaft ist.

Als weitere Symptome werden genannt: Eine zunehmende Aufschwellung der Wunde (*šwj tḫb*), wobei unklar bleibt, ob diese durch eine Blutung verursacht wird, durch ein Heraustreten des Gehirns oder durch eine entzündliche Reaktion, was auf eine nicht ganz frische Verletzung schließen ließe.

Ferner wird eine Blutung aus beiden Nasenlöchern und beiden Ohren angegeben, die sich mit einem angenommenen Bruch der Schädelkalotte nicht ohne weiteres in Einklang bringen lassen. Die Blutung aus der Nase könnte ev. noch an eine Frakturlinie an der Schädelbasis denken lassen, während sich die Blutung aus *beiden* Ohren überhaupt nicht erklären läßt, es sei denn, man denkt an eine ausgedehnte Berstungsfraktur, deren Prognose aber derart hoffnungslos wäre, daß das Diktum „Eine Krankheit, mit der ich kämpfen werde", nicht gerechtfertigt erscheint. Da die Wendung „er gibt Blut aus seinen beiden Ohren" nahezu stereotyp auch bei solchen Verletzungen auftaucht, nach deren Art eine solche Blutung nicht erklärlich ist, muß man sich fragen, ob sie nicht nach Art eines Paradigmas eingesetzt wird, um auch weitergehende bzw. schwerere Verletzungen zu erfassen, oder ob sie auf einer rein theoretischen Erwägung beruht: Da nach ägyptischer Auffassung das Ohr zum Gehirn hin offen ist, muß die Blutung natürlich aus beiden Ohren erfolgen, wenn das Gehirn verletzt ist.

Als weiteres Symptom wird eine Nackensteife (Meningismus) (*ṯsw*) erwähnt, die daraus diagnostiziert wird, daß der Patient unfähig ist, den Kopf zu drehen (auf seine Schultern zu blicken). Dieses Symptom findet sich in der Tat bei allen Schädeltraumen, bei denen die Meningen in Mitleidenschaft gezogen sind.

Therapie

Es ergeht die Anweisung, die Wunde nicht zu verbinden (*jmj.k wt sw*), eine Maßnahme, die zunächst unverständlich erscheinen muß, da sie eine Wundinfektion geradezu herausfordert. Wenigstens müßte die Wunde abgedeckt werden. Wie auch an anderen Stellen, ist hier zu erwägen, ob nicht die Abdeckung der Wunde gemeint ist, die vielleicht als selbstverständlich vorausgesetzt wird, sondern ein Spezialverband, durch den die Wundränder zusammengezogen werden. In diesem Falle würde die Anweisung Sinn machen. Es läge das vor, was in der modernen Medizin als „verzögerte Wundnaht" bezeichnet wird, eine Maßnahme, die dazu dient, eine Infektion mit anaeroben Keimen (Gasbrand, Tetanus) zu verhindern.

Das Sitzen zwischen zwei Stützen aus Ziegelsteinen als therapeutische Maßnahme ist einer Deutung aus der Sicht der modernen Medizin schwer zugänglich.

Möglicherweise sollte der Blutandrang zum Kopf vermindert und die Blutung dadurch reduziert werden.

Sm 5 (2,11-17)
Heilkunde einer Klaffwunde an seinem Kopf; zersplittert ist sein Schädel.

Wenn du einen Mann mit einer Klaffwunde an seinem Kopf untersuchst, die bis zum Knochen reicht; zersplittert (*sḏ*) ist sein Schädel: dann sollst du seine Wunde abtasten; und findest du jenen Splitterbruch, der an seinem Schädel ist, tief (und) eingesunken unter deinen Fingern; die Geschwulstblase, die auf ihm (dem Splitterbruch) ist, erhebt sich; er gibt Blut aus seinen beiden Nasenlöchern (und) seinen beiden Ohren; er leidet an Versteifung (*ṯsw*) in seinem Nacken; er kann nicht auf seine beiden Schultern und auf seine Brust zu blicken:

Dann mußt du dazu sagen: ein (Mann) mit einer Klaffwunde an seinem Kopf, die bis zum Knochen reicht, zersplittert (*sḏ*) ist sein Schädel, er leidet an Versteifung (*ṯsw*) in seinem Nacken: eine Krankheit, die man nicht behandeln kann.

Du sollst sie (die Wunde) nicht verbinden, (er) werde zu Boden gelegt auf sein Ruhebett, bis die Zeit seines Leidens vorbeigegangen ist.

A. Was anbetrifft: zersplittert (*sḏ*) ist sein Schädel.

Das bedeutet: zersplittert ist sein Schädel, (wobei) die Knochen(splitter), die infolge des Splitterbruches entstanden sind, eingesunken sind zum Innern seines Schädels. Es hat das Buch „Über die Wunden“ da{zu} gesagt: Das ist ein Zersplittern seines Schädels in viele Stücke, die eingesunken sind zum Innern seines Schädels.

Kommentar Fall 5

Bei diesem Fall scheint es sich im Gegensatz zum Fall 4 um eine Berstungsfraktur zu handeln, wie sie typischerweise z.B. von einer Streitkeule hervorgerufen wird. Die Symptomatik ist weitgehend mit der aus Fall 4 identisch: Die Wunde wird als „Klaffwunde“ beschrieben, was an sich besser zu einer Verletzung mit einer schneidenden Waffe passen würde, während Schlagverletzungen mit stumpfen Gegenständen zu ausgedehnten Weichteil-(und Knochen-) Zertrümmerungen führen.

Die Wunde ist geschwollen. Er gibt Blut aus beiden Nasenlöchern und aus beiden Ohren, wobei bei der Ausdehnung der Schädelzertrümmerung hier auch die Blutung aus den Ohren plausibel ist, im Gegensatz zu Fall 4.

Der Patient leidet an einer Nackenversteifung und kann deshalb nicht auf seine beiden Schultern und auf seine Brust blicken, d.h., er kann den Kopf weder drehen, noch senken.

Alle vorstehenden Symptome sind in den Fällen 4 und 5 identisch, was auch trotz der Verschiedenartigkeit der Verletzungen erklärbar ist.

Unterschiedlich sind die folgenden Symptome:

- Fall 4: gespalten (*pšn*) ist sein Schädel
- Fall 5: zersplittert (*sḏ*) ist sein Schädel
- Fall 4: die Wunde ist bei Palpation uneben (*nḥꜣ*)
- Fall 5: die Wunde ist tief eingesunken unter deinen Fingern (*mḏ hrp ẖr ḏbꜥ.w*)

Das Verdikt „eine Krankheit, die man nicht behandeln kann", folgt aus der Schwere der Verletzung. Der Patient bleibt, wie immer bei infausten Fällen in der antiken Medizin, ohne weitere ärztliche Zuwendung in der Pflege seiner Angehörigen.

Sm 6 (2,17-3,1)
Heilkunde einer Klaffwunde an seinem Kopf, die bis zum Knochen reicht; zersplittert (*sḏ*) ist sein Schädel, aufgebrochen (*ngj*) ist das Gehirn seines Schädels.

Wenn Du einen Mann mit einer Klaffwunde an seinem Kopf untersuchst, die bis zum Knochen reicht, zersplittert (*sḏ*) ist sein Schädel, aufgebrochen (*ngj*) ist das Gehirn seines Schädels; dann sollst Du seine Wunde abtasten; und findest Du jenen Splitterbruch, der an seinem Schädel ist {wie} diese (bekannten) Schrumpeln (*wrm.w*), die an gegossenem Metall entstehen; es sind Dinge darin (im aufgebrochenen Gehirn), die zittern (und) flattern unter Deinen Fingern wie die schwache Stelle der Schädeldecke (*whnn*) eines Kindes (die Fontanelle), die noch nicht festgeworden ist. – Es entsteht jenes Zittern (und) Flattern unter Deinen Fingern, sobald das Gehirn seines Schädels aufgebrochen (*ngj*) ist. – Er gibt Blut aus seinen beiden Nasenlöchern, er leidet an Versteifung (*ṯsw*) in seinem Nacken: {Dann mußt Du dazu sagen: ein (Mann) mit einer Klaffwunde an seinem Kopf, die bis zum Knochen reicht; zersplittert ist sein Schädel; er leidet an Versteifung in seinem Nacken.} Eine Krankheit, die man nicht behandeln kann.

Dann sollst du jene seine Wunde mit Öl/Fett beträufeln (?); du sollst sie nicht verbinden; du sollst nicht ein Bindenpaar (*ꜣwj*) (Kreuzverband?) auf sie legen, bis Du weißt, daß er zur Sache (Krisis) gelangt ist.

(Glosse A). Was anbetrifft: Zersplittert (*sḏ*) ist sein Schädel, aufgebrochen (*ngj*) ist das Gehirn seines Schädels.

{Das ist} ein großer Splitterbruch, der offen ist zum Innern seines Schädels (und) der Haut (*ntn.t*), die sein Gehirn umschließt; und so ist es (das Gehirn) aufgebrochen (*sḏ*) (und) es quillt aus dem Innern seines Kopfes.

(Glosse B). Was anbetrifft: diese (bekannten) Schrumpeln, die an gegossenem Metall entstehen. Das ist: das Metall, das der Metallarbeiter gießt, bevor es mit einem Stein zu einem Gegenstand breitgeschlagen (verarbeitet) wird; seine Oberfläche ist uneben wie Blasen. Das bedeutet, daß man sagt: es ist wie die Schrumpeln (*wrm.w*) von Eiter.

Kommentar Fall 6

Der vorliegende Fall bietet insofern verglichen mit Fall 5 eine weitere Komplikation, als offensichtlich das Gehirn aus dem Frakturspalt bzw. der Trümmerzone herausgetreten ist.

Beim Abtasten der Wunde werden Windungen fühlbar, bei denen es sich am ehesten um Hirnwindungen handelt. Bemerkenswert ist, daß im vorliegenden Falle zwar eine Blutung aus beiden Nasenlöchern angegeben wird, nicht aber eine solche aus den Ohren, eine Tatsache, die schlecht erklärbar bleibt und vielleicht am ehesten auf eine Auslassung beim Kopieren des Papyrus zurückgeht, denn eine Blutung aus den Gehörgängen ist beim vorliegenden Fall genau so unwahrscheinlich, wie bei den vorangegangenen.

Die Schwere der Verletzung bedeutet eine absolut infauste Prognose, d.h., der Tod des Patienten ist mit Sicherheit zu erwarten und das Verdikt lautet dann auch: „Eine Krankheit, die man nicht behandeln kann". Seltsamerweise wird dann jedoch trotzdem eine Behandlung angegeben, die Wunde soll mit Öl/Fett behandelt und nicht verbunden werden. Die Wendung „bis Du weißt, daß er zu etwas gelangt" erscheint hier sehr hypothetisch, insbesondere vor dem Hintergrund der Tatsache, daß der Patient aufgrund der Schwere seiner Verletzung zu nichts anderem als zum Tode gelangen kann.

Sehr interessant ist die Erwähnung einer Haut, „die sein Gehirn **umschließt**[280]" (*ntn.t ꜥrf.t ꜣjs=f*) in Glosse A. Hier sind zweifellos die Meningen, also die Hirnhäute, gemeint. Daß das Gehirn von diesen *umschlossen* wird, ist durch Inspektion der vorliegenden Wunde nicht erkennbar, die, wenn überhaupt, ja nur einen umschriebenen Blick auf das Gehirn zuläßt. Die Erkenntnis muß vielmehr durch systematische anatomische Betrachtung gewonnen worden sein und zwar durch eine solche, die es erlaubte, das Gehirn als Ganzes zu überblicken. Medizinhistorisch ist hierzu anzumerken, daß die Meningen in der abendländischen Medizin zwar bereits vor 1000 v.Chr. beschrieben wurden, ihr Aufbau aber noch zur Zeit Vesals (16.Jhd.) durchaus strittig war. So wurde z.B. ein „Rete mirabile", eine Aderhaut, angenommen, die bei Tieren aber nicht beim Menschen zu finden ist und von der Vesal[281] schreibt, er habe sie beim Menschen nie gesehen, sie aber gleichwohl abbildet.

---

280 *ꜥrf* wird in medizinischen Texten stets in dieser Bedeutung gebraucht. Das Nomen heißt „Beutel" (WbM S. 148f.)

281 A. Vesalius, Fabrica, 1543

Sm 7 (3,2-4,4)
Heilkunde für eine Klaffwunde an seinem Kopf, die bis zum Knochen reicht, durchlöchert sind die *tp ꜣ.w* seines Schädels.

{Wenn Du einen Mann mit einer Klaffwunde an seinem Kopf untersuchst, die bis zum Knochen reicht; durchlöchert sind die *tp ꜣ.w* seines Schädels;} dann sollst Du seine Wunde abtasten. Es schaudert ihn sehr. Dann mußt Du veranlassen, daß er sein Gesicht hebt. Es ist schwierig für ihn, seinen Mund zu öffnen; sein Herz*(ỉb)* ist müde zum Sprechen (der Puls ist kaum wahrnehmbar). Wenn Du seinen Speichel untersuchst, der auf seine beiden Lippen getreten (wtl. gefallen) ist, (so stellst du fest:) er kann nicht zu Boden fallen. Er gibt Blut aus seinen beiden Nasenlöchern (und) aus seinen beiden Ohren; er leidet an Versteifung (*ṯsw*) in seinem Nacken; er kann nicht auf seine beiden Schultern und auf seine Brust blicken.

Dann mußt du dazu sagen: ein (Mann) mit einer Klaffwunde an seinem Kopf, die bis zum Knochen reicht, durchlöchert sind die *tp ꜣ.w* seines Schädels; gebunden ist das Band seines Unterkiefers; er gibt Blut aus seinen beiden Nasenlöchern (und) aus seinen beiden Ohren, er leidet an Versteifung (*ṯsw*) in einem Nacken: eine Krankheit mit der ich kämpfen werde.

Wenn du also jenen Mann findest, indem das Band seines Unterkiefers, (nämlich) seiner Kauknochen, gebunden ist, dann sollst du veranlassen, daß man ihm etwas Warmes macht, bis daß es ihm besser geht; und dann öffnet sich sein Mund. Dann sollst du sie (die Wunde) verbinden mit Öl/Fett, Honig, Fasern, bis du weißt, daß er zur Sache (Krise) gelangt ist.

Wenn du dagegen jenen Mann findest, indem sein Körper Fieber (Hitze (*srf*)) bekommen hat infolge jener Wunde, welche in den *tp ꜣ.w* seines Schädels ist, ferner hat jener Mann einen Kaumuskelkrampf (*tjꜣ*) bekommen infolge jener Wunde, dann mußt du deine Hand (ꜥ) auf sein Gesicht legen, und findest du seine Stirn (*mḫnt*) feucht von Schweiß; die Stränge (*mtw*) seines Nackens sind ausgetreckt; sein Gesicht ist gerötet; seine Zähne (*nḥḏ.t*) sind bloßgelegt; der Geruch des Kastens seines Kopfes ist wie (der von) Exkrementen (bkn) von Kleinvieh; sein Mund ist gebunden (unbeweglich); seine beiden Augenbrauen sind entstellt; sein Gesicht ist wie wenn es weint.

Dann mußt du dazu sagen: einer mit einer Klaffwunde an seinem Kopf, die bis zum Knochen reicht, durchlöchert sind die *tp ꜣ.w* seines Schädels; er hat einen Kaumuskelkrampf bekommen; gebunden ist sein Mund; er leidet an Versteifung (*ṯsw*) in seinem Nacken. Eine Krankheit, die man nicht behandeln kann.

Wenn du dagegen jenen Mann findest, indem er blaß geworden ist, (und) einen Schwächeanfall erlitten hat, dann sollst du veranlassen, daß ihm ein Meißel aus Holz gemacht werde, der mit Stoff umwickelt ist; (der Meißel) werde an (*tp*) seinen Mund gegeben. Dann sollst du veranlassen, daß ihm ein Schlürftrunk von Erdmandeln (*wꜥḥ*) gemacht werde. Im übrigen ist Sitzen seine Behandlung, indem er zwischen zwei Stützen von Ziegeln gesetzt ist, bis du weißt, daß er zur Sache (Krise) gelangt ist.

(Glosse A). Was anbetrifft: durchlöchert sind die *tpꜣ.w* {seines Schädels}.

Das ist das, was sich zwischen Schale und Schale seines Schädels befindet. Die *tpꜣ.w* sind aus (wrtl. gehören zum) Leder.

(Glosse B). Was anbetrifft: Festgebunden ist das Band seines Unterkiefers.

Das ist ein Steifsein der Gefäße (Stränge- *mtw*) der Enden seines Krallenknochens ihretwegen (d.h. wegen der Wunde), die (die Enden) in seinem Joch-Schläfenbein (*gmꜣ*) stecken, – das sind die Enden seines Kauknochens.- ohne sich hin- und her zubewegen; es ist ihm nicht angenehm, seinen Mund zu öffnen wegen seines Leidens.

(Glosse C). Was anbetrifft: das Band seines Unterkiefers

Das sind: die Stränge (*mtw*) die die Enden seines Kauknochens binden, wie man sagt „Band" {zu}Dingen in Bindenform.

(Glosse D) Was anbetrifft: seine Stirn (*ḫnt*) ist feucht von Schweiß.

Das bedeutet: es ist sein Kopf geringfügig schwitzig; wie wenn Dinge feucht werden.

(Glosse E). Was anbetrifft: die Stränge (*mtj.w*) seines Nackens sind gestreckt.

Das bedeutet: es sind die Stränge (*mtw*) seines Nackens gestreckt/ausgedehnt (und) steif wegen seines Leidens.

(Glosse F). Was anbetrifft: sein Gesicht ist gerötet (*ṯms*).

Das bedeutet: rot ist die Färbung seines Gesichtes wie die Färbung der Frucht der *ṯms*-Pflanze.

(Glosse G). Was anbetrifft: der Geruch des Kastens seines Kopfes ist wie (der von) Exkrementen (*bkn*) von Kleinvieh.

Das bedeutet: Es ist der Geruch seines Scheitels wie (der von) Ausscheidungen (*wsš.t*) von Kleinvieh.

(Glosse H). Was anbetrifft: der Kasten seines Kopfes.

Das ist: der Mittelteil (*ḥrj-ib*) seines Scheitels in der Nähe seines Gehirns. Das bedeutet: Er ist einem Kasten ähnlich gestaltet.

(Glosse I). Was anbetrifft: sein Mund ist gebunden; seine beiden Augenbrauen sind entstellt; sein Gesicht ist, wie wenn es weint.

Das bedeutet: Er öffnet seinen Mund nicht, damit er rede. Seine beiden Augenbrauen sind verzogen/verkrampft, indem (die eine) einen Fall von Ziehen nach oben (und die andere) einen Fall von Bedecken (Klappen) nach unten gemacht haben wie jemand, der beim Zwinkern ist. Sein Gesicht ist {beim}Weinen.

(Glosse J). Was anbetrifft: er ist blaß geworden (und) hat einen Schwächeanfall erlitten.

Das ist Blaßwerden; er ist nämlich trotz des Schwächeanfalles ein (Mann, von dem man sagt:) „Tritt (gegen die Krankheit) auf, gehe {ihr} nicht aus dem Wege."

Kommentar Fall 7

Am vorliegenden Paradigma werden drei verschiedene Fälle bzw. Varianten einer Verletzungsart geschildert, bei denen die *tpꜣ.w* des Schädels durchlöchert sind. Der Versuch, diese *tpꜣ.w* anatomisch zu bestimmen, hat zu verschiedenen Vermutungen geführt.

Breasted wollte hierin die Suturen erkennen[282], Ebbell das Tentorium cerebelli[283], v. Deines und Westendorf die Falx cerebri[284]. Eine interessante und durchaus erwägenswerte Interpretation liefert Chapman, der die Meinung vertritt, es müsse sich um die Stirnhöhle (Sinus frontalis) handeln, die tatsächlich, wie in Glosse A angegeben, „zwischen Schale und Schale (also intraosseär) seines Schädels" liegt[285]. Ein Problem ergibt sich daraus, daß die Feststellung „Die *tpꜣ.w* sind von Leder (*dḫr*)" für die Stirnhöhle nicht zutrifft, woran auch der Hinweis von Chapman auf das Endothel (die Innenhaut) der Stirnhöhle nichts ändert, da dieses eben keine lederartige Konsistenz hat[286]. Am ehesten in Einklang zu bringen wäre diese Beschreibung mit der Dura mater. Der Plural *tpꜣ.w* wirkt hier im ersten Moment etwas befremdlich, man muß sich aber vor Augen halten, daß es sich bei *den* Hirnhäuten um mehrere Schichten handelt, von denen wir heute nur die äußerste als dura mater bezeichnen. Bei dieser Deutung wäre allerdings zu bemerken, daß *ntn.t*[287] in Sm 6 zweifelsfrei ebenfalls die Hirnhaut bezeichnet.

In allen Fällen, insbesondere aber auch wenn man sich für den Sinus frontalis entscheidet, müssen anatomische Vorkenntnisse zwingend angenommen werden, die nur aus systematischen (Teil-)Sektionen stammen können. Nur so ist auch der Plural *tpꜣ.w* zu erklären, denn die Paarigkeit „der" Stirnhöhle dürfte aus einer Verletzung kaum ersichtlich werden. Überhaupt ist eine Durchstoßung der Stirnhöhlen am frisch-verletzten, blutenden Patienten praktisch nicht zu erkennen, wenn man die genannten Strukturen nicht bereits an dieser Stelle vermutet.

Die primäre Fallschilderung endet mit dem Verdikt: eine Krankheit, mit der ich kämpfe (Z.6).

Falls es sich überhaupt um die Beschreibung eines konkret gesehenen Falles handelt, was zu bezweifeln ist (s.u.), endet dieselbe an dieser Stelle und es folgt -lehrbuchmäßig- die Abhandlung von Komplikationen, die selbstverständlich nicht alle an ein- und demselben Patienten gesehen worden sein können:

---

282 J. Breasted, The Edwin Smith Surgical Papyrus, 1930, Vol. I 185-186

283 B. Ebbell, Die ägyptische Chirurgie, 1939

284 WbM S. 948

285 P. H. Chapman, Case Seven of the Smith Surgical Papyrus: The Meaning of TP3W in JARCE 29 (1992) 35-42

286 "... a delicate membrane which easily peels away from the smooth, bony walls of the cavity" (Chapman, a.a.O.)

287 WbM 490

1. „Wenn du jenen Mann findest, gebunden(*ḥtr*) ist das Band seines Unterkiefers" (Z.7).
   Welche Art der Komplikation vorliegt, ist nicht eindeutig zu bestimmen, jedenfalls kann der Verletzte wohl den Unterkiefer nicht bewegen. Der Grund hierfür könnte eine Frakturlinie im Mandibulargelenk sein, oder eine Fraktur im temporalen Bereich des Schädels. Bei der Beschreibung des genannten Bandes in Glosse B denkt man topographisch am ehesten an den m. masseter. Zwar ist dieser nicht für die Mundöffnung zuständig, die von der Mundbodenmuskulatur besorgt wird, wenn man jedoch, wie oben vorgeschlagen, an eine mehr temporal liegende Verletzung denkt, so könnte das gesamte Gebiet so aufgeschwollen sein, daß die Bewegung des Unterkiefers allein dadurch stark behindert ist.
   Schließlich wäre auch an einen Kaumuskelkrampf als Folge des Verletzungsschocks zu denken.
2. „Wenn du *dagegen* einen Mann findest, es hat sein Fleisch Hitze bekommen... "
   Es handelt sich ohne Zweifel um eine Wundinfektion, wobei die Kenntnis der klassischen Entzündungszeichen (Hitze, Rötung, Schwellung, Schmerz) in der ägyptischen Medizin vorausgesetzt werden kann (s. hierzu auch Fall 39). Das Wundfeld scheint vereitert zu sein, es verströmt einen fötiden Geruch, wie „die Ausscheidung von Kleinvieh".
   Das Symptom „Zahnschmerzen" ist schwer erklärbar, es sei denn, man sieht diese als Fortleitung des allgemeinen Wundschmerzes an. Bardinet übersetzt *tjꜣ* als „Kaumuskelkrampf" und in Z.10/11 „seine Zähne (*nḫd.t.f*) sind gebleckt", was wohl auf den bei Wundstarrkrampf bekannten „Risus sardonicus" deuten soll. Hierzu würde auch die Aussage: „sein Gesicht ist, wie wenn es weint" passen. Ob hier eine gewöhnliche Wundinfektion vorliegt, oder ein Wundstarrkrampf, wird kaum schlüssig zu belegen sein. In jedem Falle ist das Verdikt: „eine Krankheit, die man nicht behandeln kann" berechtigt.
3. „Wenn Du dagegen jenen Mann findest, er ist blaß geworden ... " (Z.13)

Dieses Symptom führt auf eine weitere Komplikation, die sich allerdings eher aus den therapeutischen Maßnahmen erschließt, als aus der Tatsache, daß der Patient blaß geworden ist: ein mit Stoff umkleideter Meißel wird in seinen Mund geschoben, dann wird ein „Schlürftrank" (*sẖb.w*) bereitet. Beides könnte darauf hinweisen, daß der Patient tonisch-klonische Krämpfe entwickelt, wie sie bei Hirnverletzten nicht selten sind. Der Meißel verhindert einen Erstickungsanfall nach Zusammenbeißen der Zähne im Krampfanfall mit Zurückfallen der Zunge und Glottisverschluß. Der bereitete Trank muß aktiv geschlürft werden und kann deshalb nicht, wie feste Nahrung, zur Aspiration führen.

Am vorstehenden Fall 7 zeigt sich besonders deutlich, daß es nicht in der Intention des Autors liegt, einen konkreten, wirklich gesehenen Krankheitsfall zu schildern. Vielmehr handelt es sich um ein Paradigma, das mit verschiedenen Komplikationsmöglichkeiten, ihrer Symptomatik und ihren Therapiemöglichkeiten ausgestattet ist. Der vorliegende Text hat somit Lehrbuchcharakter.

Sm 8 (4,5-18)
Heilkunde für einen Splitterbruch in seinem Schädel unter der Haut (seines) Kopfes.

Wenn du einen Mann mit einem Splitterbruch seines Schädels unter der Haut seines Kopfes untersuchst; nicht sind irgendwelche Dinge (Wunde, Spalt, Loch) auf ihr (auf der Kopfhaut); dann sollst du seine Wunde/Verletzung abtasten, und findest du eine Geschwulstblase, die sich erhebt auf der Außenseite jenes Splitterbruches, der an seinem Schädel ist. Sein Auge ist verdreht infolgedessen, (und zwar) an (dieser) seiner Seite, die mit jener Schlagverletzung versehen ist, die an seinem Schädel ist. Er geht lahm an seiner Sohle, (und zwar) an (dieser) seiner Seite, die mit jener Schlagverletzung versehen ist, die an seinem Schädel ist. – Du mögest ihn unterscheiden von einem (Mann), den etwas geschlagen hat, das von außen eingedrungen ist[288] (ein Dämon), als einem (Mann), dessen Kopf des Krallenknochens in seiner Schulter nicht gelöst ist, und einem (Mann), dessen Daumen (nicht) in die Mitte seiner Hand gefallen ist. – Er gibt Blut aus seinen beiden Nasenlöchern (und) aus seinen beiden Ohren; er leidet an Versteifung in seinem Nacken:

(Dann mußt du dazu sagen: Ein (Mann) mit einem Splitterbruch unter der Haut seines Kopfes; indem nicht irgendwelche Dinge auf ihr (auf der Kopfhaut) vorhanden sind; eine Geschwulstblase erhebt sich auf der Außenseite jenes Splitterbruches, der an seinem Schädel ist. Sein Auge ist verdreht infolgedessen, (und zwar) an der Seite von ihm, die mit jener Schlagverletzung versehen ist, die an seinem Schädel ist. Er geht lahm an seiner Sohle, (und zwar) an der Seite von ihm, die mit jener Schlagverletzung versehen ist, die an seinem Schädel ist. Er gibt Blut aus seinen beiden Nasenlöchern (und) aus seinen beiden Ohren; er leidet an Versteifung in seinem Nacken. Eine Krankheit, die man nicht behandeln kann.

Seine Behandlung ist Sitzen, bis er (der Splitterbruch) sich geglättet hat, (und) bis du weißt, daß er zur Sache (Krise) gelangt ist.

Wenn du also jenen Splitterbruch findest, der an seinem Schädel ist, wie diese (bekannten) Schrumpeln, die an gegossenem Metall entstehen; es sind Dinge darin (im Splitterbruch), die zittern (und) flattern unter deinen Fingern wie die schwache Stelle der Schädeldecke eines Kindes (die Fontanelle), die noch nicht zusammengefügt ist. – Es entsteht jenes Zittern (und) Flattern unter deinen Fingern, sobald das Gehirn seines Schädels aufgebrochen ist. – Er gibt

[288] siehe Gl. C

Blut aus seinen beiden Nasenlöchern (und) aus seinen beiden Ohren; er leidet an Versteifung in seinem Nacken:

(dann mußt du dazu sagen: Ein (Mann) mit einem Splitterbruch ...).

Eine Krankheit, die man nicht behandeln kann.

(Glosse A) Was anbetrifft: Ein Splitterbruch an seinem Schädel unter der Haut seines Kopfes; nicht irgendeine Wunde/Verletzung auf ihr (auf der Kopfhaut). – Das bedeutet: Zersplittert sind die Scherben/Schalen seines Schädels; das Fleisch, das (auf) seinem Kopf ist, ist unversehrt. (Glosse B) Was anbetrifft: Er geht, indem er lahmt an seiner Sohle. -Er sagt (es) zu (der Tatsache, daß) er geht, indem seine Sohle träge/schwach ist; sie ist ihm nicht angenehm zum Gehen, indem sie weich ist (und) herabhängt. Die Spitzen seiner Zehen sind zur Unterseite seiner Sohle eingebogen; sie (die Zehenspitzen) gehen, indem sie den Fußboden suchen (Schlurfen, Aufschleifen). Er sagt „er lahmt" dazu.

(Glosse C) Was anbetrifft: Ein (Mann), den etwas geschlagen hat, das von außen eingedrungen ist, (und zwar) an (dieser) seiner Seite, die mit diesem Leiden (der Schlagverletzung) versehen ist. – Das ist ein (Mann), der von etwas getroffen ist, das von außen eingedrungen ist, (und zwar) an (dieser) seiner Seite, die mit diesem Leiden versehen ist.

(Glosse D): Was anbetrifft: Etwas, das von außen eingedrungen ist. – Das ist der Hauch eines Gottes von außen oder eines Toten, also/fürwahr etwas, das zum Eindringen veranlaßt ist. Nicht ist es etwas, das sein Körper hervorbringt.

(Glosse E) Was anbetrifft: Ein (Mann), dessen Kopf des Krallenknochens seiner Schulter nicht gelöst ist, und als ein (Mann), dessen Daumen nicht in die Mitte seiner Hand gefallen ist. – Er sagt: Das bedeutet, daß der Kopf des Krallenknochens seiner Schulter nicht gelöst ist und (daß) sein Daumen nicht in der Mitte von seiner Hand gefallen ist.

Kommentar Fall 8

Es handelt sich zweifellos um eine geschlossene Schädelverletzung von nicht unerheblichem Umfang, mit einer Aufschwellung über der Fraktur, die wohl auf den Schlag oder Stoß zurückzuführen ist, der zu dieser Fraktur geführt hat.

Bei der Palpation werden die Splitter fühlbar, vielleicht auch die Hirnwindungen (Gyri). Im Frakturfeld ist ein „Zittern und Flattern" festzustellen, wie an der noch nicht geschlossenen Fontanelle eines Kindes.

Der Patient entwickelt neuropathologische Symptome: er hat eine Lähmung des Fußes, die sich interessanterweise an der gleichen Seite wie die Verletzung befindet, während sie, wegen der Kreuzung der motorischen Bahnen eigentlich an der Gegenseite zu erwarten wäre. Möglicherweise handelt es sich tatsächlich um einen „Contrecoup", wie Westendorf meint[289]. Da es sich bei den vorliegen-

[289] Hdb. S. 718 Anm. 21

den Texten indessen nicht um Kasuistiken handelt, sondern um paradigmatische Lehrtexte, kann es sich aber auch ganz einfach um eine Unachtsamkeit handeln, die darauf beruht, daß die erwähnte Kreuzung der motorischen Bahnen nicht bekannt war.

Ferner wird angegeben, das Auge des Patienten sei „verdreht". Hierbei könnte an eine Einblutung in die Augenmuskulatur gedacht werden, oder aber an eine Entrundung der Pupillen, als weitere neurologische Ausfallerscheinung. Verursacht werden diese Symptome wohl durch eine subdurale oder subarachnoidale Blutung[290]

Ganz im Sinne eines Lehrtextes wird eine Differentialdiagnose vorgestellt:

Der Patient ist zu unterscheiden von einem, den etwas, das von außen eintritt, geschlagen hat, oder einem, bei dem sich der „Kopf des Krallenknochens (der Schulter) nicht gelöst hat", oder von einem, der eine Fehlstellung der Hand hat. Man möchte hier an Spastiker denken, deren Symptome ja ebenfalls von einer (meist perinatal erworbenen) subduralen Blutung herrühren, was mit dem Kenntnisstand der ägyptischen Medizin allerdings nicht erkannt werden konnte, weshalb diese Erscheinungen folgerichtig als Einwirkung von Dämonen gedeutet wurden.

Die Situation war mit den Mitteln einer antiken Medizin nicht zu beherrschen. Das Verdikt lautet daher: „Eine Krankheit, die man nicht behandeln kann".

In der griechischen medizinischen Literatur findet sich in der Schrift „De capitis vulneribus" des Hippokrates[291] eine ausführliche Besprechung der Schädelbrüche, die er wie folgt einteilt:

1. Einfacher Spalt
2. Contusio ohne Fraktur und Impression (materiell nicht zu erkennen)
3. Fraktur, verbunden mit Impression
4. Knochenwunde durch schneidendes Werkzeug
5. Verletzung durch Contrecoup, d.h., die Verletzung ist an einer anderen Stelle vorhanden, als der, an der die Gewalt eingewirkt hat.

Diese Einteilung ist auch aus den vorliegenden Fällen von Schädelverletzungen des pSmith erkennbar.

Sm 9 (4,19-5,5)
Heilkunde für eine Wunde an seiner Stirn (*ḥꜣ.t-ḥr*), zersplittert ist die Scherbe/Schale seines Schädels.

Wenn du einen Mann mit einer Wunde an seiner Stirn untersuchst, zersplittert ist die Schale/Scherbe seines Kopfes (*ḏꜣḏꜣ*).

[290] Hirnhäute (von außen nach innen): Dura mater, Arachnoidea, Pia mater

[291] Littré, T. III, p. 150-261

Dann sollst Du ihm machen: Ei des Straußes, zerrieben (und gegeben) in Öl/Fett; werde an die Öffnung seiner Wunde gegeben. Danach sollst du ihm machen Ei des Straußes, zerrieben (und) zu einem Streupuder gemacht. – Das ist die Trocknung/das Trockenmittel einer Wunde. – Dann sollst du ihm eine Binde von der Tasche des Arztes auf sie (die Wunde) geben. Dann sollst du sie (die Wunde) am dritten Tag entblößen, und du findest, daß er (der Puder) die Scherbe/Schale zusammengefügt hat, indem die Beschaffenheit wie das Ei des Straußes ist.

Was als Zauber über diesem Heilmittel gesprochen wird: Vertrieben werde der Feind, der in der Wunde ist; zum Zittern werde das Böse gebracht, das im Blut ist, dem Feind des Horus. Ein Schutz (*gs-dp.t*) ist der Zauberspruch der Wirkungsmächtigen (Isis). Nicht soll diese Schläfe in Gefahr kommen, nicht soll das Gefäß (Ader) darin verletzt werden/Schaden nehmen (? *npw*), (denn) ich bin im Schutz der Wirkungsmächtigen (Isis), (und so) wird der Sohn des Osiris immer wieder gerettet.

Danach sollst du ihm Kühlung verschaffen: Früchte (*jšd.t*) von Feigen; Öl/Fett; Honig; werde gekocht, werde abgekühlt; werde ihm gegeben.

(Glosse A) Was anbetrifft: Eine Binde von der Tasche des Arztes. – Das ist eine Binde, die diesem (besagten) Verbinder zu Verfügung steht (und) die er auf dieses (besagte) Heilmittel legt, das auf dieser (besagten) Wunde ist, die an seiner Stirn ist.

Kommentar Fall 9

Der vorliegende Fall unterscheidet sich von den meisten anderen des pSmith dadurch, dass:

1. keine Symptome genannt werden
2. kein Verdikt gegeben wird
3. die Therapie nicht rein empirisch bzw. schulmedizinisch ist, sondern Elemente der Magie enthält, wobei dem mitgeteilten Zauberspruch zu entnehmen ist, daß der ägyptischen Medizin die Arteria temporalis als wichtiges Gefäß bekannt war[292]

Der empirische Anteil der Therapie umfaßt die Trocknung der Wunde unter Zuhilfenahme eines „Ei des Straußes“, offenbar in zwei verschiedenen Konfektionierungen: einmal flüssig, versetzt mit Öl/Fett, also wohl der Inhalt des Eies, und dann als Streupuder, wohl zubereitet aus der Schale, also trocken. Die Idee, der Kalkgehalt der Eierschale könne die Knochenbildung fördern, ist medizinisch abwegig. Es handelt sich wohl um magische Vorstellungen, in denen das Ei des

[292] *nn sbn mꜣʿ pn n npw mt jm* – wobei die Bedeutung von *npw* noch immer nicht abschließend geklärt ist. (WbM 457, Wb II 248, Ha II 671

Straußes nach dem bis in die Medizin der Renaissance hinein anzutreffenden Prinzip „similia similibus“ mit dem Kopf des Kranken gleichgesetzt wird.

Die Anwendung eines austrocknenden Medikamentes empfiehlt auch Hippokrates[293]. Sehr nahe der hier geschilderten Therapie kommt der italienische Chirurg Pietro d'Argellata (Anf. 15. Jhd) mit seiner Anweisung, auf Wunden ein „pulvis incarnativus“ aufzubringen, das mit Eiweiß vermischt ist. Um das Ankleben des Eiweißes zu verhindern, wird auf die Wunde (über das Pulver?) eine in Öl getränkte „pecia“ gelegt.[294]

Die Wunde wird bis zum dritten Tag mit einer Binde verschlossen, danach angesehen. Auch heute wird im Wesentlichen so verfahren (nicht zu häufiger Verbandwechsel bei Schädelverletzungen).

Erwähnenswert aus Glosse A ist schließlich noch, daß der ägyptische Arzt offenbar mit einer „Tasche“ (Bereitschaftstasche) ausgerüstet war, die zu den Einsätzen mitgenommen wurde.

Sm 10 (5,5-9)
Heilkunde für eine Wunde an der Spitze seiner Augenbraue.

Wenn du einen Mann mit einer Wunde an der Spitze seiner Augenbraue untersuchst, die bis zum Knochen reicht, dann sollst Du seine Wunde abtasten (und) ihm ihre Klaffen mit einem Faden zusammenfassen:

Dann mußt du dazu sagen: {Ein (Mann) mit} einer Wunde an seiner Augenbraue. Eine Krankheit, die ich behandeln werde.

Nachdem du sie (die Wunde) genäht hast, {sollst du sie verbinden} mit frischem Fleisch am ersten Tag. Wenn du diese Wunde findest, indem ihre Naht sich verschoben hat, dann sollst du ihm (ihre Klaffen) zusammenfassen mit einem Binden-Paar (Kreuzverband?). Du mögest sie (die Wunde) mit Öl/Fett (und) Honig behandeln jeden Tag, bis es ihm besser geht.

(Glosse A) Was anbetrifft: Ein Binden-Paar aus Stoff. – Das sind zwei Binden aus Stoff, die man auf die beiden Lippen der Klaff-Wunde legt, um zu veranlassen, daß ein (Wundrand) am anderen haftet.

Kommentar Fall 10

Die bis zum Knochen reichende Wunde am Ende einer Augenbraue wird offenbar als Bagatellverletzung gesehen. Ihr wird zunächst eine Routinebehandlung zuteil, mit frischem Fleisch und Öl, das wohl wegen seiner emollierenden Wirkung eingesetzt wird, oder um das Ankleben eines, hier nicht genannten, Eiweiß-Streupulvers zu verhindern (s. Fall 9).

---

293 „De vulneribus, ulceribus“ Littré, T. VI p. 398-483

294 zitiert nach Gurlt, Chirurgie, 1898, Bd. I, S. 835

Bemerkenswert ist die Anweisung: „Dann sollst du ... ihre Klaffen (d.h. klaffenden Wundränder) mit einem Faden zusammenfassen". Hier zeigt sich, daß die Wundnaht bereits im alten Ägypten zur Routinebehandlung von Wunden gehört, wobei über die Nahttechnik leider nichts gesagt wird.

Für den Fall, daß die Naht sich verschiebt, wird ein „Binden-Paar" zum Zusammenhalten der Wunde empfohlen. Auch hier fehlen nähere Angaben, es muß sich aber wohl um eine Art Klammerverband gehandelt haben.

Die Vereinigung der Wundränder als wichtigste Voraussetzung für die Wundheilung wird ausführlich bei Celsus (ca. 40 n. Chr.) abgehandelt, der als weitere Voraussetzung für eine Wundheilung per primam intentionem nennt, daß die Wunde frei von Blutgerinnseln und Fremdkörpern sein muß.[295]

Nicolaus Florentinus (15. Jhd.) nennt folgende vier Bedingungen für eine komplikationslose Wundheilung:

a) Die Wundränder müssen bis zur Berührung vereinigt werden und sie müssen
b) bis zur Heilung in dieser Position fixiert werden.
c) Es ist zu verhindern, daß die Verbindung der Wunde von außen oder von innen gestört wird.
d) Die umgebenden Teile sind in ihrer normalen Verfassung zu erhalten[296]

Die gleichen Forderungen finden sich auch in den Therapieanweisungen des pSmith.

Sm 11 (5,10-15)
Heilkunde für einen Bruch am Pfeiler seiner Nase (Nasenbein)

Wenn du einen Mann mit einem Bruch am Pfeiler seiner Nase untersuchst, seine Nase ist breitgeschlagen; eingeebnet ist sein Gesicht; die Geschwulstblase, die auf ihm (dem Bruch) ist, erhebt sich; er hat Blut aus seinen beiden Nasenlöchern gegeben:

Dann mußt du dazu sagen: ein (Mann) mit einem Bruch am Pfeiler seiner Nase. Eine Krankheit, die ich behandeln werde.

Dann sollst du ihm (die Nasenlöcher) auswischen {mit} zwei Tupfern aus Stoff. Dann sollst du zwei Tupfer aus Stoff, befeuchtet mit Öl/Fett, in das Innere seiner beiden Nasenlöcher legen. Dann sollst du {ihn} auf sein Ruhelager legen, bis seine Geschwulstblase sich verzogen hat. Dann sollst du ihm Polster aus Stoff anlegen (und) durch sie seine Nase einschnüren/ zusammenhalten. Du mögest ihn (den Bruch) danach {mit} Öl/Fett, Honig (und) Fasern behandeln jeden Tag, bis es ihm besser geht.

---

295 zitiert nach Gurlt a.a.O. I 344

296 Gurlt a.a.O., I 815

(Glosse A) Was anbetrifft: Der Pfeiler seiner Nase. – Das ist die obere Spitze/Kante seiner Nase bis hin zu ihrer Hälfte auf der Oberseite seiner Nase, im Innern seiner Nase, in der Mitte (zwischen) den beiden Nasenlöchern.

(Glosse B) Was anbetrifft: Seine beiden Nasenlöcher. – {Das sind} die beiden Seiten(räume) seiner Nase, bis zu seiner Wange (und) bis hin zum Ende seiner Nase(nspitze) reichend, {auf} der Oberseite seiner Nase aufhörend.

Sm 12 (5,16-6,3)
Heilkunde für einen Bruch in der Kammer (Innenraum) seiner Nase.

Wenn du einen Mann mit einem Bruch in der Kammer (Innenraum) seiner Nase untersuchst, und du findest seine Nase verbogen; breitgeschlagen ist sein Gesicht; die Geschwulstblase, die auf ihm (dem Bruch) ist, erhebt sich:

Dann mußt du dazu sagen: Ein Mann mit einem Bruch in der Kammer seiner Nase. Eine Krankheit, die ich behandeln werde.

Dann mußt du ihn (den gebrochenen Knochen) (zurück)fallen lassen, so daß er (wieder) an seiner (richtigen) Stelle liegt, (und) ihm die Innenräume seiner beiden Nasenlöcher mit zwei Bäuschen aus Stoff auswischen, bis alles Blut-Gewürm/Gerinnsel herauskommt, das im Innern seiner Nase verknotet ist. Danach sollst du zwei Tupfer aus Stoff anlegen, die mit Öl/Fett befeuchtet sind, und (sie) in seine beiden Nasenlöcher legen. Dann sollst du ihm zwei Polster aus Stoff anlegen (und) darüber einen Verband machen. Du mögest ihn (den Bruch) danach mit Öl/Fett, Honig (und) Fasern behandeln jeden Tag, bis es ihm besser geht.

(Glosse A) Was anbetrifft: Ein Bruch in der Kammer seiner Nase. – Das ist die Mitte seiner Nase bis hin zu (ihrem) Ende, bis zu der (Stelle) reichend, die zwischen seinen beiden Augenbrauen ist.

(Glosse B) Was anbetrifft: Seine Nase ist verbogen, breitgeschlagen ist sein Gesicht. – Das bedeutet: Krummgezogen ist seine Nase, ganz geschwollen (und) vergrößert, seine beiden Wangen ebenso; und so ist sein Gesicht breitgeschlagen infolgedessen, nicht ist es in seinem gewohnten Zustand wegen der Tatsache, daß alle (seine) Vertiefungen mit Schwellungen ausgestopft sind; und so sieht sein Gesicht infolgedessen breitgeschlagen aus.

(Glosse C) Was anbetrifft: Alles Blut-Gewürm, das im Innern seiner beiden Nasenlöcher verknotet ist. – Das bedeutet: Gebacken/getrocknet ist das Blut im Innern seiner beiden Nasenlöcher, von gleicher Gestalt wie das Gewürm, das sich im Wasser befindet.

Kommentar Fälle 11 und 12

Bei Fall 11 handelt es sich um einen großflächigen Einbruch des Nasenbeines (os nasale) offenbar einschließlich des septum nasi, was aus der Glosse A hervorgeht, in der es heißt: „... im Innern seiner Nase, in der Mitte zwischen den beiden Nasenlöchern".

Fall 12: Zunächst ist der Unterschied zu Fall 11 nicht klar erkennbar. Auch hier ist die Nase verbogen, das Gesicht breitgeschlagen. Mit dem Bruch der „Kammer seiner Nase" kann hier aber wohl kaum das septum nasi gemeint sein, das im vorigen Fall eine Rolle gespielt hat. Vielleicht wäre an eine Fraktur der conchae nasi zu denken. Dies würde mit der Erklärung von Westendorf[297] „Innenraum" der Nase gut übereinstimmen, da die Conchae im Innenraum der Nase liegen. Andererseits wäre aber auch zu erwägen, ob es sich bei der „Kammer" der Nase nicht auch um die Stirnhöhle (sin. frontalis) handeln könnte, die auch im Fall 7 eine Rolle zu spielen scheint (dort allerdings als *tpȝ.w* bezeichnet).

In beiden Fällen wird nach der Reinigung des Naseninnenraumes und einer abschwellenden Therapie, sowie, im Falle 12, einer Reposition, eine plastische Behandlung versucht: durch Einlegen von Polstern aus Stoff bis zur Abheilung soll die Gestalt der Nase einigermaßen wiederhergestellt werden[298]

Nasenplastiken werden für den indischen Kulturraum erstmals im Agurveda von Suçruta (ca. 900 n.Chr.) erwähnt[299].

In Europa ist die Rhinoplastik nicht vor dem 15. Jahrh. nachzuweisen (Branca, Bartolomeo Fazio), sie wurde dann im folgenden Jahrhundert von Tagliacozzi (1546-1599) weiter entwickelt[300]. Beide vorgenannten Methoden arbeiten jedoch als echte plastische Chirurgie nach der „Rollappenmethode".

Eine Nasenplastik nach Reposition und Einlegen von Stoff, die der ägyptischen Methode nahekommt, beschreibt Hippokrates in „de articulis"[301]. Er formt dieselbe zunächst von innen her mit einem „Salbenspatel". Danach werden Tampons aus Leinwand oder Leder in die Nasenlöcher eingeführt und äußerlich ein Verband angelegt.

Sm 13 (6,3-7)
Heilkunde für einen Splitterbruch in seiner Nase.

Wenn du einen Mann mit einem Splitterbruch in seiner Nase untersuchst, dann sollst du deine Hand auf seine Nase legen in der Umgebung jenes Splitterbruches, (und du findest:) er (der Bruch) verschiebt sich unter deinen Fingern; und außerdem gibt er (der Mann) Blut aus seinem Nasenloch (und) seinem Ohr, (und zwar) {an (dieser) seiner Seite}, die mit jenem Splitterbruch versehen ist, (und) auch aus

297 Hdb S. 722
298 In diesem Zusammenhang wäre auch auf die an einer Mumie gefundene und von G. Mérei und J. Nemeskéri publizierte Nasenprothese hinzuweisen (ZÄS 84(1959)76-78)
299 Gurlt, Geschichte der Chirurgie, Berlin 1898 I,48
300 Gurlt, a.a.O. II,488
301 Littré T. IV. p. 1-327

seinem Mund. Es ist schwierig, daß er seinen Mund infolgedessen öffnet; er ist bewußtlos:

Dann mußt du dazu sagen: Ein (Mann) mit einem Splitterbruch an seiner Nase. Eine Krankheit, die man nicht behandeln kann

Kommentar Fall 13

Unter der Überschrift „Heilkunde für einen Splitterbruch an seiner Nase" ist zunächst ein Bruch des Nasenbeines (os nasale) zu vermuten, der, wenn auch gesplittert, nach unserem Dafürhalten kein allzu großes Problem darstellt. Auch der ägyptische Arzt dürfte eigentlich vor keiner unlösbaren Aufgabe gestanden haben, abgesehen vielleicht davon, daß die kosmetischen Ergebnisse nicht ganz so befriedigend gewesen sein dürften, wie in unseren Tagen. Umso erstaunlicher mutet das Verdikt an: „Eine Krankheit, die man nicht behandeln kann". Bei näherem Hinsehen fallen dann vier Aussagen auf, die nicht in das Bild des komplikationslosen Nasenbeinbruches passen:

1. „... dann sollst du deine Hand auf seine Nase legen, in der **Umgebung** jenes Splitterbruches ... "
2. „und außerdem gibt er Blut aus seinem Nasenloch (und) **aus seinem Ohr**[302] „
3. „Es ist schwierig, daß er seinen Mund **infolgedessen** öffnet".
4. „er ist bewußtlos"

Man kann sich des Eindruckes nicht erwehren, daß die vorliegende Verletzung sehr viel gravierender ist, als die Bezeichnung „Splitterbruch in seiner Nase", bei der man zunächst nur an eine (Splitter-)Fraktur des os nasale denkt, vermuten läßt. Möglicherweise handelt es sich um einen Kombinationsbruch Nasenbein-Jochbein oder um eine Berstungsfraktur, die von einem Mittelgesichtsbruch ausgeht.

In diesem Falle:

1. wären auch in der **Umgebung** des Splitterbruches Frakturlinien zu tasten, und eine Crepitatio festzustellen.
2. eine **Blutung aus dem Ohr** erklärlich, wenn diese dasselbe erreichen.
3. Ein so ausgedehnter *sḏ* - Bruch kann ohne weiters auch eine Einblutung in das Mandibulargelenk verursachen, mit der Folge, daß der Patient den **Mund nicht öffnen** kann.
4. Die **Bewußtlosigkeit** ist eine verständliche Folge einer derart schweren Verletzung.

Schließlich wird unter dieser Annahme auch das Verdikt verständlich.

302 Ein Symptom, das häufiger begegnet und immer eine ernste Komplikation anzeigt, ohne daß die Art der Verletzung hierfür ursächlich zu sein scheint.

Sm 14 (6,7-14)
Heilkunde für eine Wunde in seinem Nasenloch.

Wenn du einen Mann mit einer Wunde in seinem Nasenloch untersuchst, die aufgeweicht ist, und du findest die beiden Lippen jener Wunde, indem sie gegeneinander verschoben sind, dann sollst Du ihm jene Wunde mit einem Faden zusammenfassen:

Dann mußt du dazu sagen: Ein (Mann) mit einer Wunde in seinem Nasenloch, die aufgeweicht ist. Eine Krankheit, die ich behandeln werde.

Dann sollst du ihm zwei Bäusche von Stoff machen; dann sollst du alles Blut-Gewürm/Gerinnsel auswischen, das im Innern seines Nasenloches verknotet ist. Dann sollst du sie (die Wunde) mit frischem Fleisch verbinden am ersten Tag. Wenn ihre (der Wunde) Naht verschoben ist, nachdem du ihr das frische Fleisch (wieder) abgenommen hast, sollst du sie mit Öl/Fett, Honig (und) Fasern verbinden jeden Tag, bis daß es ihm besser geht.

(Glosse A) Was anbetrifft: Eine Wunde in seinem Nasenloch, die aufgeweicht ist. – Das bedeutet: Weich sind die beiden Lippen seiner Wunde, indem sie zum Innern seiner Nase offen ist, wie man „aufgeweicht" zu Dingen sagt, die weich sind.

Kommentar Fall 14

Es handelt sich offenbar um eine Wunde am Nasenrand oder einen Einriß (?) am Nasenflügel. Derartige Verletzungen sind prinzipiell unproblematisch und werden, wie man sieht, auch von der altägyptischen Medizin komplikationslos beherrscht.

Wenn der Knorpel beteiligt ist, zeigen sie allerdings eine schlechte Heilungstendenz. Der Hinweis „aufgeweicht"[303] könnte vielleicht in diese Richtung weisen, obwohl sich dieser Vorgang nach wie vor einer befriedigenden medizinischen Erklärung entzieht. Der Begriff taucht auch nicht ausschließlich in Zusammenhang mit solchen Körperstellen auf, an denen sich Knorpel befindet[304].

Die Wunde wird genäht und konventionell am ersten Tag mit einem Fleischverband versorgt, sowie mit Öl/Fett nachbehandelt, um narbige Verziehungen (Strikturen) zu vermeiden.

---

303 *sdb* – WbM S. 825, Ha II 675

304 Kein Knorpel findet sich in den Lippen (Sm26), den Schlüsselbeinen (Sm34) und dem Oberarm (Sm37)

Sm 15 (6,14-17)
Heilkunde für ein Loch in seiner Wange.

Wenn du einen Mann mit einem Loch in seiner Wange untersuchst, und du findest eine Geschwulstblase, die sich erhebt, schwarz (und) fremdartig (ungewöhnlich schwarz), auf seiner Wange:

Dann mußt du dazu sagen: Ein (Mann) mit einem Loch in seiner Wange. Eine Krankheit, die ich behandeln werde.

Dann sollst du das Loch mit Verbandzeug (*jmrw*) verbinden; du mögest es danach (mit) Öl/Fett (und) Honig behandeln jeden Tag, bis daß es ihm besser geht.

Sm 16 (6,17-21)
Heilkunde für einen Spalt in seiner Wange.

Wenn du einen Mann mit einem Spalt in seiner Wange untersuchst, und du findest eine Geschwulstblase, die sich erhebt (und) gerötet ist, auf der Außenseite jenes Spalts:

Dann mußt du dazu sagen: Ein (Mann) mit einem Spalt in seiner Wange. Eine Krankheit, die {ich} behandeln werde.

Dann sollst du ihn (den Spalt) mit frischem Fleisch verbinden am ersten Tag. Seine Behandlung ist Sitzen, bis daß seine Geschwulstblase sich verzogen hat. Du mögest ihn danach {mit} Öl/Fett, Honig (und) Fasern behandeln jeden Tag, bis daß es ihm besser geht.

Kommentar Fälle 15 und 16

Es handelt sich um eine perforierende Verletzung an der Wange, offenbar mit nekrotischen Wundrändern. Erforderlich wäre eine Naht, die jedoch in diesem Fall nicht erwähnt ist. Dieser vorausgehen müßte allerdings auch eine „Anfrischung" d.h. eine Ausschneidung der nekrotischen Wundränder, die offenbar auch bekannt war (s. Eb 766(f) und Kommentar S. 33).

Bei der häufig im Zusammenhang mit Wunden erwähnten „Aufschwemmung" dürfte es sich um eine Unterblutung oder um eine Infektion handeln. Auf eine solche weisen auch die schwarzen Wundränder.

Zusammen mit der an anderer Stelle erwähnten „Hitze" (z.B. Sm 7) und der „Röte" (z.B. Eb 408) sowie dem Schmerz, der als bekannt vorausgesetzt werden darf, haben die von Celsus (1. Jhd. n. Chr.) erstmals formulierten Entzündungszeichen rubor, dolor, tumor, calor schon in der ägyptischen Medizin Beachtung gefunden[305]

[305] siehe hierzu auch den Kommentar zum Fall Sm 41

Der Fall 16 unterscheidet sich vom vorhergehenden dadurch, daß die Wunde als „Spalt“ (*pšn*) beschrieben wird, was auf einen Messerstich weisen könnte, wenn die Fleischwunde gemeint ist, oder auf eine Fissur des darunter liegenden Knochens. Auf die letztere Möglichkeit weist die Lagerung durch Sitzen, die offenbar immer dann gewählt wird, wenn der ägypt. Arzt eine Eröffnung des Pericraniums vermutet. Die Wundränder sind ebenfalls gerötet, also unterblutet oder entzündet.

Die Therapie ist in beiden Fällen die ägypt. Standardtherapie für Wunden mit kleinen Variationen. Der Fleischverband wird in Sm 15 nicht angewandt, auch ist die Lagerung des Patienten nicht Sitzen.

Sm 17 (7,1-7)
Heilkunde für einen Splitterbruch in seiner Wange.

Wenn du einen Mann mit einem Splitterbruch in seiner Wange untersuchst, dann sollst du deine Hand auf seine Wange legen in der Umgebung jenes Splitterbruches, (und du findest:) er verschiebt sich unter deinen Fingern; und außerdem gibt er (der Mann) Blut aus seinem Nasenloch (und) aus seinem Ohr, (und zwar) an (dieser) seiner Seite, die mit jener Schlagverletzung versehen ist; und außerdem gibt er auch noch Blut aus seinem Mund; es ist schwierig, daß {er} seinen Mund öffnet infolgedessen:

Dann mußt du dazu sagen: Ein (Mann) mit einem Splitterbruch in seiner Wange; er gibt Blut aus seinem Nasenloch, seinem Ohr (und) seinem Mund; er ist bewußtlos. Eine Krankheit, die man nicht behandeln kann.

Dann sollst du {ihn} mit frischem Fleisch verbinden am ersten Tag. Seine Behandlung ist Sitzen, bis daß seine Geschwulstblase sich verzogen hat. Du mögest danach {mit} Öl/Fett, Honig (und) Fasern behandeln jeden Tag, bis daß es ihm besser geht.

Kommentar Fall 17

Der vorliegende Fall hat unübersehbare Parallelen zu Fall 13:

In beiden Fällen läßt die Überschrift zunächst nicht an eine besonders schwerwiegende Erkrankung denken. Handelte es sich in 13 um einen (Splitter-) Bruch des Nasenbeines, ist nun die „Wange“ (*mnd.t*) betroffen und man denkt zunächst an das Jochbein (os zygomaticum), das allerdings eine eigene Bezeichnung hat (*gmꜣ*). Beide Verletzungen gehen nicht notwendigerweise mit einer Eröffnung des Pericraniums einher und sind deshalb i.d.R. medizinisch recht gut beherrschbar.

Wie in Fall 13 erweist es sich aber, daß auch die *Umgebung* des Splitterbruches verschieblich ist, die Frakturlinien also über den eigentlichen Verletzungsbereich hinausgreifen. Die Symptomatik ist identisch mit der des Falles 13, der

Patient blutet aus Mund, Nase und Ohr, er kann den Mund nicht öffnen, da das Mandibulargelenk offenbar in das Geschehen einbezogen ist.

Das Verdikt „Eine Krankheit, die man nicht heilen kann“, leitet sich (wie im Fall 13) unmittelbar aus der Schwere des Krankheitsbildes ab.

Umso erstaunlicher ist es, daß dann dennoch eine Therapie angegeben wird. Die am ehesten zutreffende Erklärung liefert Westendorf[306] mit der Auffassung, der Kopist habe versehentlich die Therapie des davorliegenden Falles (16) abgeschrieben, was auch dadurch gestützt wird, daß in der Therapieanweisung von einer Geschwulstblase die Rede ist, die sich in der Diagnostik des vorliegenden Falles nicht findet.

Sm 18 (7,7-14)
Heilkunde für eine Wunde in seiner Schläfenpartie (*gmȝ* „Joch-Schläfen-Bein“).

Wenn du einen Mann mit einer Wunde in seinem Joch-Schläfen-Bein untersuchst; nicht ist ihr Klaff vorhanden, und doch reicht jene Wunde bis zum Knochen; dann sollst du seine Wunde abtasten, und findest du sein Joch-Schläfen-Bein unversehrt, indem nicht ein Spalt, ein Loch (oder) ein Splitterbruch in ihm vorhanden ist:

Dann mußt du dazu sagen: Ein (Mann) mit einer Wunde in seinem Joch-Schläfen-Bein. Eine Krankheit, die ich behandeln werde.

Dann sollst du sie (die Wunde) mit frischem Fleisch verbinden am ersten Tag; du mögest sie danach {mit} Öl/Fett (und) Honig behandeln jeden Tag, bis daß es ihm besser geht.

(Glosse A) Was anbetrifft: Eine Wunde, nicht ist ihr Klaff vorhanden; und doch reicht sie bis zum Knochen. – Das ist eine kleine Wunde, die bis zum Knochen gelangt; nicht ist ein Klaff in ihr entstanden. – Er sagt (es) zu (der Tatsache, daß) {sie} eng ist; nicht sind die beiden Lippen seiner Wunde vorhanden.

(Glosse B) Was anbetrifft: Seine Schläfenpartie (*gmȝ*). – Das ist die (Stelle) zwischen der Verkleinerung (der äußere Winkel) seines Auges bis zum Zipfel (?) seines Ohres (und) bis zum Ende seines Kauknochens.

Sm 19 (7,14-22)
Heilkunde für ein Loch in seiner Schläfenpartie (*gmȝ* „Joch-Schläfen-Bein“).

Wenn du einen Mann {mit} einem Loch {in} seinem Joch-Schläfen-Bein untersuchst, {aufgebrochen} ist die Wunde darauf, dann sollst du seine Wunde betrachten. Du mögest zu ihm sagen: „Blicke auf deine beiden Schultern!“. Es ist

[306] Hdb S. 124

schwierig, daß er (es) tut; gering ist (nämlich), daß sich ihm sein Nacken dreht. Sein Auge ist entzündet/ blutunterlaufen; (und zwar) an (dieser) seiner Seite mit jener Schlagverletzung:

Dann mußt du dazu sagen: Ein (Mann) mit einem Loch in seinem Joch-Schläfen-Bein <.?.>[307], er leidet an Versteifung in seinem Nacken. Eine Krankheit, die ich behandeln werde.

Dann sollst du ihn auf sein Ruhelager legen, bis die Zeit seines Leidens vorübergegangen ist. Du mögest ihn mit Öl/Fett, Honig (und) Fasern behandeln jeden Tag, bis daß es ihm besser geht.

(Glosse A) Was anbetrifft: Seine beiden Augen sind entzündet/blutunterlaufen. – Das bedeutet: Rot ist die Färbung seiner beiden Augen wie die Färbung der *šꜣs*-Pflanze. – Es hat das Buch „Über den Verbinder/Wundarzt" dazu gesagt: Es sind seine beiden Augen rot (und) blutig (?) (*ḏꜣj*) wie das Auge am Ende seiner schwachen Stelle (im Augenwinkel).

Sm 20 (7,22-8,5)
Heilkunde für eine Wunde in seiner Schläfenpartie (*gmꜣ* "Joch-Schläfen-Bein"), die bis zum Knochen reicht, durchlöchert ist sein Joch-Schläfen-Bein.

Wenn du einen Mann mit einer Wunde in seinem Joch-Schläfen-Bein untersuchst, die bis zum Knochen reicht, durchlöchert ist sein Joch-Schläfen-Bein; seine beiden Augen sind entzündet/blutunterlaufen; er gibt Blut aus seinen beiden Nasenlöchern, gering ist (aber), daß (es) herabfällt. Wenn du deine Finger auf die Öffnung jener Wunde legst, schaudert es ihn sehr. Wenn du ihn nach seinem Leiden fragst, so (findest du) kann er nicht zu dir reden. Viele Tränen sind aus seinen beiden Augen herabgefallen, und so nimmt er oft seine Hand an sein Gesicht, daß er seine beiden Augen mit seinem Hand-Rücken abwische, wie es ein Kind tut; nicht weiß er, was er tut:

Dann mußt du dazu sagen: Ein (Mann) mit einer Wunde in seinem Joch-Schläfen-Bein, die bis zum Knochen reicht; durchlöchert ist sein Joch-Schläfen-Bein; er gibt Blut aus seinen beiden Nasenlöchern; er leidet an Versteifung in seinem Nacken; er ist bewußtlos. Eine Krankheit, die man nicht behandeln kann.

Wenn du also jenen Mann findest, indem er bewußtlos ist, {dann sollst du sie (die Wunde) nicht verbinden; (er) werde auf den Boden gelegt auf sein Ruhelager, bis die Zeit seines Leidens vorübergegangen ist.}

Im übrigen ist Sitzen seine Lagerung. Sein Kopf werde mit Öl/Fett gesalbt, (und) Milchfett (*mhwj*) werde in seine beiden Ohren eingegossen.

[307] Verwischte Gruppe; (*ḥrw-f* „ihre Oberseite" ?); man erwartet die Erwähnung der Wunde (*wbnw ḥr-f*).

Sm 21 (8,6-9)
Heilkunde für einen Spalt in seiner Schläfenpartie (*gmꜣ* **"JochSchläfenBein").**

Wenn du einen Mann mit einem Spalt in seinem Joch-Schläfen-Bein untersuchst, und du findest eine Geschwulstblase, die sich erhebt, auf der Außenseite jenes Spalts; und außerdem gibt er (der Mann) Blut aus seinem Nasenloch (und) seinem Ohr, (und zwar) einseitig, infolge jenes Spalts. Es ist infolgedessen schwierig, daß er Gesprochenes hört:

Dann mußt du dazu sagen: Ein (Mann) mit einem Spalt in seinem Joch-Schläfen-Bein; er gibt Blut aus seinem Nasenloch (und) seinem Ohr infolge jener Schlagverletzung. Eine Krankheit, mit der ich kämpfen werde. Dann sollst du ihn auf sein Ruhelager legen, bis du weißt, daß er zur Sache (Krise) gelangt ist.

Sm 22 (8,9-17)
Heilkunde für einen Splitterbruch in seiner Schläfenpartie (*gmꜣ* **„Joch-Schläfen-Bein").**

Wenn du einen Mann mit einem Splitterbruch in seinem Joch-Schläfen-Bein untersuchst, dann sollst du deinen (einen) Finger auf sein Kinn legen (und) deinen (anderen) Finger auf das Ende seines Krallenknochens. Sodann fließt Blut aus seinen beiden Nasenlöchern (und) aus dem Innenraum seiner beiden Ohren infolge jenes Splitterbruches. Es werden ihm (die beiden Ohren) mit einem Tupfer ausgewischt, bis daß du seine (des Bruches/des Joch-Schläfen-Beines) Splitter siehst im Inneren seiner beiden Ohren. Wenn du ihn angerufen hast, so (findest du) ist er bewußtlos (und) kann nicht reden:

Dann mußt du dazu sagen: Ein (Mann) mit einem Splitterbruch in seinem Joch-Schläfen-Bein; er gibt Blut aus seinen beiden Nasenlöchern (und) aus seinen beiden Ohren; er ist bewußtlos; er leidet an Versteifung in seinem Nacken. Eine Krankheit, die man nicht behandeln kann.

(Glosse A) Was anbetrifft: Das Ende seines Krallenknochens. – Das ist das Ende seines Unterkiefers. Der Krallenknochen endet in seinem Joch-Schläfen-Bein, wie die Kralle des „Krallen-Vogels" nach Dingen greift.

(Glosse B) Was anbetrifft: Du siehst seine Splitter im Innern seiner beiden Ohren. – Das bedeutet: Es sind Stücke von den Knochen-Splittern dabei (hervor)zukommen, um an dem Tupfer zu haften, der eingeführt wird, um das Innere seiner beiden Ohren auszuwischen.

(Glosse C) Was anbetrifft: Er ist bewußtlos. – das bedeutet, daß er schweigsam ist in Benommenheit/Schwäche, ohne zu reden, wie ein (Mann) mit einem Schwächeanfall infolge einer (dämonischen Einwirkung), die von außen eingedrungen ist.

Kommentar Fälle 18-22

Es handelt sich um Verletzungen verschiedener Schweregrade, die alle das Joch-Schläfen-Bein (*gmꜣ*) betreffen.

In Fall 18 wird eine Fleischwunde beschrieben, die bis zum Knochen reicht, der selbst aber unverletzt ist. Die Wunde ist eng und klafft nicht (Glosse A), es wäre also am ehesten an eine stilettartige Verletzung zu denken. Die empfohlene Therapie ist die äg. Standard-Wundversorgung.

Fall (19) ist schwieriger. Es liegt offenbar eine Knochenverletzung des Joch-Schläfen-Beines vor, also ebenfalls eine Stichverletzung wie im vorhergehenden Falle, aber mit Perforation des Knochens. Der Patient hat die für Schädel-Hirn Verletzungen typische Nackensteifigkeit (Meningismus), zudem ist eine Einblutung in die knöcherne Augenhöhle (Orbita) erfolgt. Auch dieses Krankheitsbild wird noch als therapierbar angegeben, was bei offenen Schädelverletzungen meist nicht der Fall ist. Die Therapie entspricht der in Fall 18.

Fall 20 scheint sich auf den ersten Blick kaum von Fall 19 zu unterscheiden, wenn man davon absieht, daß in Sm 19 das Loch als Leitsymptom genannt ist, in Sm 20 die Wunde. Auch hier ist jedoch das Joch-Schläfen-Bein durchlöchert. Der Patient blutet aus der Nase, und die Einblutung betrifft beide Orbitae. Er ist nicht orientiert, die Reflexe sind jedoch nicht aufgehoben; so versucht er reflektorisch die Tränen aus den Augen zu wischen. Er spricht nicht, was möglicherweise auf eine Verletzung des Sprachzentrums zurückzuführen ist, das sich im linken Schläfenlappen (Lobus temporalis) befindet.

Alles in allem liegt hier also doch wohl ein ausgedehnteres Schädel-Hirntrauma vor, als in Fall 19. Die Prognose ist ungünstig. Dennoch wird auch hier eine Therapie angegeben, die darin besteht, daß Milchfett in die Ohren des Patienten eingegossen wird. Seine Lagerung ist Sitzen. Da die Ohren selbst nicht verletzt sind (es wird kein Blutaustritt geschildert), kann das Eingießen eines Heilmittels nur auf der Vorstellung einer offenen Verbindung zwischen Ohr und Auge beruhen (vergl. Eb 356). Letzteres sollte durch das Heilmittel erreicht werden.

Fall 21 erscheint weniger gravierend. Es handelt sich um einen Spalt (Fissur) in der Schläfenpartie, über dem sich ein Hämatom oder eine Entzündung befindet. Es erfolgt eine einseitige Blutung aus dem Nasenloch und dem Ohr der betroffenen Seite. Da der Patient infolge der Blutung aus dem Ohr nichts hört, liegt also eine Einblutung in das Mittelohr vor. Der Fall erscheint nicht aussichtslos („Eine Krankheit, mit der ich kämpfen werde“). Auffällig ist allerdings, daß keine Therapie verordnet wird, wie in dem vorangehenden sehr viel gravierenderem Falle, worauf auch Westendorf ausdrücklich hinweist[308].

Fall 22, der letzte Fall dieser Serie, hat einen „Splitterbruch“ der Schläfenpartie zum Gegenstand, also, nach dem weiter oben Gesagten, wohl eine Berstungs-

---

308 Hdb S. 726f

fraktur, einen Frakturtyp, bei dem die Frakturlinien das Feld der Gewalteinwirkung überschreiten. Infolge des Splitterbruches fließt Blut aus dem Innern *beider* Ohren (im Gegensatz zu 21). In *beiden* Ohren sind Knochensplitter zu sehen, die nach Austupfen des Blutes entfernt werden müssen. Der Patient ist bewußtlos und weist einen Meningismus auf, als vermutliches Zeichen einer Beteiligung der Hirnsubstanz. Da eine Verletzung beider Ohren gleichzeitig durch direkte Gewalteinwirkung schwer vorstellbar ist, scheint es plausibel, daß es sich um einen Schlag frontal gegen den Unterkiefer gehandelt hat. Wird ein solcher mit großer Gewalt geführt, verschiebt sich die Mandibula als Ganzes nach hinten und die Gelenkköpfchen (capites mandibulae) brechen beiderseits in den unmittelbar dahinterliegenden Gehörgang ein. Dieser Vorgang und insbesondere eine Gewalteinwirkung von vorn auf das Kinn mit der geschilderten Verschiebung erklärt dann auch den diagnostischen Handgriff, der am Anfang des Falles geschildert wird („... dann sollst du deinen Finger auf sein Kinn legen ... “).

Da bei Verletzungen dieser Art i.d.R. der Schädelinnenraum nicht eröffnet wird, wäre trotz des schlechten Allgemeinbefindens eigentlich ein günstigeres Verdikt zu erwarten gewesen.

Sm 23 (8,1822)
Heilkunde für eine Wunde an seinem Ohr.

Wenn du einen Mann mit einer Wunde an seinem Ohr untersuchst, die eingeschnitten ist bis zur Öffnung seines (des Mannes) Fleisches (*ḥꜥw),* wahrend etwas von der Unterseite seines Ohres am Fleisch (*ḥꜥw*) verblieben ist; dann sollst du ihm mit einem Faden die Hinterseite der Hautschicht (*ẖntj)* seines Ohres zusammenfassen:

Dann mußt du dazu sagen: Ein (Mann) mit einer Wunde an seinem Ohr, die eingeschnitten ist bis zur Öffnung seines Fleisches*(ḥꜥw).* Eine Krankheit die ich behandeln werde.

Wenn du jene Wunde findest, indem ihre Naht verschoben ist, (aber noch) an den beiden Lippen seiner Wunde verblieben ist, dann sollst du ihm Polster von Stoff machen (und) die Hinterseite seines Ohres damit ausstopfen. Du mögest sie (die Wunde) danach (mit) Öl/Fett, Honig (und) Fasern behandeln jeden Tag, bis daß es ihm besser geht.

Kommentar Fall 23

Es handelt sich offenbar um eine reine Fleischwunde ohne Verletzung der knöchernen Anteile des Gehörganges.

Die Beschreibung „... die eingeschnitten ist bis zur Öffnung seines Fleisches, während etwas von der Unterseite seines Ohres am Fleisch verblieben ist ... “, weist auf eine Durchtrennung der Ohrmuschel bis an den Gehörgang, wie sie z.B. durch einen senkrecht geführten Hieb gegen die Schläfe mit einer schneidenden Waffe entsteht.

Wunden dieser Art sind prinzipiell nicht schwer zu versorgen, zeigen aber wegen der schlechten Heilungstendenz des Knorpels, die schon Aristoteles erwähnt, oft einen sehr verzögerten Heilungsverlauf. Die Prognose wird als günstig angesehen.

Therapeutisch wird die Wunde durch eine Naht versorgt und zwar von der Rückseite des Ohres aus. Der Zugang zum Gehörgang von der Rückseite der Ohrmuschel aus war also bekannt und wurde auch praktiziert.

Sm 24 (8,229,2)
Heilkunde für einen Bruch in seinem Unterkiefer.

Wenn du einen Mann mit einem Bruch in seinem Unterkiefer untersuchst, dann sollst du deine Hand auf ihn legen, und findest du jenen Bruch, indem {er} sich verschiebt unter deinen Fingern:

Dann mußt du dazu sagen: Ein (Mann) mit einem Bruch in seinem Unterkiefer; aufgebrochen ist eine Wunde auf ihm; der Ausfluß (*wȝb?)* hat aufgehört zu fließen (?); er (der Mann) hat Fieber infolgedessen. Eine Krankheit, die man nicht behandeln kann.

Kommentar Fall 24

Glatter *ḥsb*-Bruch des Unterkiefers. Die Bruchenden lassen sich gegeneinander verschieben, der Bruch selbst ist offen, die Wunde ist entzündet, der Patient hat Fieber *infolgedessen.* Die Kausalität zwischen der Wundinfektion und dem Auftreten von Fieber ist also bestens bekannt.

Ein glatter Bruch des Unterkiefers wirft therapeutisch keine allzu großen Probleme auf, auch dann nicht, wenn es sich, wie vorliegend, offenbar um einen offenen Bruch handelt.

Das Verdikt: „Eine Krankheit, die man nicht behandeln kann“ wird wohl durch die Wundinfektion veranlaßt, die für die ägypt. Medizin eine nicht mehr beherrschbare Komplikation darstellt, zumindest wenn sich wie hier durch das Auftreten von Fieber eine Sepsis anbahnt.

Der ältere Ausdruck für Unterkiefer *ʿr.t(j)* (WbM 146) wird nur im pSmith verwendet, der jüngere *wgj* (WbM 225) auch in anderen medizinischen Texten (z.B. pEbers 362). Soweit aus dem wenigen Material zu erkennen, steht die Behandlung von Unterkieferbrüchen in Ägypten der griechischen erheblich nach.

Hippokrates[309] empfiehlt eine „Drahtung“, die intentionell auch der heutigen kieferchirurgischen Behandlungsmethode entspricht: Nach durchgeführter Reposition werden die an den Bruchkanten stehenden Zähne durch einen Golddraht zusammengebunden, um die Bruchenden intern ruhig zu stellen. Extern wird der Unterkiefer mit Gummi und Leim fixiert.

Sm 25 (9,26)
Heilkunde für eine Verschiebung an seinem Unterkiefer.

Wenn du einen Mann {mit} einer Verschiebung an seinem Unterkiefer untersuchst, und du findest seinen Mund geöffnet; nicht kann sich ihm sein Mund schließen; dann sollst du (je) einen deiner Finger legen auf das Ende der beiden Krallenknochen {seines} Unterkiefers im Innern seines Mundes (und) deine beiden Daumen unter sein Kinn. Dann mußt du sie (die beiden Krallenknochen) (zurück) fallen lassen, so daß sie (wieder) an ihrer (richtigen) Stelle liegen: Dann mußt du dazu sagen: Ein (Mann) mit einer Verschiebung an seinem Unterkiefer. Eine Krankheit, die ich behandeln werde.

Dann sollst du sie (die Verschiebung) mit Verbandszeug (*jmrw*) (und) Honig verbinden jeden Tag, bis daß es ihm besser geht.

Kommentar Fall 25

Geschildert wird eine Ausrenkung („Verschiebung“ = *wnḫ*) des Mandibulargelenkes („Maulsperre“), dessen Funktionsweise offenbar genau bekannt war. Was unter „Verschiebung“ zu verstehen ist, erhellt aus Fall 31 Glosse A.

Übertragen auf den vorliegenden Fall, hat sich der Unterkieferknochen (Mandibula) aus dem Mandibulargelenk gelöst, wobei das darüber liegende Fleisch (man darf ergänzen: und die Bänder) unversehrt geblieben ist.

Die Technik der Reposition ist zutreffend geschildert und ist genauer angegeben als bei Hippokrates, wo es heißt: „Während einer den Kopf des Verletzten hält, muß ein anderer den Unterkiefer mit seinen Fingern von innen und außen ergreifen ... indem er an die drei Indikationen denkt, ihn aus der fehlerhaften Stellung in die natürliche zurückzuführen, ihn nach hinten zu drängen, darauf den Kiefer zu schließen und geschlossen zu halten. Dies ist die Art der Einrenkung und kann dieselbe auf andere Weise nicht ausgeführt werden“.

Die Methode der Einrenkung verrät, daß der Aufbau und die Wirkungsweise des Mandibulargelenkes genau bekannt gewesen sein müssen, ein Wissen, das nur durch das genaue Studium am knöchernen Schädel erworben worden sein kann.

---

309 Littré T. III p. 32,33

Sm 26 (9,613)
Heilkunde für eine Wunde an seiner (Ober-)Lippe.

Wenn du einen Mann mit einer Wunde an seiner (Ober-)Lippe untersuchst, die aufgeweicht ist bis zum Innern seines Mundes, dann sollst du seine Wunde untersuchen bis zum Pfeiler seiner Nase; dann sollst du jene Wunde {mit} einem Faden zusammenfassen:

Dann mußt du dazu sagen: Ein (Mann) mit einer Wunde an seiner (Ober-) Lippe, die aufgeweicht ist bis zum Innern seines Mundes. Eine Krankheit, die ich behandeln werde.

Nachdem du sie genäht hast, sollst du sie mit frischem Fleisch verbinden am ersten Tag. Du mögest sie danach {mit} Öl/Fett (und) Honig behandeln jeden Tag, bis daß es ihm besser geht.

(Glosse A) Was anbetrifft: Eine Wunde an seinen beiden Lippen, die aufgeweicht ist bis zum Innern seines Mundes. Das bedeutet: Weich sind die beiden Lippen seiner Wunde, indem sie offen ist zum Innern seines Mundes. Er sagt „aufgeweicht" zu Dingen, die weich sind.

Kommentar Fall 26

Besprochen wird eine „aufgeweichte" Wunde an der Lippe und zwar an der Oberlippe (Einzelschreibung des Determinativs „Oberlippe"). Es wird die Weisung gegeben, dieselbe bis „zum Pfeiler der Nase" zu inspizieren, wohl um eine knöcherne Verletzung auszuschließen. Der Terminus „aufgeweicht" (*sdb* - WbM 825) wird hier wie an anderen Stellen trotz der Glossenerklärung nicht restlos klar. Handelt es sich um eine Entzündung der Wundränder? Um eine Nekrotisierung? Um eine Auflagerung? Auf jeden Fall müßte die Wunde vor der Naht „angefrischt" werden, d.h., die Wundränder müßten von dem veränderten Gewebe befreit werden, da sie sonst trotz Naht nicht zusammenwachsen[310]. Vielleicht rührt daher die Angabe einer „verschobenen" (*wnḫ* - WbM 193) Naht, die hier zwar keine Erwähnung findet, aber z.B. in Fall 23 und anderen. Bei den weiteren Maßnahmen handelt es sich um die ägyptische Standard-Wundbehandlung mit frischen Fleisch am ersten Tage und Öl/Fett zur Vermeidung von Strikturen, sowie Honig als antibakterielle Maßnahme.

Sm 27 (9,1318)
Heilkunde für eine Klaff-Wunde an seinem Kinn.

Wenn du einen Mann mit einer Klaff-Wunde an seinem Kinn untersuchst, die bis zum Knochen reicht, dann sollst du seine Wunde abtasten. Wenn du seinen

[310] Eine solche Maßnahme ist im pSmith nicht erwähnt, obwohl sie bekannt gewesen sein muß. Vergl. Eb 766(f) (Seite 61)

Knochen unversehrt findest, indem kein Spalt (oder) Loch an ihm vorhanden ist: Dann mußt du dazu sagen: Ein (Mann) mit einer Klaff-Wunde an seinem Kinn, die bis zum Knochen reicht. Eine Krankheit, die ich behandeln werde. Dann sollst du ihm ein Binden-Paar (Kreuzverband ?) auf jene Klaffen legen; dann sollst du sie (die Wunde) mit frischem Fleisch verbinden am ersten Tag. Du mögest sie danach {mit} Öl/Fett, Honig (und) Fasern behandeln jeden Tag, bis daß es ihm besser geht.

Sm 28 (9,1810,3)
Heilkunde für eine Wunde an seiner Halsvorderseite.

Wenn du einen Mann mit einer KlaffWunde an seiner Halsvorderseite untersuchst, die aufgeweicht ist bis zu seiner Halsröhre (Luft-Speise-Röhre). Wenn er Wasser trinkt, dann widersetzt er sich, (und es) kommt aus der Öffnung seiner Wunde heraus. Sie (die Wunde) ist sehr entzündet, (und) er (der Mann) bekommt Fieber infolgedessen[311]. Dann sollst du jene Wunde mit einem Faden zusammenfassen: Dann mußt du dazu sagen: Ein (Mann) mit einer Wunde an seiner Halsvorderseite die aufgeweicht ist bis zu seiner Halsröhre. Eine Krankheit, mit der ich kämpfen werde. Dann sollst du sie (die Wunde) mit frischem Fleisch verbinden am ersten Tag; du mögest sie danach {mit} Öl/Fett, Honig (und) Fasern behandeln jeden Tag, bis daß es ihm besser geht.

Wenn du ihn (den Mann) aber findest (*jr swt gmj=k*) indem er Fieber hat infolge jener Wunde, dann sollst du ihm trockne Fasern an der Öffnung seiner Wunde auflegen; (er) werde zu Boden auf sein Ruhelager gelegt, bis daß es ihm besser geht.

Sm 29 (10,38)
Heilkunde für eine Klaff-Wunde an einem Wirbel seines Nackens.

Wenn du einen Mann mit einer Klaff-Wunde an einem Wirbel seines Nackens untersuchst, die bis zum Knochen reicht, durchlöchert ist der Wirbel seines Nackens. Wenn du jene Wunde untersuchst, (so) schaudert es ihn sehr; es ist ihm nicht möglich, daß er auf seine beiden Schultern und seine Brust blickt:

Dann mußt du dazu sagen: {Ein (Mann) mit} einer (Klaff-)Wunde in seinem Nacken, die bis zum Knochen reicht, durchlöchert ist ein Wirbel seines Nackens; er leidet an Versteifung in seinem Nacken. Eine Krankheit, mit der ich kämpfen werde.

Dann sollst du sie (die Wunde) mit frischem Fleisch verbinden am ersten Tag. Danach werde (er) zu Boden auf sein Ruhelager gelegt, bis die Zeit seines Leidens vorübergegangen ist.

---

311 Siehe Exkurs im Kommentar zu diesem Fall

Kommentar Fälle 27-29

Alle drei Fälle behandeln Klaffwunden, also solche Weichteilverletzungen, bei denen die Wundränder (äg. „Lippen") durch die Spannung (Turgor) des umgebenden Gewebes aufklaffen. Es fällt zunächst auf, daß keineswegs alle Klaff-Wunden mit einer Naht versorgt werden. Vorliegend ist dies nur bei Fall 28 so. Die Versorgung im Fall 27 besteht aus einem Binden-Paar *(ȝj.wj)* worin wohl eine Art Klammerung zu sehen ist, durch die die Wundränder zusammengehalten werden. Dieser Verband wird auch häufiger als Alternative zur Wundnaht genannt. Fall 29 wird mit der ägyptischen Standard-Wundversorgung behandelt, ohne daß etwas von einer Naht oder Klammerung erwähnt wird.

Die Fälle im einzelnen:

Fall 27: Eine klaffende Wunde am Kinn, ohne Verletzung des darunter liegenden Knochens. Die Versorgung ist konventionell: Es wird ein Klammerverband angelegt, die Wunde wird am ersten Tag mit einem Fleischverband abgedeckt, danach mit Öl/Fett, Honig und Fasern (*ftt*) nachbehandelt.

Im Fall 28 wird eine penetrierende Halswunde geschildert, die „aufgeweicht", also wohl entzündet oder an ihren Wundrändern nekrotisch verändert ist. Die „Halsröhre" (*šbb*) ist eröffnet; wenn der Patient Wasser trinkt, so fließt dieses aus der Wunde heraus.

Dies wäre nur bei einer Ösophago-Trachealfistel möglich, die als Folge der geschilderten Verletzung nicht unmöglich, aber doch sehr unwahrscheinlich ist. Westendorf[312] weist zutreffend darauf hin, daß hier wohl eine Verwechslung zwischen Trachea und Ösophagus vorliegt bzw. die ägyptischen Ärzte überhaupt nur die Trachea kannten, während die dahinter liegende, unscheinbarere Speiseröhre in ihrer Funktion von ihnen nicht wahrgenommen wurde. Dies eröffnet interessante Einblicke in die nahrungsphysiologischen Vorstellungen der alten Ägypter und führt weiterhin zu dem Schluß, daß es sich bei der vorliegenden Fallbeschreibung nicht um eine Kasuistik handelt, sondern um einen theoretischen, paradigmatischen (Schul-) Lehrtext, der mit unkorrekten anatomisch-physiologischen Grundlagen arbeitet und deshalb eine Situation schildert, die mit an Sicherheit grenzender Wahrscheinlichkeit so nicht vorgelegen haben kann.

Exkurs: *„Der Mann bekommt Fieber infolgedessen"*

Hier bahnt sich eine seltsame Tautologie an: Es wird festgestellt, dass der Patient zufolge der entzündeten Wunde Fieber bekommt.

Am Ende der Fallbeschreibung wird dann, wie im pSmith häufig der Fall, noch eine schwere Komplikation besprochen, nämlich eine Sepsis, die sich dadurch ankündigt, daß der Patient Fieber bekommt (vergl. hierzu auch Kommentar zu Fall 41). Da dieses Symptom bereits am Anfang der Fallbeschreibung erwähnt ist,

[312] Hdb S. 170

wird die erwartete Aggravation nicht deutlich. Ich hatte mich in den ersten beiden Auflagen dieser Arbeit deshalb entschlossen zu übersetzen: *„Sie (die Wunde) ist sehr entzündet, (und) sie (die Wunde) nimmt Hitze an infolgedessen"*. Somit wäre der Verlauf nachvollziehbar klar gewesen: Die Wunde entzündet sich und ruft dadurch eine lokale Wärmereaktion hervor. In einem zweiten Schritt brechen die Erreger in die Blutbahn ein, der Patient bekommt Fieber, die Situation eskaliert zu einer Sepsis.

Offenkundig war dem ägyptischen Arzt der Unterschied zwischen einer Erwärmung in der Umgebung einer Wunde als lokale Entzündungsreaktion und dem Auftreten von Fieber, das eine allgemeine Sepsis anzeigt, sehr wohl bekannt. Leider ist diese Übersetzung philologisch auf Ablehnung gestoßen. Westendorf[313] schreibt hierzu:

„Der Terminus für das Fieber-Bekommen (šd j srf) ist dreimal im Papyrus Smith belegt (MedWB 875 IIIa), zweimal im sḏm.n-f mit ausdrücklicher Nennung des Patienten oder seines Körpers als Subjekt: Smith 7 (3,8) und 47 (17,7). Beim dritten Beleg handelt es sich um unseren umstrittenen Fall 28, der in zweifacher Hinsicht eine Ausnahme darstellt:

a) Das Subjekt ist nur durch das mehrdeutige Suffix -f markiert (. . .).

b) Das Verbalgeschehen wird nicht durch das perfektische sḏm.n-f ausgedrückt, sondern es wird das imperfektische šdd-f verwendet.

Und in diesem šdd-f sehe ich die Lösung des hier vorliegenden Problems: Der Patient hat nicht bereits Fieber (wie in den Fällen 7 und 47, in denen es offenbar schon in voller Wirkung vorliegt), sondern es zeigen sich lediglich erste Anzeichen für das Ausbrechen des Fiebers.

Somit werden wir dem Einwand von Stephan gerecht, dass es sich bei der jr-sw t-Komplikation um eine Steigerung oder Abweichung gegenüber dem Eingangsfall (9,18-10,2) handeln muß."

Fall 29 Klaffende Wunde im Nacken, mit Subluxation(?) eines Wirbels und temporären Ausfallerscheinungen wie Nackensteifigkeit.
Der Zustand wird als mittelschwer klassifiziert („Eine Krankheit, mit der ich kämpfen werde"). Der Kranke wird, wie stets bei mittelschweren Zuständen, auf sein Lager gelegt, die Wundbehandlung ist konservativ.

Die Angabe „. . . durchlöchert *(thm)* ist ein Wirbel seines Nackens", läßt nicht erkennen, in welcher Weise der Wirbel verletzt ist. Durchlöchert *(thm)* kann er aber wohl kaum sein, da sich dann durch Verletzung des Rückenmarkes das schwere, von einer Tetraplegie gekennzeichnete Krankheitsbild des Falles 31 ergeben würde.

313 Auszug aus einem Beitrag zur Festschrift Ali Radwan, persönliche Mitteilung des Autors

Sm 30 (10,812)
Heilkunde für eine Zerrung an einem Wirbel seines Nackens.

Wenn du einen Mann mit einer Zerrung an einem Wirbel seines Nackens untersuchst, dann mußt du zu ihm sagen: „Blicke auf deine beiden Schultern und deine Brust!“. Wenn er (es) macht, (so) ist es schwierig zu beobachten, daß es durch ihn geschieht:

Dann mußt du dazu sagen: Ein (Mann) mit einer Zerrung an einem Wirbel seines Nackens. Eine Krankheit, die ich behandeln werde.

Du sollst ihn (den Wirbel ?) mit frischem Fleisch verbinden am ersten Tag. Danach mögest du {ihn mit} Verbandszeug*(jmrw)* (und) Honig behandeln jeden Tag, bis daß es ihm besser geht.

(Glosse A) Was anbetrifft: Eine Zerrung. Er sagt (es) zum Auseinanderbrechen von zwei Gliedern, indem es (jedes Glied) (noch) an seiner Stelle ist.

Sm 32 (11,19)
Heilkunde für eine Senkung an einem Wirbel seines Nackens.

Wenn du einen Mann mit einer Senkung an einem Wirbel seines Nackens untersuchst; sein Gesicht bleibt (unbeweglich), nicht kann sich ihm sein Nacken drehen; dann sollst du zu ihm sagen: „Blicke auf deine Brust und deine beiden Schultern!“. Es ist ihm nicht möglich, daß er sein Gesicht dreht (und) daß er auf seine Brust und seine beiden Schultern blickt:

Dann mußt du dazu sagen: Ein (Mann) mit einer Senkung an einem Wirbel eines Nackens. Eine Krankheit, die ich behandeln werde.

Dann sollst du ihn (den Wirbel ?) mit frischem Fleisch verbinden am ersten Tag; dann sollst du seinen Verband lösen; dann sollst du Öl/ Fett an seinen Kopf geben, so daß (es) zu seinem Nacken herabrinnt; dann sollst du ihn mit Verbandszeug *(jmrw)* verbinden; du mögest ihn danach {mit} Honig behandeln jeden Tag, im übrigen ist Sitzen seine Lagerung, bis daß es ihm besser geht.

(Glosse A) Was anbetrifft: Eine Senkung an einem Wirbel seines Nackens. Er sagt (es) zu (dem Umstand, daß) ein Wirbel seines Nackens eingesunken ist {in} das Innere seines Nackens, wie ein Fuß in den Acker sinkt. Das bedeutet ein Versinken nach unten.

Kommentar Fälle 30 und 32

In beiden Fällen handelt es sich um weniger eingreifende Verletzungen („Eine Krankheit, die ich behandeln werde“).

Im Fall 30 ist die Frage angebracht, ob es sich überhaupt um eine Gewebeverletzung handelt oder vielmehr um eine Neuralgie mit Nackensteife. Es fällt auf, daß die Überschrift des Falles: *nrw.t m ṯs n nḥb.t=f* bis auf die topographische Angabe *nḥb.t=f* identisch ist mit der Überschrift zum Fall Sm 48, der zweifelsfrei einen Bandscheibenvorfall beschreibt. Zwar ist dieses Ereignis heute im Zervikalbereich weit seltener als im Lumbalbereich, bei einer aphysiologischen Beanspruchung der HWS, z.B. durch Tragen von Lasten auf dem Kopf[314], könnte es in Ägypten aber durchaus häufiger aufgetreten sein. Der zervikale Bandscheibenvorfall führt gleichfalls zur mechanischen Kompression der austretenden Nerven. Klinisch entsteht ein akutes Schulter-Arm-Schmerzsyndrom (Zervikobrachialgie), mit Zwangshaltung des Kopfes, der Blick auf die Brust und die Schultern ist behindert.

Obwohl dieses Symptom dem bei Meningismus nach Schädelverletzung sehr ähnelt, ist es dem ägyptischen Arzt offenbar klar, daß es in vorliegendem Falle kein signum omnium male darstellt.

Auffallend ist, daß therapeutisch ein Frischfleischverband[315] angeordnet wird, eine Maßnahme, die sich sonst nur in der Behandlung einer offenen Wunde findet, von der hier nicht die Rede ist.

Bezüglich des *jmrw*-Verbandes wäre zu erwägen, ob es sich um eine Art Stützverband handelt, vergleichbar mit unserem Gips- bzw. Zinkleimverband. Es scheint jedenfalls so, als wenn diese Verbandart immer dann eingesetzt wird, wenn wir Stützverbände verwenden würden (z.B. Sm 25, 30, 35, 36). Unter Zusatz von Honig (z.B. Sm 30) könnte auch an einen Klebeverband gedacht werden, wie er z.B. bei Celsus erwähnt wird, der als Klebemittel allerdings Eiweiß verwendet zu haben scheint[316], wobei festzuhalten ist, daß Honig wegen seiner antiseptischen Wirkung das geeignetere Material ist.

Die *Glossenerklärung A* erhellt die Art der vorliegenden Erkrankung bzw. Verletzung im vorliegenden Falle nicht. Ein „Auseinanderbrechen zweier Glieder“, also im vorliegenden Falle doch wohl zweier Wirbel, würde sicher eine Verletzung des Rückenmarkes nach sich ziehen mit der Folge einer Symptomatik, wie sie etwa in Fall 31 geschildert ist. Ist hingegen mit „Auseinanderbrechen“ (*ngj.t* - WbM 487) der Vorfall einer Bandscheibe gemeint[317], der ja in gewisser Weise auch die Trennung zweier Wirbelkörper bedeutet, so wäre die Läsion in der Glosse perfekt beschrieben. Allerdings müßte, wie schon an anderer Stelle, gefragt werden, ob ein Bandscheibenvorfall nur durch Inspektion und Palpation mit ausreichender Sicherheit zu diagnostizieren ist oder ob eine partielle Sektion stattgefunden hat und wenn ja, an welchem Material, da der Patient dieses Ereignis in der Regel überlebt.

314 *fꜣj* – tragen (man beachte das Determinativ)

315 *jwf wꜣḏ* (nur im pSmith)

316 Gurlt, Geschichte der Chirurgie, 1898, III S. 589 u.633

317 Vergl. hierzu Sm 6 und Sm 8: *ngj ꜣjs* - das Gehirn ist aufgebrochen, es tritt also hervor

Wegen der guten Prognose eines Bandscheibenvorfalles ohne neurologische Ausfallserscheinungen wird die Erkrankung nicht als lebensbedrohlich eingestuft („Eine Krankheit, die ich behandeln werde").

Fall 32 unterscheidet sich von Fall 30 dadurch, daß hier offensichtlich eine Dislokation eines Nackenwirbels mit Blockierung der Intervertebralgelenke („Verrenkung") vorliegt und zwar ist der Wirbel „eingesunken" (*nsw.t*). Man könnte an ein „Wirbelgleiten" denken, das in der Literatur allerdings nur für die LWS beschrieben ist. Dabei kommt es, wie hier geschildert, zum Ventralgleiten des Wirbelkörpers d.h., derselbe sinkt „bauchwärts" ein. Die Ätiologie ist unsicher.[318]

Die Therapie besteht wie in Fall 30 in der typischen ägyptischen Wundversorgung, also Frischfleischverband am ersten Tage und Nachbehandlung mit Öl/Fett und Honig, obwohl auch hier keine Wunde erwähnt wird. Zur Anwendung kommt auch wieder der *jmrw*-Stützverband (s. S. 126).

Die Notwendigkeit einer sitzenden Lagerung ist aus heutiger Sicht nicht ohne weiteres nachvollziehbar, es sei denn, die Ägypter hätten grundsätzlich beim Liegen eine Kopfstütze benutzt. Eine solche wäre im vorliegenden Falle wegen der durch sie ausgelösten Zwangshaltung der Halswirbelsäule (HWS) kontraindiziert gewesen.

Sm 31 (10.12-22)
Heilkunde für eine Verschiebung an einem Wirbel (seines) Nackens.

Wenn du einen Mann mit einer Verschiebung an einem Wirbel seines Nackens untersuchst und du findest ihn, indem er infolgedessen seiner beiden Arme (und) seiner beiden Beine nicht mächtig ist. Sein Glied ist steif infolgedessen; es fließt Flüssigkeit (*mwj.t*) aus seiner Eichel herab, ohne daß er es weiß; sein Fleisch hat Luft aufgenommen (?); seine beiden Augen sind entzündet/blutunterlaufen. Die Verschiebung eines Wirbels seines Nackens, der bis zu seiner Wirbelsäule reicht, ist es, die veranlaßt, daß er seiner beiden Arme (und) seiner beiden Beine nicht mächtig ist. Wenn dagegen ein Wirbel in der Mitte seines Nackens verschoben ist, so bedeutet das einen Samenerguß, der an seiner Eichel entsteht.

Dann mußt du dazu sagen: Ein (Mann) mit einer Verschiebung an einem Wirbel seines Nackens; er ist seiner beiden Beine (und) seiner beiden Arme nicht mächtig; müde fließt sein Harn/Same (*mwj.t*). Eine Krankheit, die man nicht behandeln kann.

(Glosse A) Was anbetrifft: eine Verschiebung an einem Wirbel seines Nackens.

[318] R. Baumgartner, P.E. Ochsner, Checkliste Orthopädie, 1992, S. 97f

Er sagt (es) zu (dem Umstand, daß) ein Wirbel seines Nackens sich von seinem zweiten gelöst hat, wobei das Fleisch (*ḥʿw*) unversehrt ist, das darüber ist, wie man sagt „es ist verschoben" zu Dingen, die (äußerlich) zusammenhängen, während ein (Teil) von seinem zweiten abgetrennt ist.

(Glosse B) Was anbetrifft: So bedeutet das, einen Samenerguß, der an seiner Eichel entsteht.

(Das bedeutet:) es ist sein Glied steif, mit Ausfluß (*nšw*) am Ende seines Gliedes. Das bedeutet, daß man sagt: Es (das Glied) bleibt (unbeweglich) gehalten; es kann sich nicht nach unten neigen, es kann sich aber (auch) nicht nach oben erheben.

(Glosse C) Was anbetrifft: Müde fließt sein Harn/Same (*mwj.t*).

Das bedeutet: Es fließt Flüssigkeit aus seiner Eichel herab; nicht kann sie sich bei ihm (dem Mann? der Eichel?) zusammenhalten.

Kommentar Fall 31

Geschildert wird *„eine Verschiebung an einem Wirbel seines Nackens"*, wobei der Terminus „Verschiebung" in A. näher erläutert wird: Ein Wirbel hat sich vom nächsten getrennt, eine offene Wunde liegt nicht vor, die Bruchstelle wird von der Haut bedeckt.

Es handelt sich also offenbar um einen Wirbelzusammenbruch im Bereich der Halswirbelsäule (HWS) ohne offene Wunde, vermutlich als Folge einer Gewalteinwirkung („Genickbruch").

Der Verunglückte ist *„seiner beiden Arme (und) seiner beiden Beine nicht mächtig":* Es besteht eine Tetraplegie, wie sie für hohe Querschnittssyndrome typisch ist.

Auch die übrigen Symptome sind genau beobachtet und exakt geschildert:

Das vegetative Nervensystem (VNS) ist in seinen sympathischen und parasympathischen Anteilen geschädigt. Die lumbalen und sakralen Anteile arbeiten abgekoppelt von den supraspinalen Zentren, d.h., Blase (und Darm) entleeren sich unkontrolliert nur auf Dehnungsreize hin: *„... es fließt Flüssigkeit aus seiner Eichel herab, ohne daß er es weiß"*

Potenzstörungen sind bei Querschnittssyndromen ebenfalls die Regel. Obwohl Impotenz besteht, kann es aber zu einem reflektorischen Priapismus mit Ejakulation kommen: *„... daß ein Samenerguß entstanden ist an seinem Glied ... es ist sein Glied steif mit Ausfluß am Ende seines Gliedes"*

Etwas rätselhaft bleibt die Feststellung: *„... sein Fleisch hat Luft aufgenommen"*.

Über diese Aussage ist viel spekuliert worden. Erwägenswert erscheint mir folgende Deutung:

Da es sich zweifellos um ein schweres Accelerationstrauma handelt, ist die Annahme weiterer, nicht beschriebener, vielleicht auch nicht entdeckter innerer Verletzungen zumindest nicht abwegig. Zu denken wäre z.B. an eine geschlossene Rippenfraktur. Ist die Lunge verletzt, kann es dabei zur Ansammlung von Luft unter der Haut im gesamten Thoraxbereich bis zum Hals kommen. Es bildet sich ein „Hautemphysem" (Emphysema cutis et subcutaneum). Das Bild ist sehr eindrucksvoll und wird mit dem Ausdruck „sein Fleisch hat Luft aufgenommen" völlig zutreffend beschrieben. „Eine Krankheit, die man nicht behandeln kann", dieses Verdikt hat auch in der Medizin unserer Tage für den vorliegenden Fall noch seine uneingeschränkte Gültigkeit, zumindest was eine Restitutuo ad integrum anbetrifft.Unter den Pflegebedingungen des Alten Ägypten kann die Überlebenszeit eines derart Schwerstbehinderten nicht sehr lang gewesen sein.

Diskussion

Ob es sich um einen tatsächlich gesehenen Einzelfall im Sinne einer „Konsilienliteratur" handelt oder um eine paradigmatisch konstruierte Lehrliteratur, die typisch für Schulen wäre, mag dahingestellt bleiben. Auch in ersterem Falle handelt es sich aber keineswegs nur um das Beispiel einer rein empirischen Medizin. Es werden vielmehr auch Kausalitäten vermittelt, die auf physiologische und pathophysiologische ‚Lehren' schließen lassen, wie z.B.:

„Wenn du einen Mann mit einer Verschiebung an einem Wirbel seines Nackens untersuchst und du findest ihn, indem er **infolgedessen** (*ḫr*) ... " ... " Sein Glied ist steif **infolgedessen**;"

Für das Bemühen, vom Einzelfall zu einer generalisierenden (nosologischen) Wertung zu kommen, spricht auch die Wendung: „Wenn **dagegen** (*swt*) der mittlere Wirbel seines Nackens verschoben ist ... " Hier liegt unverkennbar eine Differenzierung des konkret vorliegenden Falles vor, die daran denken läßt, daß der ägyptischen Schulmedizin die Tatsache bekannt war, daß das Symptomenbild eines Querschnittsgelähmten von der Höhe der Läsion auf der Wirbelsäule abhängt.

Im Corpus Hippokraticum („De articulis") findet sich ein sehr ähnlicher Lehrtext:

„... Bei solchen Verletzten nun werden Urin und Stuhlgang eher verhalten, als bei denen, bei welchen die Krümmung (Anm: die Dislozierung) nach hinten stattfindet, auch werden die Füße und die ganzen unteren Extremitäten kälter; ... wenn sie aber durchkommen, stellt sich bei ihnen Harnträufeln, Lähmung und Unempfindlichkeit der Beine ein. Befindet sich die Abweichung **mehr in dem oberen Teile** (Anm.: der Wirbelsäule), so erfolgt Lähmung und Unempfindlichkeit des ganzen Körpers". Und an anderer Stelle („Praedicta", lib. II. 16)[319] heißt es:

[319] Littré, T. IX. p. 43

„Wenn das Rückenmark infolge eines Sturzes oder einer anderen Ursache, oder von selbst erkrankt ist, verliert der Patient die Macht über seine unteren Extremitäten, so daß er selbst deren Berührung nicht fühlt, ebenso über den Unterleib und die Harnblase, so daß er in der ersten Zeit weder Kot noch Urin entleert, außer durch künstliche Mittel. Zieht aber die Krankheit sich länger hin, so gehen Kot und Urin ab, ohne daß der Patient es merkt; danach aber stirbt er in nicht langer Zeit".

Als Ergebnis der Untersuchung dieses ungewöhnlich ergiebigen Falles bleibt festzuhalten, daß es sich bei der vorliegenden Fallbeschreibung um einen Lehrtext handelt, der physiologische und pathophysiologische Ordnungssysteme vermittelt.

Sm 33 (11,917)
Heilkunde für eine Quetschung/Stauchung an einem Wirbel seines Nackens.

Wenn du einen Mann mit einer Quetschung/Stauchung an einem Wirbel seines Nackens untersuchst, und du findest ihn (den Mann), indem ein Wirbel in seinen zweiten gefallen ist; und außerdem ist er bewußtlos (und) kann nicht sprechen. Sein Fallen als Kopfüberhängender ist es, das bewirkt, daß ein Wirbel sich in seinen zweiten gequetscht/gestaucht hat. Und (ferner) findest du, daß er infolgedessen seiner beiden Arme (und) seiner beiden Beine nicht mächtig ist:

Dann mußt du dazu sagen: Ein (Mann) mit einer Quetschung/ Stauchung an einem Wirbel seines Nackens; er ist seiner beiden Arme (und) seiner beiden Beine nicht mächtig; er ist bewußtlos. Eine Krankheit, die man nicht behandeln kann.

(Glosse A) Was anbetrifft: Eine Quetschung/Stauchung an einem Wirbel seines Nackens. Er sagt (es) zu (dem Umstand, daß) ein Wirbel seines Nackens in seinen zweiten gefallen ist, indem der eine in den anderen eingedrungen ist, ohne sich hin und herzubewegen.

(Glosse B) Was anbetrifft: Sein Fallen als Kopfüberhängender ist es, das bewirkt, daß ein Wirbel sich in seinen zweiten gequetscht/ gestaucht hat. Das bedeutet, daß er kopfüber auf seinen Kopf fiel; eingekeilt ist ein Wirbel seines Nackens in seinen zweiten.

Kommentar Fall 33

Es handelt sich um eine Impressionsfraktur bei senkrechtem Sturz auf den Kopf. Der Fall ist pathophysiologisch und symptomatisch dem in Sm 31 sehr ähnlich:

Der Patient hat eine hohe Querschnittslähmung, er kann Arme und Beine nicht bewegen (Tetraplegie). Man kann davon ausgehen, daß auch die übrigen Symptome des Sm 31 beobachtet werden konnten, obwohl sie hier nicht ausdrücklich erwähnt sind. Die Prognose ist natürlich genau wie dort infaust.

Angesichts der nahezu identischen Symptomatik und einer vermutlich sehr ähnlichen Genese, ist es bemerkenswert, daß der pathologisch-anatomische Unterschied zwischen einer Ruptur bzw. einer irreparablen Schädigung des Rückenmarkes nach Scherung eines Wirbelkörpers und einer Impressionsfraktur, also einem Deckplatteneinbruch, überhaupt unterschieden werden konnte. Dies erfordert eine sehr sorgfältige Palpation, ja man hat fast den Eindruck, es könnte eine post-mortem Inspektion, d.h. so etwas wie eine auf die Bruchstelle beschränkte Sektion, stattgefunden haben. In jedem Falle müssen nicht nur die anatomischen sondern auch die statischen Verhältnisse an der Wirbelsäule genau bekannt gewesen sein: Eine schräg einwirkende Kraft führt zu einer „Verschiebung"(*wnḫ* – Anmerkung 1), ein senkrechter Sturz auf den Kopf zu einer Stauchung (*sḥm* – Anmerkung 2), in diesem Fall durch das Gewicht des aufstauchenden Körpers unter Zerstörung der Deckplatten der beteiligten Wirbel und einer Incarceration derselben.

Ohne die oben erwähnte sehr sorgfältige Untersuchung würde auch heute noch die Diagnose in beiden Fällen einfach „Genickbruch" lauten, ohne differenzierende pathologisch-anatomische Angaben.

Anmerkung 1

wnḫ (WbM 194; WbB I/324) hier übersetzt mit „Verschiebung". Ausweislich der Glossen zu Sm 31, 34 und 43 etwas, was voneinander getrennt ist, bei oberflächlich intaktem Gewebe, also ohne Wunde. In Eb 145 auch gebraucht für eine „Verschiebung" am After (Prolaps? Haemorrhoiden?). Im vorliegenden Falle an eine „Zerrung" oder „Verrenkung" zu denken, wäre indessen wohl zu kurz gegriffen, da die Symptomatik eindeutig auf eine Unterbrechung der efferenten (vermutlich auch der afferenten) Bahnen des Rückenmarkes weist. Es muß sich also um einen Wirbelbruch bzw. eine Ruptur handeln. Interessant auch in diesem Zusammenhang die Verwandtschaft zwischen *wnḫ* und *fḫ* (ablösen, aufhören – WbM 306), die in Sm 11 deutlich wird, wo ein ursprüngliches *wnḫ* in *fḫ* verbessert worden ist (5,15).

Anmerkung 2

sḥm (WbM 785; Wb IV 216) = zerquetschen, zerstampfen (durch Mörser und Pistill determiniert).

Bei einer Erkrankung am After (*bnw.t* – Geschwüre/Geschwülste WbM 248) taucht diese Bezeichnung ebenfalls auf. Da diese Geschwüre/Geschwülste wohl kaum durch einen Unfall zerquetscht worden sein können, erhebt sich die Frage, ob es sich in diesem Falle vielleicht um eine Therapieform handelt, d.h., ob vielleicht Haemorrhoiden durch „Quetschung" zur Granulation gebracht wurden, eine Methode, die zumindest nicht unmöglich erscheint.

Die Übersetzung von *sḫm.w nw bnw.t* in Eb 553 im Falle eines unklaren Prozesses an den Zähnen mit „Zerquetschung <infolge> des Geschwüres“ und dann interpretierend als „zersetzendes Geschwür“, ist medizinisch unbefriedigend, da Geschwüre der Mundschleimhaut (es wäre wohl am ehesten an Aphten zu denken) keinen Aspekt bieten, der mit „Zerquetschung“ auch nur annähernd zutreffend beschrieben wäre. Außerdem wäre ein Geschwür nicht am Zahn, sondern allenfalls am Zahnfleisch zu finden (s.a. Eb 554). Die Frage, ob an der angegebenen Stelle eventuell eine Karies beschrieben sein könnte, ein Zustand, den wir heute nicht mehr unter die „Geschwüre“ subsumieren würden, muß an anderer Stelle beleuchtet werden (S. 24-26).

Sm 34 (11,1712,2)
Heilkunde für eine Verschiebung an seinen beiden Schlüsselbeinen.

Wenn du einen Mann mit einer Verschiebung an seinen beiden Schlüsselbeinen untersuchst, und {du} findest seine beiden Schultern herabhängend; der Kopf seiner beiden Schlüsselbeine ist seinem Gesicht angenähert:

Dann mußt du dazu sagen: Ein (Mann) mit einer Verschiebung an seinen beiden Schlüsselbeinen. Eine Krankheit, die ich behandeln werde.

Dann mußt du (sie) (die Schlüsselbeine) (zurück)fallen lassen, so daß sie (wieder) an ihrer (richtigen) Stelle liegen. Dann sollst du sie (die Verschiebung) mit Polstern von Stoff verbinden; du mögest sie danach {mit) Öl/Fett (und) Honig behandeln jeden Tag, bis daß es ihm besser geht.

Wenn du aber seine beiden Schlüsselbeine findest, indem {eine Wunde) darauf aufgebrochen ist, die aufgeweicht ist bis zum Innern:

{Dann mußt du dazu sagen: ... } Eine Krankheit, die man nicht behandeln kann.

(Glosse A) Was anbetrifft: Eine Verschiebung an seinen beiden Schlüsselbeinen. Das bedeutet, daß die Köpfe seines Sichelbeins*(ḫꜣb)* gelöst sind. Es stecken/bleiben ihre (der Schlüsselbeine) Köpfe (normalerweise) in dem oberen Knochen seines Brustkorbes, reichend bis zu seiner Kehle. Darüber befindet sich das Fleisch *(ḥʿw)* seiner Schlüsselbeinregion. Das ist das Fleisch *(ḥʿw)*, das sich über seiner Halsgegend befindet. Zwei Gefäße sind darunter, (je) eins auf der rechten Seite (und) der linken Seite, (führend) zu seiner Kehle (und) zu seiner Halsgegend; sie geben (Luft) zu seiner Lunge.

Sm 35 (12,38)
Heilkunde für einen Bruch an seinen beiden Schlüsselbeinen.

Wenn du einen Mann mit einem Bruch an seinen beiden Schlüsselbeinen untersuchst, und du findest seine beiden Schlüsselbeine, indem (eins) verkürzt (und) verschoben ist gegenüber seinem zweiten:

Dann mußt du dazu sagen: Ein (Mann) mit einem Bruch in seinen beiden Schlüsselbeinen. Eine Krankheit, die ich behandeln werde.

Dann mußt du ihn (den Mann) ausgestreckt (auf den Rücken) legen, indem zusammengefaltete Dinge (Polster) zwischen seinen beiden Schulterblättern sind. Dann sollst du eine Ausbreitung vornehmen mit seinen beiden Schultern, so daß sich seine beiden Schlüsselbeine ausstrecken (und) so daß jener Bruch an seine (richtige) Stelle (zurück)fällt. Dann mußt du ihm zwei Bäusche aus Stoff machen; dann mußt du den einen von ihnen an die Innenseite seines Oberarms legen (und) den anderen an die Unterseite seines Oberarms. Dann sollst du ihn (den Bruch) mit Verbandszeug *(jmrw)* verbinden; du mögest ihn danach {mit} Honig behandeln jeden Tag, bis daß es ihm besser geht.

Kommentar Fälle 34 und 35

Beim Fall 34 handelt es sich um eine Verschiebung (*wnḫ*) an den Schlüsselbeinen, wohl im Sinne einer geschlossenen Dislocation. Die am Sternum (manubrium sterni) mit einer Knorpelscheibe (discus articularis) ansetzenden Enden der Schlüsselbeine haben sich gelöst und, wie der Text exakt schildert, mit ihrem (Gelenk-) Kopf nach oben verschoben. Daß es sich um das sternale Ende des Schlüsselbeines handelt und nicht etwa, wie auch denkbar wäre, um das acromiale, wird deutlich durch die topographische Angabe: „... in dem oberen Knochen seines Brustkorbes, reichend bis zu seiner Kehle.“ Auch die beiden Gefäße sind topographisch richtig beschrieben: es handelt sich um die Arteriae carotis dextra. et sinistra, von denen angenommen wird, daß sie Luft führen.

Die Behandlung ist unproblematisch. Sie erfolgt durch eine Reposition, deren Technik leider nicht näher beschrieben wird, die aber im Wesentlichen die Gleiche gewesen sein dürfte, wie im Falle der folgenden Fraktur. Die Behandlung mit Öl/Fett und Honig ist an dieser Stelle nicht ganz nachvollziehbar, sinnvoller wäre ein Klebeverband (*jmrw* – s.S. 126) gewesen, wie er auch im folgenden Fall begegnet.

Es fällt auf, daß für das Schlüsselbein zwei Ausdrücke gebraucht werden, nämlich ein älteres Wort *bb.wj*, das nur im pSmith belegt ist, ein Dual, der wohl darauf hinweisen soll, daß es sich um einen paarigen Knochen handelt, obwohl im konkreten Fall vermutlich nur ein Schlüsselbein betroffen ist (Hdb S. 732 Anm. 53).

Die Glosse A erklärt *bb.wj* dann mit *ḫ3b* „Sichelbein“ (WbM 681). Während sich *bb.wj* wohl von *bb.t* – Kehle ableitet (Wb I 455,5), also an den „oberen Knochen seines Brustbeines, reichend bis zur Kehle“ (manubrium sterni) anschließt und somit eine topographisch-anatomische Bezeichnung darstellt, zielt das vermutlich jüngere[320] *ḫꜥb* auf die sichelförmige Gestalt, die das Schlüsselbein insbesondere am acromialen Ende aufweist. Es handelt sich insofern um eine descriptiv-anatomische Bezeichnung. Obbb.wj vielleicht der wissenschaftlichere,*ḫꜥb* der volkstümlichere Ausdruck ist, wie Westendorf meint (Hdb S. 733 Anm. 55), muß einstweilen dahingestellt bleiben. Denkbar wäre vielleicht auch, daß es sich um die Nomenklatur zweierverschiedener Berufsgruppen handelt, die beide in irgend einer Form mit Anatomie befaßt sind. Hierbei wäre dann nicht in erster Linie an die Anatomie der Opfertiere zu denken, da diese meist kein Schlüsselbein besitzen, sondern an Berufsgruppen, die mit menschlicher Anatomie konfrontiert sind, also z.B. Ärzte und Balsamierer.

Anschließend an die einfache Luxation wird eine Komplikation mitgeteilt: „... indem eine Wunde darauf (Anm.: worauf?) aufgebrochen (*sḏ*) ist, die aufgeweicht ist bis zum Innern. Es wird nicht klar, ob es sich um eine Wunde handelt, die spontan „auf“gebrochen ist, oder ob es sich um eine offene Schlüsselbeinfraktur handelt, die dann aber im nächsten Fall besser untergebracht wäre. Wie stets, wird das „Aufweichen“ einer Wunde (Wundinfektion?) als erhebliche Komplikation angesehen, die zu einer infausten Prognose führt, und es wird keine Behandlung angegeben. Die Konjektur von Westendorf (Hdb. S. 733) in „Eine Krankheit, die man nicht behandeln kann“, ist insoweit sicher berechtigt.

Fall 35 schildert eine Fraktur des Schlüsselbeines mit einer durch Verschiebung der Bruchenden erfolgten Verkürzung. Dieser für Frakturen im mittleren Drittel der Clavicula typische Zustand ist hervorragend beobachtet und beschrieben. Die Therapie erscheint erstaunlich modern. Mutschler/Haas[321] geben folgende Anweisung:

„... Dabei stützt sich der behandelnde Arzt mit dem Knie zwischen den Schulterblättern des vor ihm sitzenden Patienten ab. Durch manuellen Zug an beiden Schultern nach hinten wird die Fehlstellung reponiert. Anschließend wird ein sog. „Rucksackverband“ angelegt, der die korrigierte Fragmentstellung hält.“

Der ägypt. Arzt scheint so vorgegangen zu sein, daß er am liegenden Patienten die dorsale Medianlinie durch Polster zwischen den Schulterblättern aufstützte und dann von vorn auf die Schultern des Patienten drückte. Der Effekt ist natürlich derselbe. Die Fixierung erfolgt dann mit dem *jmrw*-Klebeverband (s.S. 126).

[320] *ḫꜥb* ist allerdings auch im gyn. pKahun belegt.
[321] W. Mutschler, N. Haas, Praxis der Unfallchirurgie, 1999; S. 650

Bei der besonderen Verletzlichkeit des Schultergürtels ist es nicht verwunderlich, daß auch das Corpus Hippokraticum (de articulis[322]) dieses Thema behandelt, und zwar in der gleichen Reihenfolge wie der pSmith. Es wird zunächst die Luxation besprochen, und zwar, im Gegensatz zu unserem Text, die des Akromialgelenkes und die Schwierigkeit einer Retention vermerkt. Darauf folgt die Besprechung der Frakturen, bei welchen zwischen Querbruch und Schrägbruch unterschieden wird. Während über die Reposition selbst nichts Deutliches gesagt wird, werden die erforderlichen Verbände ausführlich geschildert. Auch Hippokrates verwendet einen Klebeverband (Ceratum), Compressen und Bandagen.

Sm 36 (12,814)
Heilkunde für einen Bruch an seinem Oberarm.

Wenn du einen Mann mit einem Bruch an seinem Oberarm untersuchst, und du findest seinen Oberarm, indem er von ihm (dem Mann) herabhängt (und) verschoben ist gegenüber seinem zweiten:

Dann mußt du dazu sagen: Ein (Mann) mit einem Bruch an seinem Oberarm. Eine Krankheit die ich behandeln werde.

Dann mußt du ihn (den Mann) ausgestreckt (auf den Rücken) legen, indem zusammengefaltete Dinge (Polster) zwischen seinen beiden Schulterblattern sind. Dann sollst du eine Ausbreitung vornehmen mit seinen beiden Schultern, so daß sich seine beiden Oberarme ausstrecken (und) so daß jener Bruch an seine (richtige) Stelle (zurück)fällt. Dann mußt du ihm zwei Bäusche aus Stoff machen; dann mußt du den einen von ihnen an die Innenseite seines Oberarms legen (und) den anderen von ihnen an die Unterseite seines Oberarms. Dann sollst du ihn (den Bruch) mit Verbandszeug *(jmrw)* verbinden; du mögest {ihn} danach (mit) Honig behandeln jeden Tag, bis daß es ihm besser geht.

Sm 37 (12,1421)
Heilkunde für einen Bruch an seinem Oberarm, eine Wunde ist darauf {aufgebrochen}.

Wenn du einen Mann mit einem Bruch an seinem Oberarm untersuchst, aufgebrochen ist eine Wunde darauf, und findest du jenen Bruch, indem er sich unter deinen Fingern verschiebt:

Dann mußt du dazu sagen: Ein (Mann) mit einem Bruch an seinem Oberarm, aufgebrochen ist eine Wunde darauf. Eine Krankheit, mit der ich kämpfen werde. Dann mußt du ihm zwei Bäusche aus Stoff machen; {dann mußt du den einen von ihnen an die Innenseite seines Oberarms legen (und) den anderen von ihnen an

[322] Littré, T. IV p. 1-327

die Unterseite seines Oberarms}. Dann sollst du ihn (den Bruch) mit Verbandszeug (*jmrw*) verbinden; du mögest ihn danach {mit} Öl/Fett, Honig (und) Fasern behandeln jeden Tag, bis du weißt, daß er zur Sache (Krise) gelangt ist.

Wenn du aber jene Wunde findest, die auf dem Bruch ist, indem Blut aus ihr herauskommt (und) sie bis zum Innern seiner Verletzung (*wbnw*) aufgeweicht ist:

Dann mußt du dazu sagen: Ein (Mann) mit einem Bruch an seinem Oberarm, aufgebrochen ist eine Wunde darauf, die aufgeweicht ist. Eine Krankheit, die man nicht behandeln kann.

Sm 38 (12,2113,2)
Heilkunde für einen Spalt an seinem Oberarm.

Wenn du einen Mann mit einem Spalt an seinem Oberarm untersuchst, und du findest eine Geschwulstblase, die sich erhebt, auf der Außenseite jenes Spalts, der an seinem Oberarm ist:

Dann mußt du dazu sagen: Ein (Mann) mit einem Spalt an seinem Oberarm. Eine Krankheit, die ich behandeln werde.

Dann sollst du ihn (den Spalt) mit Verbandszeug (*jmrw*) verbinden; du mögest ihn danach {mit} Honig behandeln jeden Tag, bis daß es ihm besser geht.

Kommentar Fälle 36, 37 und 38

In den ersten beiden Fällen handelt es sich um *ḥsb*-Brüche des Oberarmes (Humerus), im letzteren um einen „Spalt" (*pšn*) im Oberarm (-Knochen?). Humerusfrakturen gehören auch heute noch mit 4-5% aller Frakturen zu den häufigsten Brüchen. 60-85% derselben sind nicht disloziert[323].

Fall 36

Ob der in Sm 36 geschilderte Fall zu den dislozierten Humerusfrakturen gehört, ist schwer zu entscheiden, da nicht klar ist, ob die Aussage *gꜣb-f dḥ r=f sꜣtj r sn.nw=f* bedeutet, daß der betroffene Arm gegenüber dem gesunden in sich verschoben (also z.B. verkürzt) ist oder ob derselbe lediglich wie das WbM 713 meint, tiefer hängt als der andere. Dieser Zustand weist nicht unbedingt auf eine Dislozierung, sondern kann auch auf eine Schonhaltung im Schultergelenk zurückzuführen sein.

Die anschließende Therapie weist allerdings doch eher auf eine Verschiebung. Ganz ähnlich wie bei den vorstehenden Fällen von Claviculafrakturen, wird der behandelnde Arzt angewiesen, nachdem er Polster zwischen die Schulterblätter

323 Mutschler/Haas, a.a.O., S. 678

gelegt hat, die Schultern zurückzudrücken, so daß der Bruch „an seine (richtige) Stelle (zurück)fällt". Anschließend wird der Arm offenbar geschient und mit dem *jmrw*-Klebeverband (s.S. 126) fixiert. Ob diese Therapie, die zur Versorgung von Humerusfrakturen nicht besonders geeignet erscheint, eine versehentliche Abschreibung der Clavicula-Fälle darstellt, kann abschließend nicht entschieden werden.

Tatsache ist, daß auch in der modernen Unfallchirurgie geschlossene dislozierte Humerusfrakturen unblutig reponiert und anschließend fixiert werden[324], wenn auch natürlich nicht in dieser Weise.

Sm 37 schildert in etwa eine vergleichbare Situation, allerdings mit dem Unterschied, daß es sich diesmal um eine offene Fraktur handelt. Daß sich die Bruchstellen manuell gegeneinander bewegen lassen, ist kein für den vorliegenden Fall typisches Symptom. Die gleiche Feststellung hätte sich auch in Sm 36 treffen lassen, nur ist sie dort nicht erwähnt.

Nicht erwähnt ist dafür in Sm 37, die in Sm 36 ausführlich geschilderte Reposition.

Die Nachbehandlung ist identisch mit der aus Sm 36, eine besondere Versorgung der Wunde wird nicht geschildert, jedoch weist der Zusatz: „... bis du weißt, daß er zur Sache gelangt ist", darauf hin, daß mit einer Komplikation gerechnet werden muß.

Dieselbe ist dann im Zusatz geschildert. („Wenn du aber ... "). Die Wunde blutet, d.h. sie sezerniert vermutlich ein blutiges Sekret und sie ist „aufgeweicht" (*sdb* – WbM 825, Wb IV 382), ein Begriff, der medizinisch schwer zu fassen ist, aber angesichts der Tatsache, daß *sḏb* = *sdb* auch in der Wortbedeutung „Schaden", „Unheil" und dergl. auftritt (Wb IV 381) sicher eine Wendung zum Schlechteren hin ausdrückt. Vermutlich sind die Wundränder nekrotisch-entzündet, mit der auch dem ägyptischen Arzt geläufigen Gefahr einer nachfolgenden Sepsis, eine Situation, die das C.H. wie folgt beschreibt (De fracturis 33 und 35)[325]:

(33) „Man muß wissen, daß Knochen, die sich nicht haben reponieren lassen, ebenso wie solche, die ganz von Weichteilen entblößt sind, sich abstoßen werden ... bald sterben die Weichteile rund herum ab; bald werden bei einer alten Wunde einige von den Knochenenden nekrotisch ... "

(35) "Diejenigen Verletzten, bei denen der Oberschenkel- oder Oberarmknochen hervorsteht, kommen nicht leicht mit dem Leben davon; ... "

Fall 38, der systematisch noch zu den vorstehenden gehört, bespricht einen „Spalt" (*pšn*) am Oberarm. Die Art der Verletzung ist nicht ganz klar, vielleicht eine Stichverletzung. Es fällt auf, daß bei allen Belegstellen des pSmith (4, 16, 21,

---

324 Mutschler/Haas, a.a.O., S. 681

325 Littré, T. III p. 338-563

38) der Spalt stets von einer „Aufschwemmung" (*tḫb)* begleitet ist, die oftmals „aufsteigt" bzw. „aufgestiegen ist". Es könnte sich am ehesten um eine sezernierende Aufschwellung der Wundränder handeln, wie auch Ebbell und Breasted schon vermutet haben (WbM 961).
Im Gegensatz zu „Aufweichung" (*sdb* = *sḏb*) wird diesem Zustand auch keine besondere Bedeutung zugemessen. Das Verdikt lautet: „Eine Krankheit, die ich behandeln werde". Die Therapie besteht in einem *jmrw*-Klebeverband und der Standard-Nachbehandlung mit Honig und sicherlich auch, obwohl hier nicht erwähnt, mit Öl/Fett.

Sm 39 (13,312)
Heilkunde für Geschwüre/Geschwülste auf einer Schlagverletzung an seiner Brust.

Wenn du einen Mann mit Geschwüren/Geschwülsten auf einer Schlagverletzung an seiner Brust untersuchst, und du findest Erhebungen (*twꜣ.w)* indem sie sich mit Eiter auf seiner Brust ausgebreitet (und) Rötungen gebildet haben; und außerdem ist große Hitze darin, wenn deine Hand ihn befindet/prüft:

Dann mußt du dazu sagen: Ein (Mann) mit Geschwüren/Geschwülsten auf einer Schlagverletzung an seiner Brust: sie (?) hat Absonderungen von Eiter gebildet. Eine Krankheit, die ich mit dem Brennbolzen behandeln werde.

Dann sollst du ihm eine Brennung auf seiner Brust durchführen, (und zwar) auf jenen Geschwüren/Geschwülsten, die auf seiner Brust sind. Du mögest sie (die Verletzung) behandeln durch Wundpflege[326]. Du sollst nicht zaghaft sein, weil sie (die Verletzung) sich dabei von selbst öffnet wegen der Normalität/Gutartigkeit (*mnḫjw)* in seiner Wunde. Es trocknet (üblicherweise) jede Wunde, die an seiner Brust entstanden ist, sobald sie sich von selbst öffnet.

(Glosse A) Was anbetrifft: Geschwüre/Geschwülste auf einer Schlagverletzung an seiner Brust. Das bedeutet, daß sich geschwollene Dinge auf seiner Brust befinden infolge seines Leidens, die sich ausgebreitet haben; sie haben Eiter gebildet (und) rote Dinge auf seiner Brust. Das bedeutet, daß man sagt: „Sie ist wie etwa Gekratztes; Eiter ist es, was sie hervorbringen".

Kommentar Fall 39

Der Kranke leidet an einer „Schlagverletzung" (*sḳr)* an seiner Brust, auf der sich Geschwüre/Geschwülste gebildet haben. Das Wesen einer *sḳr*-Verletzung ist nicht ganz leicht zu fassen. *sḳr* (WbM 805, Wb IV 306) hat eine erhebliche Bedeutungsvielfalt und wird in der Medizin verwendet in Verbindung mit Splitterfrakturen:

[326] *srwḫ – (Wund)pflege WbM II 775 B Ia*

„Er geht lahm an seiner Sohle, (und zwar) an (dieser) seiner Seite, die mit jener *Schlagverletzung* versehen ist … “ und im gleichen Fall, Glossen C und D: „ Was anbetrifft: Ein Mann, den etwas geschlagen hat, das von außen eingedrungen ist … “, „ … Was anbetrifft: Etwas, das von außen eingedrungen ist. – Das ist der Hauch eines Gottes von außen oder eines Toten, … Nicht ist es etwas, das sein Körper hervorbringt“ (beides Sm 8 Gl. D).

Auch die Interpretation des Ausdruckes *bnw.t* sowohl als Geschwür, als auch als Geschwulst, ist zunächst etwas verblüffend, da diese Ausdrücke morphologisch geradezu konträre Phänomene bezeichnen: Während es sich beim Geschwür um einen Epitheldefekt (also ein „Loch“) handelt, ist eine „Geschwulst“ eine Aufwölbung des Gewebes, z.B. durch einen Tumor. Daß die ägyptische Medizin zwischen diesen beiden so gegensätzlichen Symptomen tatsächlich nicht unterschieden hat, wie WbM 249-250 an einer Vielzahl von Beispielen darlegt, muß mit Verwunderung zur Kenntnis genommen werden.

Hier allerdings könnte ein Prozeß vorliegen, im Laufe dessen sich eine Geschwulst in ein Geschwür verwandelt: Ein mit Eiter gefüllter Abszeß imponiert zunächst als Geschwulst (als Tumor). Wenn sich dieser Abszeß unter Therapie oder spontan öffnet, wird nach Abfließen des Eiters ein Epitheldefekt sichtbar, also ein Geschwür, das langsam, meist narbig, zuheilt. Auf diesen Vorgang bezieht sich wohl auch der Hinweis: „Du sollst nicht zaghaft sein, weil sie[327] sich dabei von selbst öffnet … “.

Der vorliegende Fall schildert also eine abszedierende Brustverletzung. Die Abszesse werden mit dem Brenneisen geöffnet, wie dies noch bis spät ins Mittelalter üblich war. Der nach Ausfließen des Eiters zurückbleibende geschwürige Wundgrund wird mit der Standard-Wundbehandlung therapiert. Die ganze Situation wird nicht als besonders bedrohlich angesehen, denn der Text enthält kein negatives Verdikt.

Sm 40 (13,1217)
Heilkunde für eine Wunde an seiner Brust.

Wenn du einen Mann mit einer Wunde an seiner Brust untersuchst, die bis zum Knochen reicht, durchlöchert ist das Brustbein seiner Brust, dann mußt du das Brustbein seiner Brust mit deinen Fingern prüfen[328] (und infolgedessen) schaudert es ihn sehr:

Dann mußt du dazu sagen: Ein (Mann) mit einer Wunde an seiner Brust, die bis zum Knochen reicht, durchlöchert ist das Brustbein seiner Brust. Eine Krankheit, die ich behandeln werde.

[327] Wohl nicht die Schlagverletzung, wie Westendorf (Hdb S. 735) meint, sondern die Geschwulst.
[328] *smn Ha I 706 re*

Dann sollst du sie (die Wunde) mit frischem Fleisch verbinden am ersten Tag; du mögest sie danach {mit} Öl/Fett, Honig (und) Fasern behandeln jeden Tag, bis daß es ihm besser geht.

(Glosse A) Was anbetrifft: Das Brustbein*(ḫntꜣ)* seiner Brust/seines Brustkorbes. {Das ist} die obere Spitze/Kante seiner Brust/seines Brustkorbes; es ist wie etwas, das als Stacheltier*(ḫntꜣ)* gebildet ist.

Kommentar Fall 40

Geschildert wird eine Verletzung mit Perforation des Brustbeines, also am ehesten eine Stichverletzung, die indessen als nicht sehr gravierend eingestuft wird („Eine Krankheit, die ich behandeln werde").

Die empfohlene Behandlung ist die ägyptische Wund – Routinebehandlung mit Fleischverband am ersten Tag und Folgebehandlung mit Öl/Fett, Honig und „Fasern".

Bei dem Faserverband *ftt* handelt es sich um einen Verbund pflanzlicher Fasern, die außer bei Wunden auch noch vereinzelt als Droge, als Zäpfchen und als Tampon vorkommen. Der Grundriß (WbDrog S. 210f) denkt in der Wundbehandlung an eine Verwendung wie Charpie. Nach Maßgabe der Indikationen erscheint es darüber hinaus wahrscheinlich, daß diese in Form eines Druckverbandes eingesetzt wurde.

Der für das Brustbein verwendete Ausdruck *ḫntꜣ*(WbM 611) taucht nur in diesem Text auf(*ḫntꜣ n kꜣb.t*). Wegen des Vergleiches mit dem Stachelschwein bezeichnet *ḫntꜣ* sicher das *ganze* Sternum und nicht nur das Manubrium sterni, wie Breasted und Lefebvre meinen. Der Text ist hier mißverständlich. Die „Spitze" wiederum ist das Manubrium. Dabei könnte die Übersetzung von *tpj* mit „Spitze" zu topographisch-anatomischen Mißdeutungen führen: Spitz ist das *untere* Ende des Sternums, weswegen eine Übersetzung „der obere Kopf" sicher deutlicher ausdrückt, worum es sich handelt.

Sm 41 (13,1814,16)
Heilkunde für eine Fremdartigkeit/Anomalie einer Wunde an seiner Brust.

Wenn du einen Mann mit einer Fremdartigkeit/Anomalie einer Wunde an seiner Brust untersuchst, und zwar ist jene Wunde entzündet (und) eine Ballung von Hitze strömt ständig aus der Öffnung jener Wunde gegen deine Hand; gerötet sind die beiden Lippen jener Wunde; und außerdem hat jener Mann Fieber infolgedessen; nicht kann sein Fleisch einen Verband annehmen (und) nicht kann jene Wunde einen Haut-Rand annehmen; die Körner*(pꜣjs.t)*, die an der Öffnung jener Wunde sind, sind wäßrig, heiß ist ihre Beschaffenheit/Oberfläche*(jrtjw)*; die Ansammlung (von Flüssigkeit), die daraus herabfließt, ist klar:

Dann mußt du dazu sagen: Ein (Mann) mit einer Fremdartigkeit/ Anomalie einer Wunde an {seiner} Brust; sie (die Wunde) ist entzündet; er (der Mann) hat Fieber infolgedessen. Eine Krankheit, die ich behandeln werde.

Dann sollst du ihm Kühl-Mittel machen für das Herausziehen der Hitze aus der Öffnung der Wunde:

Blätter der Weide; {Blätter des} Christdorns; *ḳsn.tj* (Mineral ?); werde daran gegeben.

Blätter des *jmꜣ*-Laubbaums; Galle (*bnf*); *ḥnj* Pflanze des Landes (*ḥnj-tꜣ*); *ḳsn.tj* (Mineral ?); werde daran gegeben.

Dann sollst du ihm Mittel für das Trocknen der Wunde machen:

Fritte (*ššꜣj.t*) von Malachit; *wšb.t* (Mineral); „Fayence"; Fett (des Rindes); werde zerrieben; werde damit verbunden.

Unterägyptisches Salz; Fett des Steinbocks; werde zerrieben; werde damit verbunden.

Dann sollst du ihm einen Puder machen: *špnn* (Frucht/Körner) [der *špn* - Pflanze]; Leinsamen (*dšr*); *ns-šj* („Zunge des Sees"); Johannis-brotfrucht (*ḏꜣr.t*); Blätter der Sykomore; werde damit verbunden.

Wenn etwas Derartiges an irgendwelchen (anderen) Körperstellen entsteht, mögest du ihn gemäß dieser Heilkunde behandeln.

(Glosse A) Was anbetrifft: Eine Fremdartigkeit/Anomalie einer Wunde an seiner Brust, sie (die Wunde) ist entzündet. Das bedeutet, daß die Wunde, die auf seiner Brust ist, zögernd (beim Heilen) ist, ohne sich zu überziehen; hochgradige Hitze kommt ständig aus ihr heraus; ihre beiden Lippen sind rot; ihre Mündung/Öffnung ist geöffnet. Es hat das Buch „Über die Wunden" dazu gesagt: „Das bedeutet, daß sie übermäßig geschwollen ist". Man sagt (dazu): „Entzündet bis zur Hochgradigkeit".

(Glosse B) Was anbetrifft: Eine Ballung von Hitze in seiner Wunde. Das bedeutet, daß sich Hitze zusammenballt, die das Innere seiner Wunde ganz und gar durchzieht.

(Glosse C) Was anbetrifft: Gerötet sind ihre beiden Lippen.

Das bedeutet, daß ihre beiden Lippen rot sind wie die Färbung {der Früchte} der *ṯms.t* Pflanze

(Glosse D) Was anbetrifft: Nicht kann sein Fleisch einen Verband annehmen.

Das bedeutet, daß sein Fleisch kein Heilmittel annimmt wegen der Hitze, die auf seinem Fleisch ist.

(Glosse E) Was anbetrifft: Und außerdem strömt ständig Hitze aus der Öffnung seiner Wunde gegen deine Hand. {Das bedeutet,} daß Hitze aus der Öffnung seiner Wunde gegen deine Hand herauskommt, wie man „(es) strömt aus" {zu} Dingen sagt, die herauskommen auf den Boden.

Kommentar Fall 41

Der vorliegende Fall spricht von einer „Brustwunde“ (*wbnw m ḳ3b.t)*, ohne daß etwas Näheres über die Art dieser Wunde (z.B. klaffend?) gesagt wird. Trotz der nachstehend geschilderten scheinbar gravierenden Komplikation handelt es sich offenbar nicht um eine besonders schwere Erkrankung. Das Verdikt lautet: „Eine Krankheit, die ich behandeln werde“.

Ebbell hat diese Symptomatik als „Hospitalbrand“, also Wundinfektion, gedeutet, eine Auffassung, die nahe zu liegen scheint: Eine Brustwunde, offenbar ohne knöcherne Verletzung, entzündlich verändert und schlecht heilend. Die Wunde „suppt“, d.h. es tritt Serum (kein Eiter!) aus. Die Wunde heilt nicht von den Wundrändern aus zu, sondern „p.s.i.“ (per secundam intentionem), eine Heilungsart, die bis zur Entwicklung der Antisepsis, also noch bis ins 19. Jhd. hinein, die Regelform der typischen Wundheilung war. Hierauf aufgesetzt hat sich eine Wundinfektion, als deren klassische Entzündungszeichen Hitze und Rötung genannt werden, während das Fieber bereits auf eine weitere ernstzunehmende Komplikation hinweist, nämlich auf eine sich anbahnende Sepsis.

Bei näherer Beschäftigung mit dem Text ergeben sich indessen Einzelheiten, die in dieses Bild nicht passen:

1. „Nicht kann sein Fleisch einen Verband annehmen“: Eine p.s.i.-heilende Wunde, auch wenn sie entzündet ist, verträgt problemlos einen Verband.
2. „Die Körner (*p3js.t*), die an der Öffnung jener Wunde sind ... “ Da sich an einer Wunde keine „Körner“ finden, übersetzen Breasted und Ebbell *p3js.t* (WbM 257f) mit „Granulationen“. Sie übersehen dabei, daß eine sekundär heilende Wunde vom Wund*grund* her granuliert, sie wären also *in* (*m*) aber nicht *an* (*r*) der Wunde zu suchen.
3. „... die Ansammlung (von Flüssigkeit), die daraus herabfließt, ist klar“. Das zunächst angenommene seröse Wundsekret ist nicht wirklich klar, sondern meist blutig tingiert.

Ohne daß eine abschließende Antwort gegeben werden soll wäre zu erwägen, ob die vorstehende Symptomatik nicht zu einer Erkrankung paßt, die überhaupt nicht in ein Wundenbuch gehört, von den ägyptischen Ärzten aber sehr wohl als Wunde verkannt worden sein könnte: dem Herpes Zoster. Es handelt sich hierbei um eine Reaktivierung von Varizella-Zoster Viren bei alten oder immungeschwächten Patienten. Es kommt zu segmentalen, streifenförmig verlaufenden Effloreszenzen am Oberkörper, insbesondere im Brust- oder Oberbauchbereich. Die befallenen Stellen sind bei jeder Berührung (also auch durch einen Verband) hochschmerzhaft. Es bildet sich zunächst ein makulopapulöses, später ein vesikulär-pustulöses Exanthem („Körner“), das eine glasklare Flüssigkeit sezerniert. Das befallene Gebiet kann durchaus den Eindruck einer flachen Wunde machen. Gegen diese Deutung scheint allerdings der Ausdruck *sp.tj* „die Lippen“ der Wunde (WbM 742) zu sprechen, der eine gewisse Tiefe derselben impliziert. Vielleicht wäre die Übersetzung *sp.t* "Rand" (Wb IV 100) zu erwägen, die mit dem vorstehenden Erklärungsversuch nicht im Widerspruch stünde, da die segmentalen, streifenförmigen Befallszonen des Herpes Zoster gegeneinander und gegen das gesunde Gewebe scharf abgegrenzte Ränder bilden.

Die Therapie ist, soweit erkennbar, auf Kühlung gerichtet. Die Weidenblätter wirken darüber hinaus durch ihren Gehalt an Salicylaten ausgesprochen antipyretisch (fiebersenkend) und antiphlogistisch (entzündungshemmend).

Sm 42 (14,1622)
Heilkunde für eine Zerrung an den Rippen seiner Brust.

Wenn du {einen Mann mit einer Zerrung an den Rippen seiner Brust} untersuchst, er leidet (schmerzhaft) an den Rippen seiner Brust; nicht ist eine Verschiebung vorhanden, nicht ist er (der Rippen-Knochen) gebrochen; und doch leidet jener Mann an ihm, (so daß) es ihn sehr schaudert: Dann mußt du dazu sagen: Ein (Mann) mit einer Zerrung an den Rippen seiner Brust. Eine Krankheit, die ich behandeln werde.

Dann sollst du ihn (den Rippen-Knochen ?) mit Verbandszeug (jmrw) verbinden; du mögest ihn danach {mit} Honig behandeln jeden Tag, bis daß es ihm besser geht.

(Glosse A) Was anbetrifft: Die Rippen seiner Brust/seines Brustkorbes. Das sind die Knochen seiner Brust/seines Brustkorbes; es ist eine Rippe/„Stachel"*(sr.t)* wie etwas, das als Rippen-Fleischstück (vom Tier)*(ḥwn n sr.t)* gebildet ist.

Kommentar Fall 42

Die Art der Verletzung, die hier vorliegt, ist durchaus unklar. Ebbell[329] spricht von einer „Infraktion" der Rippen, also einer „Einknickung" oder einem Querbruch, Breasted[330] von „sprain", also Verstauchung, Westendorf[331] von „Zerrung".

Der Ausdruck *nrw.t* (WbM 467, Wb II 279) wird in Sm 30 Glosse A näher erklärt, wo es heißt: „Er sagt es zum Auseinander*brechen* von zwei Gliedern, indem jedes Glied noch an seinem Platze ist".

Dies und vielleicht die Deutung von Ebbell hat im Wb offenbar zu der Übersetzung „Art Bruch" geführt, während WbM „Zerrung" übersetzt. Ob eine Zerrung (Distorsion) im modernen Sinne vorliegt[332], ist nicht abschließend zu klären.

---

[329] Ebbell, Krankheiten S. 64f

[330] Breasted, Edwin Smith Papyrus, S. 322

[331] Westendorf, Hdb, S. 737

[332] s. med. Glossar

Sicher hat Ebbell recht, wenn er meint, wegen der anatomischen Verhältnisse im Sternocostalgelenk (siehe dazu auch nächsten Fall) könne eine Distorsion dort schwer entstehen. Da indessen eigens betont wird: „Nicht ist er (der Knochen) gebrochen", sind die Übersetzung des Wb und die Schlußfolgerung von Ebbell wohl zu weitgehend.

Nach Schilderung der Situation ist man am ehesten geneigt, an eine Rippenprellung zu denken, möglicherweise mit einer begleitenden Reizpleuritis. Für diese Sicht spricht auch, daß der Patient zwar starke Schmerzen hat, der Fall aber vom ägyptischen Arzt als nicht sehr schwerwiegend eingestuft wird („Eine Krankheit, die ich behandeln werde").

Die Behandlung erfolgt mit einem *jmrw*-Klebeverband (s.S. 126), wie dies im übrigen auch in der griechischen Medizin üblich war (siehe hierzu auch unten Sm 44).

Sm 43 (14,2215,6)
Heilkunde für eine Verschiebung an den Rippen seiner Brust.

Wenn du einen Mann mit einer Verschiebung {an} den Rippen seiner Brust untersuchst, und du findest die Rippen seiner Brust (nasenartig) vorgewölbt, gerötet sind ihre Köpfe; und außerdem leidet jener Mann an Schleimstoffen in seinen beiden Seiten:

Dann mußt du dazu sagen: Ein (Mann) mit einer Verschiebung an den Rippen seiner Brust. Eine Krankheit, die ich behandeln werde.

Dann sollst du sie (die Verschiebung) mit Verbandszeug*(jmrw)* verbinden; du mögest {sie} danach {mit} Honig behandeln jeden Tag, bis daß es ihm besser geht.

(Glosse A) Was anbetrifft: Eine Verschiebung an den Rippen seiner Brust. Das bedeutet, daß die Köpfe der Rippen seiner Brust gelöst sind, die (normalerweise) an seiner Brust/an seinem Brustkorb befestigt sind. (Glosse B) Was anbetrifft: Er leidet an Schleimstoffen in seinen beiden Seiten. Das bedeutet, daß er an einer Verlagerung von ihnen aus seiner Brust leidet, indem sie sich in seine beiden Seiten ergossen haben.

(Glosse C) Was anbetrifft: Seine beiden Seiten. Das bedeutet seine beiden Lenden.

Kommentar Fall 43

Geschildert wird eine „Verschiebung (*wnḫ* - WbM 193) an den Rippen seiner Brust", wobei der Ausdruck „Verschiebung" in Sm 31 Glosse A näher erläutert wird: „Er sagt (es) zu (dem Umstand, daß) ein Wirbel seines Nackens sich von seinem zweiten gelöst hat, wobei das Fleisch unversehrt ist, das darüber ist, wie man „es ist verschoben“ zu Dingen sagt, die (äußerlich) zusammenhängen, während ein (Teil) von seinem zweiten abgetrennt ist“.

Im Grunde besteht hier die gleiche Schwierigkeit, die bereits im vorstehenden Fall bemerkt wurde: die anatomischen Verhältnisse im Sternocostalgelenk lassen eine Verschiebung der geschilderten Art nicht oder jedenfalls nur unter extremen Ausnahmebedingungen zu. Die Verbindung zwischen Rippen und Sternum, die hier unzweifelhaft gemeint ist, wird durch die Rippenknorpel (cartilagines costales) hergestellt, die in die Incisurae costales eingelassen und mit diesen gelenkig verbunden sind. Es finden sich dort keine „Köpfe“. Die von der modernen Anatomie als „capites costae“ bezeichneten Gelenkflächen gehören zu der gelenkigen Verbindung der Rippen mit den Wirbelkörpern (articulationes costovertebrales).

Bei dieser anatomischen Situation ist die Aussage „gerötet sind ihre Köpfe“ schwer zu interpretieren. Bei den erwähnten „Schleimstoffen (*st.t* - WbM 814, abgeleitet von *stj* - strömen – WbM 815) handelt es sich nach ägyptischer Vorstellung um eine umherziehende Krankheitsmaterie, die, wie die *wḫd.w*, zum humoralpathologischen *Gesamtkonzept* der ägyptischen Krankheitslehre gehört (s.S. 130). Zusammenfassend läßt sich jedenfalls sagen, daß ein Schaden (Luxation) an den Sternocostalgelenken vorliegt, der von der ägyptischen Medizin gut beherrscht wurde.

Als Therapie taucht wieder der Klebeverband (s.S. 212) auf, der auch in der griechischen Medizin und bei Celsus in solchen Fällen verwendet wurde[333], während die moderne Unfallchirurgie von derartigen Maßnahmen absieht, weil stabilisierende Verbände eher eine zusätzliche Beeinträchtigung der Atemmechanik bewirken[334]

Sm 44 (I5,69)
Heilkunde für einen Bruch an den Rippen seiner Brust.

Wenn du einen Mann mit einem Bruch an den Rippen seiner Brust untersuchst, aufgebrochen ist eine Wunde darauf, und du findest die Rippen seiner Brust, indem sie sich unter deinen Fingern verschieben:

Dann mußt du dazu sagen: Ein (Mann) mit einem Bruch an den Rippen seiner Brust, aufgebrochen ist eine Wunde darauf. Eine Krankheit. die man nicht behandeln kann.

Kommentar Fall 44

Der Fall schildert eine offene Rippenserienfraktur(*ḥsb m ḥnw nw ḳ3b.t=f* – WbM 606), genauer gesagt eine Serienstückfraktur, bei der die Verschiebung der Trüm-

333 Gurlt a.a.O. III S. 589

334 Mutschler/Haas, Unfallchirurgie, S. 286

merstücke mit der Hand palpiert werden kann. Unkomplizierte (d.h. geschlossene) Rippenserienfrakturen galten in der antiken Medizin durchaus als behandelbar, aber selbst für offene Frakturen gibt das C.H. ausführliche Behandlungshinweise und Verbandtechniken (De articulis §§49 und 50). Die absolute Hoffnungslosigkeit des vorliegenden Falles ist möglicherweise darauf zurückzuführen, daß es sich um ein Dezelerationstrauma (z.B. nach Sturz aus großer Höhe) handelt. Wegen ihrer häufigen intrathorakalen Begleitverletzungen wie Lungen- und Myocardläsionen, Bronchusruptur, Aortenruptur u.s.w. bilden derartige Verletzungen auch für die moderne Unfallchirurgie eine große Herausforderung. Ab einer gewissen Aufprallgeschwindigkeit ist der Organismus der dabei auftretenden Bremsbeschleunigung nicht mehr gewachsen, wobei auch moderne präventive Techniken (Rückhaltegurte, Airbags) versagen.

Der ägyptische Arzt stand dieser Situation natürlich machtlos gegenüber. Da der Tod sicher sehr bald nach dem Ereignis eingetreten ist, das zu dieser Verletzung geführt hat, dürfte eine Wundinfektion wie Ebbell meint[335] wohl kaum noch eine Rolle gespielt haben.

Sm 45 (15,919)
Heilkunde für ballartige Geschwüre/Geschwülste auf seiner Brust.

Wenn du einen Mann mit ballartigen Geschwüren/Geschwülsten auf seiner Brust untersuchst, und du findest, daß sie sich auf seiner Brust ausgebreitet haben. Wenn du deine Hand auf seine Brust legst, (und zwar) auf jene Geschwüre/Geschwülste, und du findest sie (die Brust) sehr kühl; nicht ist irgendwelche Hitze an ihr vorhanden, wenn deine Hand ihn (den Mann) befindet/prüft; nicht sind sie (die Geschwüre/Geschwülste) sandig, nicht haben sie Wasser gebildet, nicht haben {sie} Ansammlungen von Wasser hervorgebracht; sie sind ballartig gegen deine Hand:

Dann mußt du dazu sagen: Ein (Mann) mit ballartigen Geschwüren/Geschwülsten. Eine Krankheit, mit der ich kämpfen werde.

Es ist nichts vorhanden.

Wenn du ballartige Geschwüre/Geschwülste an irgendeiner (anderen) Körperstelle des Mannes findest, mögest du ihn gemäß dieser Heilkunde behandeln.

(Glosse A) Was anbetrifft: Ballartige Geschwüre/Geschwülste auf seiner Brust. Das bedeutet, daß sich Schwellungen auf seiner Brust befinden, die groß, ausgebreitet (und) hart sind. Man faßt sie an, wie man einen Ball von Ton anfaßt; ähnlich der frischen „Bitterfrucht“ (*ḥmꜣj.t* “Mandel“); sie pflegt hart (und) kühl gegen die Unterseite deiner Hand zu sein, (eben) wie man diese Schwellungen berührt, die auf seiner Brust sind.

[335] Ebbell, Krankheiten, S. 66

Kommentar Fall 45

Geschildert werden „ballartige" (*ḥmꜣ* - WbM 600) Geschwülste an der Brust des Patienten. Zur Bezeichnung der Tumoren wird derselbe Ausdruck wie in Sm 39, nämlich *bnw.t* , verwendet (*bnw.t ḥmꜣ.tj),* wobei das Nomen *ḥmꜣ* ebenfalls in der Bedeutung „Geschwulst" anzutreffen ist (z.B. Bln 55 und 56).

Der Unterschied zu Sm 39 ist indessen nicht zu übersehen. Sind die *bnw.t* dort heiß, gerötet und sezernieren Eiter, so liegt hier ein ganz anderes Symptomenbild vor: die Geschwülste sind eher kühl (also schlecht durchblutet und offenbar nicht entzündet), sie sezernieren keine Flüssigkeit und sie sind hart. Das Verdikt: „Eine Krankheit, mit der ich kämpfen werde", verrät, daß es sich um eine schwere aber nicht hoffnungslose Erkrankung handelt. Eine Behandlung ist leider nicht angegeben, da der Schreiber keine solche vorgefunden hat („Es ist nichts vorhanden").

Ebbell[336] sieht dieses Krankheitsbild als ulcerierendes Mamma-Karzinom an, eine Deutung, die viel für sich hat. Dabei kann Ebbells Auffassung, daß es sich durchaus um eine Patientin handeln könne und die Bezeichnung „Mann" („Wenn du einen *Mann* mit ballartigen Geschwüren/Geschwülsten auf seiner Brust untersuchst, ... ") nur ein Paradigma für „Patient" schlechthin darstelle, durchaus gefolgt werden. Man sollte aber auch nicht gänzlich aus den Augen verlieren, daß Brustkrebs durchaus auch bei Männern auftreten kann. Die charakteristischen harten Knoten werden bei Männern früher sichtbar, da sie sich nicht wie bei der weiblichen Brust im Drüsengewebe verstecken. Ob im vorliegenden Falle zunächst die soliden Knoten gesehen wurden oder bereits eine ulcerierende Form wie Ebbell meint, muß dahingestellt bleiben. Tatsache ist, daß ulcerierende Tumoren meist „suppen", also keineswegs trocken sind. Daß solche Tumoren als Hautmetastasen auch an anderen Körperstellen auftreten können, ist gut beobachtet und spricht nicht gegen die Diagnose „Mammakarzinom".

Differentialdiagnostisch wäre allenfalls zu erwägen, ob es sich um eine parasitäre Hauterkrankung oder um indolente Lymphknotenschwellungen handelt, jedoch erscheinen diese Möglichkeiten weniger wahrscheinlich.

Sm 46 (15,2016,16)
Heilkunde für eine Geschwulst *(sḥr)* auf einer tiefreichenden Schlagverletzung an seiner Brust.

Wenn du einen Mann mit einer Geschwulst *(sḥr)* auf einer tiefreichenden Schlagverletzung an seiner Brust untersuchst, und du findest eine Geschwulstblase auf seiner Brust, die überaus groß ist (und) sich erhebend, (und) klar wie Wasser unter deiner Hand; sie (die Geschwülste) haben Dinge gebildet, deren Äuße-

[336] Ebbell, Krankheiten, S. 66-68

res/Beschaffenheit nicht glühend/funkelnd ist, (und) deren Oberfläche nicht gerötet ist:

Dann mußt du dazu sagen: Ein (Mann) mit einer Geschwulst (*sḫr*) auf einer tiefreichenden Schlagverletzung an seiner Brust. Eine Krankheit, die ich behandeln werde durch Kühl-Mittel gegen jene Geschwulst (*sḫr),* die an seiner Brust ist: Gerste (*sẖ.t); nṯrj.t* (Art/Zubereitungsform von Natron ?); *ḳsn.tj* (Mineral ?); werde zerrieben; werde damit verbunden.

Mehl/Pulver (*dḳw*) von Alabaster; *ḳsn.tj* (Mineral ?): Mergelton (*dbn)* des Maurers; Wasser; werde zerrieben, werde damit verbunden.

Wenn diese Kühl-Mittel daran[337] angebracht (*ẖsfj)* sind, dann mußt du mit jenen (folgenden) Heilmitteln warten, bis alles Wasser abgeflossen ist, das in der Geschwulst (*sḫr)* auf {der tiefreichenden Schlagverletzung} ist. Du mögest sie (die Geschwulst) behandeln durch eine Wund-Behandlung mit Mitteln {für das} Herausziehen der Hitze aus der Öffnung der Wunde an seiner Brust:

Blätter der Dornakazie; Blätter der Sykomore; Wasser; {werde damit verbunden}.[338]

Blätter des *jmꜣ*-Laubbaums; Galle (*bnf*) des Rindes; *ḥnj*-Pflanze des Landes (*ḥnj-tꜣ); * werde damit verbunden.

Dann mußt du ihm Trockenmittel {für die Wunde} an seiner Brust machen: Fritte (*ššꜣj.t)* von Malachit; Johannisbrotfrucht (*ḏꜣr.t); Fett (Terpentin) (ʿḏj)* der Konifere (*ʿš*); Öl/Fett; {werde damit verbunden}. Unterägyptisches Salz; Fett des Steinbocks; werde damit verbunden. Dann mußt du ihm einen Puder machen: *špnn* (Frucht/Körner) [der *špnPflanze]; * Leinsamen (*dšr); * {Blätter} der Sykomore; werde zerrieben; werde daran gegeben.

(Glosse A) Was anbetrifft: Eine Geschwulst (*sḫr)* auf einer tiefreichenden Schlagverletzung an seiner Brust. Das bedeutet, daß sich geschwollene (und) große Dinge auf seinem Leiden befinden, das auf seiner Brust ist, indem sie weichlich wie Wasser unter {deiner} Hand sind.

(Glosse B) Was anbetrifft: Nicht ist ihr Äußeres/Oberfläche glühend/ funkelnd. Das bedeutet, daß ihre Haut(oberfläche) nicht glüht/ funkelt. (Glosse C) Was anbetrifft: Nicht ist eine Rötung darauf. Das bedeutet, daß nicht rote Dinge darauf sind.

---

[337] Zur Wortstellung vgl. MedGr § 457.- Breasted 410 und Bardinet 516 übersetzen: „If there is resistance to these cooling applications" bzw. „S'il y a de la résistance à ces traitements froids (= si la fièvre survient)", korrigieren also offenbar *r-s* in *r*.

[338] 337) Analog zu den anfangs genannten Kühlmitteln sowie zu den Mitteln in Fall 41 werden auch hier sogenannte „Doppelrezepte" vorliegen, deren Anordnung beim Abschreiben aus einer gespaltenen Kolumne verloren gegangen sein kann.

Kommentar Fall 46

Geschildert wird eine Geschwulst auf einer Verletzung an der Brust des Patienten (*sḥr tp ʿr m ḳꜣb.t=f* - WbM 805) Am wahrscheinlichsten wäre ein Hämatom bzw. eine exfoliative Unterblutung einer geschlossenen Schlagverletzung. Gegen diese Deutung spricht allerdings, daß die Flüssigkeit mit der die geschilderte Geschwulst gefüllt ist, „klar wie Wasser" (*b3ḳ mj mw* - WbM 241) ist. Es kann sich also nicht um Blut handeln. Diese Schwierigkeit haben bereits sowohl Breasted als auch Ebbell gesehen. Breasted stellt einen „kalten Abszeß" als Folge eines tuberkulösen Prozesses zur Diskussion. Ebbell vermutet ein subkutanes Emphysem, wie ich es in Sm31 für das Symptom „sein Fleisch hat Luft aufgenommen" zur Diskussion gestellt habe.

Die Annahme des kalten tuberkulösen Abszesses erscheint abwegig, da dieser nicht Folge einer Verletzung ist. Eine solche kann aber vorliegend nicht ignoriert werden.

Die Ansicht von Ebbell hat mehr für sich, allerdings nur dann, wenn eine Verletzung der Lunge vorliegt, von der Luft austritt und sich unter der Haut sammelt. Eine Stichverletzung, wie Ebbell annimmt, scheint hierzu weniger geeignet, da hierbei die Luft durch die offene Wunde entweichen würde. Man müßte vielmehr an eine geschlossene Rippenfraktur denken, bei der ein Bruchende eine Lungenverletzung hervorgerufen hat. Nicht zu dieser Deutung paßt, daß ein solches Hautemphysem flächig-kissenartig auftritt. Die Beschreibung „*wnn jḫ.t pw šfw wr* (das sind große, geschwollene Dinge) würde die Situation nicht wirklich treffen.

Es bleibt zunächst nur festzuhalten, daß es sich um einen Erguß handelt, der im Gegensatz zu dem in Sm 41 nicht entzündet ist, gleichwohl aber mit kühlenden Mitteln behandelt wird, vielleicht, um der Entzündung vorzubeugen. Nach der bereits erwähnten Qualität der Flüssigkeit (*bꜣḳ mj mw*) könnte es sich eigentlich nur um ein Serom handeln. Diese Lösung würde allerdings ebenfalls Voraussetzungen erfordern, die zumindest nicht expressis verbis genannt sind: nämlich vorzugsweise eine geschlossene oder wieder geschlossene Wundhöhle.

Es bleibt somit festzuhalten, daß sich der vorliegende Fall einer eindeutigen Erklärung entzieht.

Sm 47 (16,1617,15)
Heilkunde für eine KlaffWunde an seiner Achsel

Wenn du einen Mann mit einer KlaffWunde an seiner Achsel untersuchst, aufgeworfen ist ihr (der Wunde) Fleisch(*ḥʿw*), getrennt sind ihre Seiten; er leidet an Schleimstoffen an seinem Schulterblatt. Dann sollst du seine Wunde abtasten, und findest du ihre Klaffen, indem sie verschoben sind (und) ihre (der Wunde) Seiten abgewendet sind von seiner Wunde wie (beim) Entrollen eines Stoffballens; es ist schwierig, daß er seinen Arm hebt infolgedessen; dann sollst du ihm ihre Klaffen mit einem Faden zusammenfassen:

Dann mußt du dazu sagen: Ein (Mann) mit einer KlaffWunde an seiner Achsel; aufgeworfen ist ihr (der Wunde) Fleisch (*ḥ'w*), getrennt sind ihre Seiten; er leidet an Schleimstoffen an seinem Schulterblatt. Eine Krankheit, die ich behandeln werde.

Dann sollst du sie (die Wunde) mit frischem Fleisch verbinden am ersten Tag. Wenn du jene Wunde findest, indem sie aufgegangen ist (und) ihre Naht sich verschoben hat, dann mußt du ihm ihre Klaffen mit einem BindenPaar (Kreuzverband ?) aus Stoff zusammenfassen, {das gelegt wird}[339] auf jene Klaffen. Du mögest sie (die Wunde) danach (mit) Öl/Fett, Honig (und) Fasern behandeln jeden Tag, bis daß es ihm besser geht. Wenn du eine (solche) Wunde findest, deren Fleisch (*Haw*) aufgeworfen ist (und) deren Seiten getrennt sind, (und zwar) an irgendeiner (anderen) Körperstelle des Mannes, mögest du ihn gemäß dieser Heilkunde behandeln.

Wenn du aber jene Wunde findest, indem sein (des Mannes) Körper Fieber bekommen hat infolge jener Wunde, die an seiner Achsel ist; und außerdem ist jene Wunde entzündet (und) aufgegangen, (und) ihre Naht hat sich verschoben: Dann mußt du deine Hand darauf legen, und findest du, daß Hitze ständig aus der Öffnung seiner Wunde gegen deine Hand strömt; die Ansammlung (von Flüssigkeit), die daraus herabfließt, ist kühl wie „Wasser von Weintrauben/Rosinen" (*mw nw wnšj*):

Dann mußt du dazu sagen: Ein (Mann) mit einer KlaffWunde an seiner Achsel, die entzündet ist; er (der Mann) hat Fieber infolgedessen. Eine Krankheit, mit der ich kämpfen werde.

Wenn du also[340] jenen Mann findest, indem er Fieber hat; und außerdem ist jene Wunde entzündet, dann sollst du sie nicht verbinden, (sondern ihn) zu Boden legen auf sein Ruhelager, bis die Zeit seines Leidens vorübergegangen ist. Wenn aber sein Fieber nachläßt (und) die Hitze aus der Öffnung seiner Wunde zu Boden fließt (ebenfalls nachläßt), mögest du sie (die Wunde) danach {mit} Öl/Fett, Honig (und) Fasern behandeln jeden Tag, bis daß es ihm besser geht.

Kommentar Fall 47

Heilkunde einer klaffenden Wunde, die an seiner Achsel (*ḥṯṯ.t* - WbM 640) lokalisiert ist. Letztere Übersetzung erscheint nicht abwegig, wenn sich *ḥṯṯ.t* von

339 Vgl. dazu Fall 27 (9,16).

340 Statt *jr ḏr* schreibt der Text fälschlich *jr swt gmj-k*, womit Veränderungen desselben Falles eingeleitet werden, was hier aber laut Aufzählung der Symptome nicht gegeben ist.

ḥṯṯ - jem. hochheben (Wb.III 204) ableitet. Allerdings kann nicht übersehen werden, daß in der ägyptisch-medizinischen Terminologie meist der Ausdruck *ḳʿḥ* für Schulter verwendet wird.

Jedenfalls handelt es sich um eine klaffende Wunde im Bereich des Schultergelenkes, die von einem Schleimstofferguß (*st.t*) im Bereich des Schulterblattes (*mšʿḳ.t* - WbM 398) begleitet ist.

Die folgenden Symptome würden eher für eine Verletzung *auf* der Schulter sprechen:

1. Es handelt sich um eine tiefe Fleischwunde, die Wundränder wirken (durch den Muskelzug) wie „aufgerollt".
2. Es ist für den Patienten schwierig, den Arm zu heben. Dies erklärt sich schon allein aus dem Erguß am Schulterblatt, wenn man bedenkt, daß die beiden Knochen, die sich im Schultergelenk gegeneinander bewegen, das Schulterblatt (Scapula) und das Oberarmbein (Humerus) sind. Die Behandlung erfolgt durch Naht und Fleischverband. Danach werden eine Reihe von Möglichkeiten für den weiteren Verlauf durchgesprochen, einer der zahlreichen Belege dafür, daß es sich bei den „Fällen" des pSmith nicht um Kasuistiken sondern um Lehrschriften handelt:

Ist die Wunde (also die Naht) aufgegangen, soll ein Klammerverband angelegt werden. Beide Verlaufsformen fallen wohl noch unter das Verdikt „eine Krankheit, die ich behandeln werde".

Eine stets ernste Komplikation ist die Wundinfektion: „Wenn du aber(!) jene Wunde findest, indem sein Körper Fieber bekommen hat . . . ". Dieser Zustand, der leicht in eine tödliche Sepsis übergehen kann, ist „eine Krankheit, mit der ich kämpfen werde".

Die gefürchtete Sepsis ist dann die letzte und schwerste der möglichen Komplikationen. Es erfolgt zunächst keine kausale Therapie, sondern der Patient wird, wie stets in solchen Fällen, auf sein Lager gelegt und der Pflege durch seine Familie überlassen. Tritt spontan eine Besserung ein, erfolgt die weitere Behandlung im Rahmen der Standard-Wundtherapie mit Öl/Fett, Honig und Druckverband.

Sm 48 (17,1519)
Heilkunde für eine Zerrung {an} einem Wirbel seines Rückens.

Wenn du {einen Mann mit} einer Zerrung an einem Wirbel seines Rückens untersuchst, dann mußt du zu ihm sagen: „Strecke doch deine beiden Beine aus, die (jetzt) angezogen sind !".

Dann wird er sie ausstrecken, (und) sie sofort anziehen, weil es schwierig ist, daß er (es) ausführt, infolge des Wirbels seines Rückens, an dem er (dann) Schmerz empfinden wird:

Dann mußt du dazu sagen: Ein (Mann) mit einer Zerrung an einem Wirbel seines Rückens. Eine Krankheit, die ich behandeln werde.

Dann sollst du ihn ausgestreckt (auf den Rücken) legen. Dann sollst Du ihm machen:[341]

Kommentar Fall 48

Geschildert wird eine „Zerrung*(nrw.t)* an einem Wirbel seines Rückens".

Die Bezeichnung *nrw.t* findet sich nur im pSmith, und zwar außer im vorliegenden Falle noch bei den Fällen 30 und 42, wobei der Fall 30 eine nahezu identische Überschrift aufweist:

– Sm 30:*nrw.t m ṯs n nḥb.t=f*
– Sm 48: *nrw.t m ṯs n psḏ=f*

Der Unterschied liegt also offenbar nur in der Lokalisation der Läsion.

Die im vorliegenden Fall geschilderten Symptome sind typisch für einen Bandscheibenvorfall im Lumbosakralbereich. Der Patient verspürt blitzartig einsetzende Schmerzen wie bei einer plötzlichen Verletzung oder dem Angriff eines Dämons („Hexenschuß"), mit Ausstrahlung in die Beine (Ischialgie). Die als Leitsymptom genannte Schonhaltung ist typisch: Durch Anziehen und Aufstellen der Beine versucht der Patient eine Abflachung der Lendenlordose zu erreichen, die den stets heftigen Schmerz etwas lindert.

Der Schmerz nimmt umgekehrt zu, wenn ein gestrecktes Bein passiv angehoben wird (Lasègue'sches Zeichen).

Wenn keine weiteren Ausfallerscheinungen wie z.B. Lähmungen bestehen, ist die Prognose gut („Eine Krankheit, die ich behandeln werde").

Der Text des Papyrus bricht hier mitten im Satz ab, es fehlt deshalb auch jede Angabe zur Behandlung. Diese entsprach vermutlich derjenigen des Falles Sm30, bei dem es sich um einen Bandscheibenvorfall im Bereich der Halswirbelsäule (HWS) handelt.

---

341 Der Schreiber hat ohne ersichtlichen Grund mitten in der Zeile seine Abschrift abgebrochen.

3 Nachwort

Bevor die Ergebnisse der vorliegenden Arbeit kritisch gesichtet werden können, muß auf ein Phänomen hingewiesen werden, das sich wie ein roter Faden durch die Medizingeschichte zieht. Von ihren Anfängen bis in unsere Zeit finden sich Ordungssysteme auf zwei Ebenen:

Auf einer *spirituellen Ebene* stellen sich Fragen wie: Was ist Krankheit? Wer oder was schickt die Krankheit? Welche Macht kann sie besiegen? Naturgemäß sind diese Fragen in den ca. 5000 Jahren Medizingeschichte, die wir einigermaßen überblicken, verschieden beantwortet worden: In der Iatrodaemonologie tritt der Daemon als Krankheitsbringer an den Menschen heran; die frühesten Konzepte der Medizin arbeiten mit dieser Vorstellung. Mit der Entwicklung eines Gottesbegriffes und der dazugehörigen Mythologie entwickelt sich eine Iatrotheologie. In der ägyptischen Medizin sind beide Konzepte nebeneinander nachweisbar.

Die griechische Medizin schafft etwas grundsätzlich Neues: Die Iatrophilosophie im Gefolge der Naturphilosophen. Das Mittelalter erlebt dann eine Wiederkehr der Iatrotheologie, die bis in das 16. und 17. Jahrhundert hineinreicht, jedoch entwickeln sich parallele Konzepte, wie die Iatromagie (Albertus Magnus), die Iatrophysik (P. Alpinus[342]), die Iatrochemie (Paracelsus), die Iatroastrologie (Fracastoro) usw. bis in unsere Zeit, die man vielleicht als die Epoche Iatrotechnologie bezeichnen könnte. Bemerkenswert ist, daß keines dieser Konzepte originär für die Medizin entwickelt wurde. Sie stammen alle aus theologischen, philosophischen, später naturwissenschaftlichen Fragestellungen, die zunächst nichts mit der Medizin zu tun hatten und bilden für diese eine Art spirituellen Überbau.

Unterhalb dieser Ebene vollzieht sich das ärztliche Handeln. Ich möchte diese Sphäre deshalb als *Handlungsebene* bezeichnen. Für die tägliche Arbeit des Arztes erheben sich andere Fragen, die um das Kernproblem „wie heile ich meinen Patienten?" kreisen. Mit den ersten Heilerfolgen stellt sich das Kausalitätsbedürfnis des forschenden Geistes ein: Warum hilft diese Behandlung, warum jene nicht? Dies ist die Geburtsstunde medizinischer Ordnungsprinzipien, die in pathologische, pathophysiologische oder nosologische „Lehren" einmünden. Es ist wichtig, sich vor Augen zu halten, daß diese Lehren i.d.R. nicht in der spirituellen, sondern in der Handlungsebene zu finden sind. Sie bilden das theoretische Gerüst, das es dem Arzt ermöglichen soll, anhand eines nachvollziehbaren Ordnungsprinzipes auch solche Krankheiten zu behandeln, mit denen er zuvor noch nicht konfrontiert wurde: Im Gegensatz zu den Lehren der spirituellen Ebene sind sie somit originär medizinisch.

[342] Prosper Alpinus, De medicina methodica libri XIII, Patavii 1611

Die Verknüpfung beider Ebenen war im Verlauf der Medizingeschichte unterschiedlich intensiv. Ein völliges Auseinanderfallen der spirituellen und der Handlungsebene ist in der mittelalterlichen Medizin zu beobachten, die natürlich eine (christlich fundierte) Iatrotheologie war: Vor der Behandlung bzw. vor einer Operation knieten Arzt und Patient nieder um Gottes Hilfe zu erflehen, und die Pathographien des Paré[343] enden stets mit dem frommen Satz: „Ich behandelte ihn, Gott heilte ihn". Was sich allerdings auf der Handlungsebene abspielte, war indessen alles andere als eine christliche, sondern eine griechisch-arabische Therapie. Die Autoren, die an den Medizinschulen der mittelalterlichen Universitäten gelesen wurden, waren Hippokrates, Dioskorides, Galen, Avicenna, Rhazes u.a., und das Wort des Bernhard von Chartres (s. „Einführung" Seite 1) weist auf die vorbehaltlose Bewunderung der frühscholastischen Denker für die antiken „Riesen"[344]

Da „Lehren" nahezu ausnahmslos auf der Handlungsebene entstehen, hat ein Paradigmenwechsel auf der spirituellen Ebene nicht automatisch zur Folge, daß diese sofort aufgegeben bzw. angepaßt werden. Im Gegenteil: der Arzt, der aufgrund dieser Lehren erfolgreich behandelt hat, wird geneigt sein, an seiner Behandlungsweise und deren theoretischen Grundlagen festzuhalten, auch wenn die Krankheiten nun nicht mehr von Göttern oder Daemonen geschickt werden, sondern auf der Grundlage z.B. von naturphilosophischen Maximen entstehen. So ist die Tradierung ägyptischer Ordnungssysteme in die griechische Medizin keineswegs schon deshalb auszuschließen, weil die letztere unter einem anderen Gesamtkonzept arbeitet.

Es gibt im übrigen aber auch ein Ordnungsprinzip, das auf der spirituellen Ebene von Ägypten nach Griechenland gelangt zu sein scheint. Es ist dies die iatrotheologische Lehre vom Atem als göttliche Lebensspende (s. Exkurs S. 39), deren Elemente sich in der iatro-philosophischen Pneumalehre wiederfinden.

Auch bei der Frage der **ärztlichen Ausbildung** sind das ägyptische und das griechische System nicht so weit voneinander entfernt, wie zuweilen behauptet wird (Gardiner, Ghaliunghui, Staden). Wie bereits in der Einführung bemerkt (S. 3), war auch im archaischen Griechenland der Beruf des Arztes zunächst ein Handwerk, das sich über die Asklepiadenfamilien zu einer akademischen Ausbildung ausdifferenziert hat.

Für Ägypten ist dieser Weg nicht zu belegen, es spricht jedoch nichts dagegen anzunehmen, daß auch hier eine familiär organisierte handwerkliche Ausbildung am Anfang einer Entwicklung stand, die schließlich, wie in Griechenland, in eine schulisch-akademische einmündete (s. hierzu auch S. 2). Für die Existenz von Schulen spricht die Art der vorliegenden Texte. Neben Pathographien, die als Consilien[345] auch in eine handwerklich aufgebaute Medizin passen würden, fin-

343 A. Paré, Wund Artzney, 1635
344 A. Vernet in: LMA I Sp. 1992
345 J. Stephan, Ausbildung, SAK 24(1997)S. 303

det sich eine Reihe von Lehrtexten, die z.T. aufgrund philologischer Kriterien in das MR zurückzudatieren sind[346], ja, sogar schon im AR entstanden sein könnten. Diese Lehrtexte finden sich mit nahezu identischem Text in diversen Papyri (z.B. pBerlin, pEbers u.a.) und hatten offenbar in der gesamten ägyptischen Medizin ihre Gültigkeit. Dies ist nur erklärbar, wenn man ein medizinisches Schulsystem spätestens seit dem MR voraussetzt.

Von den **Ordnungssystemen**, die an diesen Schulen gelehrt wurden, bleiben für uns greifbar:

3.1 Physiologische Systeme

1. Der Kopf als Träger der wichtigsten sensorischen Organe (S. 9).
2. Das Gefäßsystem, das wie ein Kanalsystem alle Teile des Körpers verbindet und die lebenserhaltenden Stoffe Luft und Wasser transportiert (S. 61).
3. Der Tractus respiratorius (S. 36) zur Aufnahme der göttlichen Lebensspende „Luft" (S. 37)
4. Der Tractus digestorius (S. 47) zur Verarbeitung und Weiterleitung der Nahrungsstoffe

3.2 Pathophysiologische Lehren

Hier ist vor allem die Lehre von den umherziehenden Krankheits- (Schmerz-) Stoffen (S. 72) zu nennen bei der die Ausscheidungsfunktion des Afters, der in der ägyptischen Medizin Organfunktion hat, also in das Körpergeschehen aktiv eingreift, eine wichtige Rolle spielt. Versagt das Afterorgan, so kommt es zur Fäulnis. Die faulende organische Materie bildet einerseits Würmer, wie dies bei jeder faulenden organischen Materie der unmittelbaren Anschauung entspricht. Andererseits bilden sich Krankheitsstoffe, die (anstelle der Nahrungsstoffe?) in das Gefäßsystem übertreten, durch dieses an alle Körperstellen transportiert werden können und dort mannigfaltige Krankheiten auslösen. Ein Liegenbleiben und Faulen der Nahrungsstoffe kann sich auch am Anfang des Tractus digestorius, im Magen, ereignen. Auch hier entsteht durch Fäulnis ein Krankheitsstoff, der umherzieht (*st.t* „Schleimstoffe" – s. S. 75).

Daß auch Eiter (S. 78) und Blut (S. 80) zum System der umherziehenden Krankheitsstoffe gehören, ist anzunehmen, konnte aber nicht zweifelsfrei bewiesen werden, vor allem deshalb nicht, weil die uns zugänglichen Lehrtexte keine Auskunft über Entstehungsort und Entstehungsmechanismus von Blut und Eiter geben.

---

[346] W. Westendorf in: Hdb. S. 82ff und in: Heilkunst, 1992, S. 129

Eine Reihe von Befunden ist nur aus wissenschaftstheoretischen Überlegungen heraus zu erklären. Hierzu gehört z.B. die in Sm 4, 5, 7, 8 und 22 jeweils angegebene Blutung aus *beiden* Ohren, die nach der Art der Verletzung nicht erklärbar ist und die möglicherweise aufgrund einer rein theoretischen Überlegung in die Symptomatik aufgenommen wurde: ‚Da der Gehörgang zum Schädelinnenraum hin offen ist, muß Blut aus *beiden* Ohren austreten, wenn es im Schädel blutet'. Auch die Abhandlung verschiedener Varianten ein und derselben Verletzung, wie z.B. in Sm 7, 37, 47, die unmöglich gleichzeitig am selben Patienten gesehen worden sein können, zeigt, daß die entsprechenden „Fälle" nicht einer Konsilienliteratur zuzurechnen sind wie man meinen könnte, sondern daß es sich um Lehrschriften handelt.

Die Celsus (1. Jhd. n. Chr.) zugeschriebene erstmalige Aufstellung der Entzündungszeichen „rubor, dolor, tumor und calor" war schon der ägyptischen Medizin bekannt (s.S. 112).

3.3 Anatomie

Unstreitig war die Anatomie der klassischen Periode in Ägypten nicht so weit fortgeschritten, wie die der griechischen Schulen, insbesondere der Schule von Alexandria. Dennoch gibt es vereinzelte Hinweise darauf, daß Sektionen nicht erst in Alexandria von Herophilus eingeführt wurden, sondern, zumindest in begrenztem Umfang, auch schon in der ägyptischen Medizin zu finden sind:

1. Die Gefäße der „Augenwurzel" können nicht durch bloße Betrachtung entdeckt worden sein, auch nicht nach einem Unfall (Eb. 854e – S. 14).
2. Das Gleiche gilt für die Gefäße des Retroperitonealraumes (S. 47).
3. Das Vorhandensein einer Haut, die das Gehirn *umschließt* (Sm 6) kann nur durch eine Sektion mit Herausnahme des Gehirns entdeckt werden (S. 97).
4. Die Kenntnis der Stirnhöhle (Sm 7) kann nicht aus der Empirie einer Unfallbehandlung stammen, da sie sich beim blutenden Unfallopfer der Exploration entzieht (S. 100).
5. Der in Sm 30 vermutlich behandelte Bandscheibenvorfall ist bei sorgfältiger Palpation zu diagnostizieren aber nur dann, wenn zuvor der Aufbau der Wirbelsäule und das Wesen des Bandscheibenvorfalles bekannt sind (S. 126).
6. Das Gleiche gilt für die Unterscheidung zwischen Ruptur und Scherung eines Wirbelkörpers (Sm 33 Seite 130f).

Unverkennbar mischen sich allerdings in der ägyptischen Anatomie Erkenntnisse, die durch Beobachtung gewonnen wurden mit aprioristischen Elementen, was besonders deutlich wird beim Aufbau des Gefäßsystems, bei dem exakte Beschreibungen, wie die der Retroperitonealgefäße (s.o.) ergänzt werden durch Vorstellungen, die dem Ordnungssystem „Bewässerung der Felder" entlehnt werden und dann zu anatomisch inkorrekten Beschreibungen führen (z. B. Gefäßverbindung Auge-Ohr).

Die letzte offene Frage, die nach der **Tradierung ägyptischer Ordnungsprinzipien** und Krankheitslehren in die griechischen Medizinschulen und damit letztlich in die europäische Medizin, bleibt schwierig zu belegen.

1. Unbestritten ist ein erheblicher Einfluß ägyptischer Rezepturen auf solche der griechischen Medizin, wobei die ersteren schon wegen ihrer genauen Quantifizierung lange Zeit den griechischen überlegen waren und erst im Laufe der Zeit von diesen übernommen wurden und zwar zuerst in Alexandria, also auf ägyptischem Boden[347]
   a) In der Frauenheilkunde des C.H. finden sich ägyptische Rezepturen, so die Frucht der ägyptischen Distel, weißes ägyptisches Öl, ägyptisches Salz, ägyptischer Safran.
   b) Mittel der sog. „Dreckapotheke" waren sowohl in der ägyptischen als auch in der griechischen Medizin (bis Galen) in Gebrauch.
   c) Das Herophilus zugeschriebene Buch über die Augenkrankheiten verwendet Medikamente, die sich auch in der ägyptischen Medizin finden, wie z.B. Krokodilkot und Leber, die von einer Reihe von Medizinhistorikern, auch Staden (a.a.O. S. 6) als Mittel zur Bekämpfung der Nachtblindheit angesehen wird (s. hierzu aber Seite 18). Da einer Rezeptur in aller Regel die Vorstellung eines Wirkungsmechanismus zugrundeliegt, und da gerade die Griechen ein ausgeprägtes Kausalitätsbedürfnis besaßen, ist es nahezu ausgeschlossen, daß nur Rezepturen ohne die ihnen zugrundeliegenden Lehrinhalte tradiert worden sein sollen.
2. Die Existenz eines Gefäßsystems zum Transport der lebenserhaltenden Stoffe ist ein Ordnungsprinzip der ägyptischen Medizin, das sich bei Diogenes von Apollonia[348] wiederfindet, allerdings mit deutlich weniger aprioristischen Elementen.
3. Die Vorstellung, daß dieses Gefäßsystem unter pathologischen Voraussetzungen der Weg der umherziehenden Schmerzstoffe(*wḫd.w*) ist, wird von der Schule von Knidos übernommen (siehe hierzu Einführung und S. 72ff). Allgemeiner ausgedrückt handelt es sich bei der Vorstellung von der in den Gefäßen umherziehenden Krankheitsmaterie um eine Humoralpathologie, wie sie sich auch als essentieller Bestandteil der griechischen Medizin wiederfindet, wo sie unter dem Einfluß der Vierelementenlehre der Naturphilosophen im C.H.[349] zur Viersäftelehre (Blut, Schleim, dunkle Galle, helle Galle) ausgebaut wird. Daß es sich auch in der ägyptischen Lehre um vier Säfte handelt (Schmerzstoffe, Schleim, Blut, Eiter) von

[347] H.v.Staden, Herophilus, 1994, S. 19

[348] A. Pichot, Die Geburt der Wissenschaft, 1995, S. 312

[349] De natura hominis

denen zwei (Blut und Schleim) sich auch in der Viersäftelehre des Hippokrates finden, könnte mehr als nur ein Zufall sein.

4. Auch der in Bln 199 – Clb III genannte Schwangerschaftstest, der sich nahezu identisch in einem deutschen medizinischen Kompendium des 18. Jhd. findet[350], ist mit Sicherheit überliefert, zumal er m.E. in der angegebenen Weise nicht funktioniert, so daß es sich nicht um eine zufällige Empirie handeln kann.
5. Bereits Iversen[351] wies auf Parallelen in den Geburtsprognosen des pCarlsberg VIII.4 und der hippokratischen Schrift „Über die Krankheiten der Frauen“ hin:
   Clb IV (1,x+4x+6); vgl.Kah 28
   [Anderes Erkennen einer, die gebiert,] gegenüber einer, die nicht gebiert
   Du sollst veranlassen, daß eine Knolle von Zwiebeln/Knoblauch*(ḥḏw)* nachts liegt, eingetaucht (?) [...] ihre Vulva*(jwf)* bis zum Tagesanbruch.
   Wenn Geruch entsteht aus ihrem Munde, so wird sie gebären. Wenn [nicht Geruch entsteht, so wird] sie niemals [gebären].
   Hippokrates, Über die Krankheiten der Frauen, III, 214
   Eine andere (Methode): Säubere eine Knoblauchzehe sorgfältig, schneide den Kopf ab und gib ihn in die Vagina; und stelle am folgenden Tag fest, ob sie (die Patientin) aus ihrem Mund (nach Knoblauch) riecht; und wenn sie riecht wird sie empfangen; wenn nicht, dann wird sie nicht (empfangen).
6. Die Technik der Pulsmessung, für die Herophilus und die Schule von Alexandria mindestens ebenso berühmt wurden wie für ihre anatomischen Entdeckungen, findet ihren Ursprung in der Pulsmessung der Ägypter (Sm 1) und selbst Staden, der den Einfluß der ägyptischen Medizin auf die griechische leugnet oder zumindest für unwesentlich hält, räumt ein:
   „... it is not inconceivable that the sophisticated Egyptian water-clock technology, the Egyptian interest in quantification, and the keen interest of Greek Alexandrians in technology and gadgetry all combined to prompt or facilitate Herophilus‘ introduction of his measuring device“.[352] Wiederum darf man unterstellen, daß hier mit der Technik natürlich auch eine entsprechende Lehre übertragen worden sein muß.
7. Auch in der Wundbehandlung ergeben sich teilweise Übereinstimmungen zwischen der ägyptischen und der griechischen Medizin: Beide nehmen gelegentlich Einschnitte vor, verwenden die Wundnaht und versuchen die Blutstillung durch Kauterisation. Beide verwenden Kupfersalze zur Antisepsis und beide teilen die Verletzungen ein in solche, die behandlungsfähig sind und andere, bei denen keine Aussicht auf einen Behandlungserfolg besteht.

[350] K.F. Paulini, Heylsame Dreck-Apothecke, 1734, S. 261
[351] E. Iversen, Papyrus Carlsberg, 1939
[352] H.v.Staden, a.a.O., S. 10

Sicher ließe sich der Katalog ägyptisch-griechischer Parallelen im Detail noch vertiefen, er reicht aber m.E. aus, um folgendes festzustellen: Der vollständige Neuanfang der griechischen Medizin, der stets als Beleg dafür genannt wird, daß die Begründung der europäischen Medizin den griechischen Medizinschulen zuzuschreiben sei, liegt auf der Ebene, die ich die „spirituelle“ genannt habe: Die Loslösung der Medizin aus der Theologie, der Magie und der Daemonologie und die Einführung einer Iatro- (Natur-) Philosophie ist eine Leistung des griechischen Geistes, die keine Entsprechung in der ägyptischen Medizin hat.

Es sollte aber nicht übersehen werden, daß es auf der Handlungsebene der ägyptischen Medizin zahlreiche Praktiken und Lehren gegeben hat, die in die griechische Medizin eingedrungen sind und von dieser weiterentwickelt wurden.

- Hippokrates und die Schule von Kos
  mit der Humoralpathologie
- Empedokles und die Schule von Aggrigent
  mit der Viersäftelehre
- Euryphon und die Schule von Knidos
  mit der Lehre von den umherziehenden Krankheitsstoffen (perittoma)
- Herophilus und die Schule von Alexandria
  mit der Pulsmessung

Sie alle haben auf den Schultern ihrer Vorgänger gestanden; in einer ungebrochenen Kontinuität medizinischen Denkens, deren vorläufigen Abschluß die naturwissenschaftliche Medizin unserer Tage bildet und deren Anfänge sich für uns unsichtbar im Nebel der Frühzeit verlieren.

4 Medizinisches Glossar

a.	Abkürzung für Arterie
Abszeß	Abgekapselte Eiteransammlung (meist bakteriell bedingt)
Accelera-tionstrauma (Akzelera-tionstrauma)	Multiple Verletzungen durch starke Beschleunigung (meist Bremsbeschleunigung (auch Dezelerationstrauma) beim Aufprall auf den Boden oder gegen eine Wand). Organrisse, Gefäßabrisse, WS-Traumen. Schweres Krankheitsbild.
Akren	Die distalen Teile des Körpers
Applikation	Anwendung (z.B. eines Heilmittels)
Arachnoidea	Spinnwebenhaut (mittlere der drei Hirnhäute)
Arcus zygo-maticus	Jochbein
Aspiration	Fremdstoffeinatmung (in die Lunge)
Aszites (As-cites)	Bauchwassersucht, Ansammlung von Flüssigkeit in der Bauchhöhle infolge kardialer oder portaler Stauung
bakterizid	bakterienvernichtend
Blepharitis	Lidrandentzündung, oft in Kombination mit Konjunktivitis
Bucca	Wange, Backe
Cardia (Kar-dia)	Ursprünglich Bezeichnung für das Herz (griech: kardia). Seit Galen Bezeichnung für den Magenmund (pars cardiaca ventriculi).
Charpie	gezupfte Leinwand zum Verbinden oder Ausstopfen von Wunden (nicht mehr gebräuchlich)
Cholesteatom	Epidermale Zyste des Mittelohres
Colonflexur	Rechte und linke Abbiegung des Dickdarmes um je 90°
Conchae nasi	Nasenmuscheln
Consilium	Beratung. In der med. Literatur: *Pathographie, abgefaßt als Lehrschrift zur innerärztlichen Diskussion.
Contre coup	Verletzung des Gehirns an der dem Schlag abgewandten Seite durch Rückstoß
Contusio	Quetschung
Crepitatio	Das spürbare Aufeinanderreiben der Bruchenden bei Frakturen
Dermatose	Hauterkrankung (allg. Bezeichnung)
Deviation	Abweichung von geradem Verlauf
Dezelerations-trauma	s. Accelerationstrauma
Dislocation	Fragmentverlagerung bei Knochenbrüchen
distal	Zur Körperperipherie hin gelegen
Distorsion	Verletzung des Band- Kapsel- Apparates eines Gelenkes durch Überschreiten der physiol. Belastungsgrenze infolge direkter Gewalteinwirkung
Diurese	Harnbildung, Harnausscheidung

Dura mater	Harte (oberste) Hirnhaut
Dyspepsie	Verdauungsstörung (vorw. bei Säuglingen)
Endothel	Einschichtiges Deckgewebe, das die Herzkammern, die Blutgefäße und die Lymphgefäße auskleidet
Emphysem	Übermäßiges oder ungewöhnliches Vorkommen von Luft in Körpergeweben oder Organen
Effloreszenz	„Hautblüte". Das morphologische Grundelement einer krankhaften Hautveränderung
Ektropium	Auswärtswendung der Bindehaut des Augenlides (angeborene Fehlbildung)
Epidermis	Oberste (verhornende, gefäßlose) Hautschicht
Exacerbation	Neuerliche Verschlimmerung einer Krankheit
Exanthem	(gr.exanthein-aufblühen). Multiple Hautveränderungen, die einen zeitlichen Ablauf zeigen.
exfoliativ	Unter Ablösung von Hautschichten
Exsiccose	Austrocknung des Organismus infolge einer negativen Flüssigkeitsbilanz
exsudativ	von Flüssigkeitsaustritt begleitet
emollierend	erweichend
Falx cerebri	Sichelförmige Duplikatur der harten Hirnhaut (*Dura mater) in der *Medianlinie des Gehirns
Fissur	Riß, Einriß
Foetidus	Stark übelriechend, stinkend
Fontanelle	Knochenlücke des Schädeldaches Neugeborener, die sich normalerweise bis zum 2. Lebensjahr schließt (Neugeborene: 6 Fontanellen)
gastrointestinal	Den Verdauungstrakt betreffend
Geschwulst	Tumor, Neubildung (vergl. *Geschwür)
Geschwür	Epitheldefekt, Ulcus (vergl. *Geschwulst)
Glaukom	Grüner Star. (Zeitweise oder dauernd erhöhter Augeninnendruck)
Glossodynie	Brennende Zungenschmerzen (z.B. bei Systemerkrankungen)
Glottis	Stimmbildender Teil des Kehlkopfes
Granulom	Knötchenartige Veränderung als Zeichen einer spezifischen Entzündung, z.B. durch Fremdkörper (Fremdkörpergranulom)
Herpes zoster	Gürtelrose
Histologie	Gewebekunde
HWS	Halswirbelsäule
Ileus	Darmverschluß
Impressionsfraktur	Knochenbruch mit eingedrückten Knochenfragmenten
Incarceration	Einklemmung
intrathorakal	Im Brustkorb gelegen
invasiv	eindringend (z.B. Diagnostik unter Verletzung der Körperintegrität)
infaust(us)	aussichtslos (als Prognose)
Ischialgie	Schmerzen im Bereich des Nervus ischiadicus (Ischias*syndrom)
Katarakt	Grauer Star. Alle Formen des Durchsichtigkeitsverlustes der Augenlinse oder ihrer Kapsel

klonisch	Mit ruckartigem Ablauf. Unkoordinierte Kontrakturen
Konjunktivitis	Entzündung der Tunica conjunctiva (Bindehaut)
lateral	Anatomische Lagebezeichnung: seitlich (von der Mittellinie abgewandt)
Lendenlordose	Nach vorn gewölbter Abschnitt der WS zwischen BWS und Kreuzbein
Leukom (Albugo)	1) Weißliche Hornhautnarbe des Auges (meist nach Verletzung)
	2) Verhornungsstörung (Epidermisierung). Herde i.F. schleierartiger Trübungen
Lippitudo	Tränenträufeln
lumbal	den Lendenteil (z.B. der Wirbelsäule) betreffend
Lumen	Lichtung eines Hohlorganes
LWS	Lendenwirbelsäule
m.	Abkürzung für Muskel (musculus)
Makrohämaturie	Auftreten von Blut im Urin. Rotverfärbung des Urins
makulopapulös	Fleckig und mit Papelbildung (z.B. Exanthem bei Masern und Herpes Zoster)
medial	Anatomische Lagebezeichnung: Zur Mitte (des Körpers) hin gelegen
median	Anatomische Lagebezeichnung: In der Medianlinie gelegen
Medianebene	Die den Körper in zwei gleiche Hälften teilende Saggitalebene in der Körperlängsachse
meningeal	Die Meningen (Hirnhäute) betreffend
Meningismus	meningeales *Syndrom, insb. Nackensteife, ohne Vorliegen einer *Meningitis
Meningitis	Hirnhautenzündung, meist infektiös. Leitsymptom: Nackensteifigkeit
Metaplasie	Durch chron. Reize ausgelöste Umwandlung eines reifen Gewebes in ein embryologisch verwandtes
Mikrohämaturie	Auftreten von Erythrozyten im Urin. Diagnose: mikroskopisch im Urinsediment (s.a. Makro∼).
Myogen	muskelbedingt
Nekrose (Necrosis)	lokaler Gewebstod
Nervus opticus	Sehnerv (II. *sensorischer Hirnnerv). Beginnt an der Sklera und endet im Chiasma opticum)
Nosologie	Krankheitslehre
Obturation	Lichtungsverschluß eines Hohlorganes durch Verstopfung
Obturationsileus	Darmverschluß
Orbita	Knöcherne Augenhöhle
Osmose	Einseitige Diffusion einer Flüssigkeit durch eine semipermeable Membran in Richtung der höheren Konzentration eines gelösten Stoffes
Osteologie	Lehre vom Aufbau der Knochen
Os temporale	Schläfenbein
Otitis media	Mittelohrentzündung
palpatorisch	durch Abtasten
Pathographie	Schriftlich niedergelegter Krankheits-verlauf, „Krankengeschichte" (s. a. *Consilium)

penetrierend	eindringend, durchdringend
pericranium	*Periost des Schädeldaches
perinatal	Zeit um die Geburt (29. SSW bis 7. Lebenstag)
Periost	Knochenhaut
peroral	durch den Mund
per primam intentionem	primäre Wundheilung (ohne Eiterung)
per secundam intentionem	sekundäre Wundheilung (mit Eiterung und/oder Bildung eines Granulations-gewebes)
Phagozyten	Freßzellen (Gewebstrümmer, Fremdkörper Erreger, Zellen usw.)
Phagozytose	Freßtätigkeit der Phagozyten
Pharynx	Rachen, Schlund
Pleuritis	Rippenfellentzündung
Porus acusticus	Eingang zum knöchernen Teil des Gehörganges
Priapismus	Schmerzhafte Dauererektion ohne sexuelle Erregung
Processus (pr.)	Fortsatz (Knochen∼)
Processus condylaris mandibulae	s. u. Processus coronoideus
Processus coronoideus	Oberer knöcherner Teil des Unterkiefers, unter dem Jochbein gelegen. Bildet mit dem Processus condylaris den oberen zangenförmigen Teil des Unterkieferknochens
Processus mastoideus	Warzenartiger Knochenfortsatz hinter dem *Porus acusticus
profus	stark, übermäßig
psychotrop	Mit spez. Wirkung auf psychische Funktionen
Pterygium conjunctivae	Dreieckige Bindehautduplikatur im nasalen Lidspaltenbereich
Ptosis	Senkung. Ptosis pulpebrae = Herabhängen des Oberlides
Pustel	Eiterbläschen
Restitutio ad integrum	Vollständige Wiederherstellung
retroperitoneal	Hinter dem rückseitigen Bauchfell (im Spatium retro-peritoneale) gelegen
Risus sardonicus	„Teuflisches Grinsen". Folge der Kontraktur der mimischen Muskulatur bei Tetanus
sakral	Die Kreuzgegend betreffend
Schädelkalotte	Schädeldach
Schleudertrauma	s. Accelerationstrauma
sensorisch	Die Aufnahme, Weiterleitung und Verarbeitung von Informationen aus der Umwelt betreffend
Serom	Mit Serum gefüllte (Wund-)Höhle
Sinus frontalis	Stirnhöhle

Sinus maxillaris	Kieferhöhle
spasmolytisch	krampflösend
Spondylitis	Wirbelentzündung (ggf. mit folgendem Wirbelzusammenbruch) u.a. durch Tuberkulose
Sternum	Brustbein Manubrium sterni = Oberer Teil des St.
Subileus	Inkompletter Darmverschluß
Subluxation	Unvollständige Verrenkung (die Gelenkflächen stehen noch teilweise in Kontakt)
Sutura	Naht, hier: Verbindung zwischen zwei Schädelknochen. Sutura sagittalis: Pfeilnaht, Scheitelnaht
Syndrom	Symptomenkomplex. Krankheitsbild, das sich mit stets dem gleichen Symptomenmuster (z.T. an verschiedenen Körperstellen) manifestiert
temporal	schläfenseitig, die Schläfe(n) betreffend
Tenesmus	Spastischer, schmerzhafter Stuhl- bzw. Harndrang
Tentorium cerebelli	Kleinhirndach
Tetanus (tetanischer Anfall)	Wundstarrkrampf. Erreger: Clostridium tetani
Tetraplegie	Lähmung aller vier Gliedmaßen
tonisch	Kontinuierliche Muskelkontraktion
Trachom(a)	1) Conjunktivitis trachomatosa (Ägypt. Körnerkrankheit). Infekt. Bindehaut- Hornhauterkrankung. Erreger: Chlamydia trachomatis 2) Jede follikuläre Knötchenbildung an Schleimhautoberflächen
Tractus digestorius	Verdauungskanal
Trichiasis oculi	Einwärtswendung der Augenwimpern mit durch Scheuern bedingter Horn- und Bindehautentzündung
Ulcus	Geschwür (Substanzverlust der Haut oder Schleimhaut)
v.	Abkürzung für Vene
vesikulär	in Bläschenform
Vestibulum	Vorhof
Vestibulum oris	Raum vor der vorderen Zahnreihe
WK	Wirbelkörper
WS	Wirbelsäule
Xerophthalmie	Trockenheit des äußeren Auges, z.B. bei Vit. A – Mangel oder als *Trachomfolge
zervikal (cervical)	Den Hals bzw. den Halsteil eines Organs betreffend

5 Siglen

BIFAO	Bulletin de l'Institut Français d'Archéologie
Bln	Papyrus Berlin 3038 1) Wreszinski, Walter, Der große medizinische Papyrus des Berliner Museums, Leipzig 1909 (Faksimile, Umschrift, Übersetzung, Kommentar, Glossar) 2) GMed. (Umschrift, Übersetzung, Kommentar, Wörterbuch, Grammatik)
CdE	Chronique d'Égypte, Brüssel
C.H.	Corpus Hippokraticum
Clb	Papyrus Carlsberg Iversen, Erik, Papyrus Carlsberg No. VIII with some remarks on the Egyptian origin of some popular birth prognoses Kopenhagen 1939
CT	Coffintexte (Sargtexte)
Eb	Papyrus Ebers 1) Ebers, Georg, Papyros Ebers, Leipzig 1875 2) Joachim, Heinrich, Der Papyros Ebers, Berlin 1890 3) Wreszinski, Walter, Der Papyrus Ebers I. Teil, Leipzig 1913 4) GMed. (Umschrift, Übersetzung, Kommentar, Wörterbuch, Grammatik) 5) Hdb. (Übersetzung, Kommentar) – Alle Übersetzungen, soweit nichts anderes vermerkt ist, aus diesem –
Ebbell Krankheitsbez.	Ebbell, Bendix, Alt-Ägyptische Bezeichnungen für Krankheiten und Symptome, Oslo 1938
Gard.-Zl.	Gardiner Zeichenliste in: Gardiner, Alan, Egyptian Grammar, Oxford 1979, S. 438ff
Gl	Glosse
GM	Göttinger Miscellen, Sem. Göttingen
GMed	Grapow, H., v. Deines, H., Westendorf, W., Grundriß der Medizin der alten Ägypter (9 Bände), Berlin 1954-1973
Ha	Hannig, Rainer, Großes Handwörterbuch, 3 Bd. Mainz 1995-1999
Hdb	Westendorf, Wolfhart, Handbuch der altägyptischen Medizin, Leiden/Boston/Köln 1999
JARCE	Journal of the American Research Center in Egypt, Boston
Kah	Papyrus Kahun (gynäkologischer Papyrus) 1) Griffith, Francis Llewellyn, The Petri Papyri, London 1898

	2) GMed. (Umschrift, Übersetzung, Kommentar, Wörterbuch, Grammatik)
KV	Papyrus Kahun (Veterinär-Papyrus) GMed. (Umschrift, Übersetzung, Kommentar, Wörterbuch, Grammatik)
L	Papyrus London 1) Wreszinski, Walter, Der Londoner medizinische Papyrus (Brit. Museum 10059), Leipzig 1912 2) GMed. (Umschrift, Übersetzung, Kommentar, Wörterbuch, Grammatik)
LÄ	Helk, W., Otto, E., Westendorf, W., Lexikon der Ägyptologie, Wiesbaden 1975-1992
LMA	Lexikon des Mittelalters (9 Bd.), Stuttgart/ Weimar 1999
MedGr	Westendorf, Wolfhart, Grammatik der medizinischen Texte (Bd. VIII des GMed), Berlin 1962
Orientalia	Orientalia, Nova Series, Rom
PuR	Pleyte, W., Rossi, F., Papyrus de Turin, Leiden 1869-1876 (siehe auch „Turin“)
Ram	Papyrus Ramesseum III – V 1) Gardiner, Alan, The Ramesseum Papyri, Oxford 1955 2) Hdb. S. 6, S. 11
RdE	Revue d'égyptologie, Kairo/Paris
SAK	Studien zur Altägyptischen Kultur, Hamburg
Sm	Papyrus Smith 1) Breasted, James Henry, The Edwin Smith Surgical Papyrus, Published in Facsimile and Hieroglyphic Transliteration with Translation and commentary, 2 Bände, Chicago 1930 2) GMed (Umschrift, Übersetzung, Kommentar, Wörterbuch, Grammatik) 3) Westendorf, W., Papyrus Edwin Smith, Ein medizinisches Lehrbuch aus dem alten Ägypten, Bern und Stuttgart 1966 4) Hdb. (Übersetzung, Kommentar).
Turin	Papyrus Turin 1) Pleyte, W., Rossi, F., Papyrus de Turin, Leiden 1869-1876 2) Borghouts, Joris F., Ancient Egyptian Magical Texts, Leiden 1978 3) GMed. III 20-21, IV/1 212, V 368-369 4) Hdb. S. 74
Wb	Erman, A., Grapow, H., Wörterbuch der ägyptischen Sprache (5 Bände), Berlin 1982
WbDrog	Deines v., Hildegard, Grapow, Hermann, Wörterbuch der ägyptischen Drogennamen (Bd. VI des GMed.)
WbM	Deines v., Hildegard, Westendorf, Wolfhart, Wörterbuch der medizinischen Texte, 2 Bände (Bd. VII des GMed.)
ZÄS	Zeitschrift für Ägyptische Sprache und Altertumskunde, Leipzig-Berlin
ZL	Gardiner, Zeichenliste

6 Literatur

6.1 Zitierte Literatur

Arnold, Wolfgang, Ganzer, Uwe: Hals-, Nasen-, Ohrenheilkunde Stuttgart 1997

Assmann, Jan: Stein und Zeit. Mensch und Gesellschaft im alten Ägypten, München 1991

Bardinet, Thierry: Les papyrus médicaux de l'Égypte pharaonique, Lyon 1995

Baumgartner, René, Ochsner, Peter E.: Orthopädie, Stuttgart 1992

Berendes, J.: Des Pedanios Dioskurides aus Anazarbos, Arzneimittellehre in fünf Büchern. Übersetzt und mit Erklärungen versehen, Stuttgart 1902

Betrò, Maria Carmela: Heilige Zeichen, Bergisch-Gladbach 1996

Blersch, Gustav Hartmut: Das Leibesinnere nach den altägyptischen medizinischen Texten, Medizinhistorisches Journal, 10(1975)28-49

Blersch, Gustav Hartmut: Wärme bei Fieber und Entzündung in den altägyptischen medizinischen Texten, Medizinhistorisches Journal 8(1973)35-52

Blersch, Gustav Hartmut: Die sichtbaren Wärmezeichen und die Wärmeformen im Innern des Körpers in der altägyptischen Medizin, Medizinhistorisches Journal, 8(1973)160-178

Blersch, Gustav Hartmut: Das aspektivische Denken in der altägyptischen Medizin, Sudhoffs Archiv 56(1972)1-21

Borghouts, J.F.: Ancient Egyptian Magical Texts, Religious Texts Translation Series. Nisaba, 9, Leiden 1978

Breasted, James Henry: The Edwin Smith Surgical Papyrus, Chicago 1930

Brunner, Hellmut: Altägyptische Erziehung, Wiesbaden 1957

Brunner, Hellmut: Die Lehre des Cheti, Sohnes des Duauf, Glückstadt/Hamburg 1944

Brunner, Hellmut: Das Herz im ägyptischen Glauben, Biberach 1965

Brunner, Hellmut: Geburt des Gottkönigs, Wiesbaden 1964

Brunner-Traut, Emma: Altägyptische Märchen, München ^{8}1989

Buchheim, Liselotte: Der „Fleischverband“ im alten Ägypten, Sudhoffs Archiv für Geschichte der Medizin, 42(1958)97-116

Burger, Artur Hunnius; Wachter, Helmut: Pharmazeutisches Wörterbuch, Berlin/New York ^{8}1998

Burkard, Günther: Bibliotheken im alten Ägypten, Bibliothek 4(1980)79-115

Burkard, Günther: Medizin und Politik: Altägyptische Heilkunst am persischen Königshof, SAK21(1994)35-57

Chapman, Paul H.: Case Seven of the Smith Surgical Papyrus, The Meaning of TP3W, JARCE 29(1992)35-42

Cockburn, Aidan: Mummies, Disease, and Ancient Cultures und Eve (Hrg.) Cambridge 1980

Deines v., Hildegard; Grapow, Hermann; Westendorf, Wolfhart: Grundriß Bd. IV,1: Übersetzung der medizinischen Texte, Berlin 1958

Deines v., Hildegard; Grapow, Hermann; Westendorf, Wolfhart: Grundriß Bd. IV,2: Erläuterungen zur Übersetzung der medizinischen Texte, Berlin 1958

Deines v., Hildegard; Grapow, Hermann: Grundriß Bd. VI: Wörterbuch der ägypt. Drogennamen, Berlin 1959
Deines v., Hildegard; Westendorf, Wolfhart: Grundriß Bd. VII, 1+2 Wörterbuch der medizinischen Texte, Berlin 1962
Diels, Hermann: Die Fragmente der Vorsokratiker, Hamburg 1957
Diller, Hans (Hrg.): Hippokrates; Schriften, Hamburg 1962
Diodorus Siculus: Books I-II.34 (Reihe Loeb Classical Library), London 1989
Dioskurides: s. Berendes
Ebbell, Bendix: The Papyrus Ebers, Copenhagen 1937
Ebbell, Bendix: Die ägypt. Krankheitsnamen, ZÄS 59(1924)55, 144, ZÄS 62(1927)13, ZÄS 63(1928)71, 115, ZÄS 64(1929)117
Ebbell, Bendix: Ägyptische anatomische Namen, Acta Orientalia XV,1937,293
Ebbell, Bendix: Die Alt-Ägyptische Chirurgie, Oslo 1939
Ebbell, Bendix: Alt-Ägyptische Bezeichnungen für Krankheiten und Symptome, Oslo 1938
Ebers, Georg: Papyrus Ebers. Das hermetische Buch über die Arzneimittel der Alten Ägypter in hieratischer Schrift Leipzig 1875
Elmadfa/Leitzmann: Ernährung des Menschen, Stuttgart 1998
Erman, Adolf: Zaubersprüche für Mutter und Kind aus dem pBerlin 3027, Berlin 1901
Erman, Adolf; Grapow, Hermann: Wörterbuch der ägyptischen Sprache, Berlin 1982
Estienne de la Riviere La dissection des parties du corps humain, Paris 1546
Faulkner, R.O.: The Ancient Egyptian Coffin Texts, 3 Bd., Warminster 1994
Fracastoro, Girolamo: De contagionibus et contagiosis morbis et eorum curatione, Venedig 1546
Gardiner, Alan H.: Ancient Egyptian Onomastica, Oxford 1947
Gardiner, Alan H.: Egyptian Grammar, 3. Aufl. Oxford 1994
Gardiner, Alan H.: The House of Life, JEA 24(1938)157
Germer, Renate: Untersuchung über Arzneimittelpflanzen im Alten Ägypten, Hamburg 1979
Gersdorff, Hans: Feldtbuch der Wundtartzney, Straßburg 1517
Ghalioungui, Paul: The House of Life, Amsterdam 1973
Ghalioungui, Paul: The Physicians of Pharaonic Egypt, Cairo 1983
Grapow, Hermann: Grundriß Bd. I: Anatomie und Physiologie, Berlin 1954
Grapow, Hermann: Grundriß Bd. II: Von den medizinischen Texten, Berlin 1955
Grapow, Hermann: Grundriß Bd. III: Kranker, Krankheiten und Arzt, Berlin 1956
Grapow, Hermann: Grundriß Bd. V: Die medizinischen Texte in hieroglyphischer Umschreibung, Berlin 1958
Grensemann, Hermann: Knidische Medizin Teil I, Berlin 1975
Grensemann, Hermann: Knidische Medizin Teil II, Stuttgart 1987
Grmek, Mirko D. (Hrg.): Die Geschichte des medizinischen Denkens, München 1996
Gurlt, E.: Geschichte der Chirurgie (3. Bd.), Berlin 1898
Habachi, Labib; Ghalioungui, Paul: The House of Life of Bubastis, CdE 46(1971)59-71
Hannig, Rainer: Großes Handwörterbuch (3 Bd), Mainz 1995-1999
Helck, Wolfgang: Die Beziehungen Ägyptens und Vorderasiens zur Ägäis, Darmstadt ^{2}1995

Helck, Wolfgang; Otto, Eberhard; Westendorf, Wolfhart(Hrgg.): Lexikon der Ägyptologie Bd. I – VII, Wiesbaden 1975-1992
Hengstl, J. (Hrg.): Griechische Papyri aus Ägypten, München 1978
Herrlinger, Robert: Geschichte der medizinischen Abbildung, München 1967,
Hippokrates; Fuchs, Robert (Hrg.): Hippokrates, Sämtliche Werke, München 1897
Hippokrates: Werke (Reihe Loeb Classical Library), London 1995
Iversen, Erik: Papyrus Carlsberg No. VIII with some remarks on the Egyptian origin of some popular birth prognoses, Kopenhagen 1939
Jansen-Winkeln, Karl: Ägyptische Biographien der 22. und 23. Dynastie in: Ägypten und Altes Testament Bd. 8/1, Wiesbaden 1985
Jones, W.H.S.: The Medical Writings of Anonymus Londonensis, Cambridge 1947
Jonckheere, Frans: A la recherche du Chirurgien Égyptien, CdE 26(1951)28-45
Jonckheere, Frans: Une Maladie Égyptienne, aAa L'hématurie parasitaire, Brüssel 1944
Känel, Frédérique von: Les Prêtres-Ouab de Sekhmet et Les Conjurateurs de Serket, Paris 1984
Kemp, Barry J.: Ancient Egypt, London/New York 1994
Kepler, Johann: Ad Vitellionem paralipomena, Frankfurt 1604
Kolta, Kamal Sabri; Tessenow, H.: „Schmerzen", „Schmerzstoffe" oder „Fäulnisprinzip"? Zur Bedeutung von *wḫd.w*, einem zentralen Terminus der ägyptischen Medizin, in: ZÄS 127(2000)38-52
Lang, Werner; Löscher, Thomas: Tropenmedizin, Stuttgart 2000
Lange, Kurt; Hirmer, Max: Ägypten, München ^{5}1975
Lefebvre, Gustave: Essai sur la médecine égyptienne de l'époque pharaonique, Paris 1956
Lexikon Mittelalter: Lexikon des Mittelalters (Studienausgabe 9 Bde.), Stuttgart/Weimar 1999
Lichtenthaeler, Charles: Geschichte der Medizin, Köln 1974
Lichtenthaeler, Carles: Der Eid des Hippokrates, Köln 1984
Littré, Emile: Oeuvres complètes d'Hippocrate. (10 Bde.), Paris 1839-1861, Nachdr. Amsterdam 1973-1982
O'Malley, Charles D.; Saunders, J.B. de C.M.: Leonardo da Vinci. On the Human Body, New York 1952
Marganne, Marie-Hélène Links between Egyptian and Greek, Medicine, Forum 3.5.(1993)35-43
Marquard, H.; Schäfer, S.: Lehrbuch der Toxikologie, Mannheim 1994
Mérei, G.; Nemeskéri, J.: Bericht über eine bei einer Mumie verwendete Nasenprothese, ZÄS 84(1959)76-78
Mutschler, Wolf; Haas, Norbert: Praxis der Unfallchirurgie, Stuttgart 1999
Nickel, R., Schummer, A.; Seiferle, E.: Lehrbuch der Anatomie der Haustiere (5 Bde.), Berlin/Hamburg 1954-1973
Nunn, John F.: Ancient Egyptian Medicine, London 1996
Paré, Ambroise Wund Artzney, Frankfurt 1635
Paulini, Kristian Frantz: Heylsame Dreck-Apothecke, Frankfurt 1734
Pendlebury, J.D.S.: Excavations at Tell El Amarna, JEA 20(1934)134
Pichot, André: Die Geburt der Wissenschaft, Frankfurt/M 1995
Sander-Hansen, C.E.: Die Texte der Metternichstele in: Analecta Aegyptiaca Vol. VIII, Kopenhagen 1956

Sauneron, Serge: Le Germe dans le Os, in: BIFAO 60(1960)19 – 27

Saunders, J.B. de C.M.: The Transitions from Ancient Egyptian to Greek Medicine, Lawrence 1963

Schäfer, H.: Die Wiedereinrichtung der Ärzteschule in Sais unter König Darius I., ZÄS 37(1899)72-74

Scheiner, Christoph: Oculus seu fundamentum opticum Oeniponti (Innsbruck) 1619

Schott, Heinz (Hrg.): Die Chronik der Medizin, Dortmund 1993

Sigerist, Henry E.: Anfänge der Medizin, Zürich 1963

Sournia, J.-Ch.; Poulet, J.: Illustrierte Geschichte der Medizin (9 Bd.)

Martiny, M. (Hrgg.): Salzburg 1980

Staden, Heinrich v.: Herophilus. The Art of Medicine in Early Alexandria, Cambridge 1989

Stegbauer, Katharina: Magie als Waffe gegen Schlangen, Diss. Leipzig im Druck

Stephan, Joachim: 10 Observationes aus dem kasuistischen Sammelwerk des Johann Schenck von Grafenberg (1530-1598), Diss. Erlangen 1967

Stephan, Joachim: Überlegungen zur Ausbildung der Ärzte im alten Ägypten, SAK 24(1997)301 – 312

Stephan, Joachim: Medizinschulen im Alten Ägypten und der Einfluß ihrer Lehren auf die griechische Medizin, Marburger altertumskundliche Abhandlungen 7, Wiesbaden 2005

Stephan, Joachim: Die anatomischen, physiologischen und pathophysiologischen Grundlagen der ägyptischen Krankheitslehre, Göttinger Miszellen, Beiheft 2, Göttingen 2007

Steuer, O.: Ancient Egyptian and

Saunders, J.B. de C.M.: Cnidian Medicine, Berkeley 1959

Stückelberger, Alfred: Bild und Wort. Das illustrierte Fachbuch in der antiken Naturwissenschaft, Medizin und Technik, Mainz 1994

Sweeney, Deborah: Illness and Healer in Combat in Middle Kingdom and early New Kingdom Medical Texts, Abh. der Sächsischen Akad. der Wiss. zu Leipzig. Phil.-hist. Klasse Bd. 78 Heft 5, Leipzig 2009

Vesalius, Andreas: De humani corporis fabrica, Basel 1543

Wahdan, H.A.L.: Causes of Antimicrobial Activity of Honey, in: Infection 26(1998)26-31,

Westendorf, Wolfhart: Papyrus Edwin Smith, Stuttgart 1966

Westendorf, Wolfhart: Beiträge aus und zu den medizinischen Texten, ZÄS 92(1966)128

Westendorf, Wolfhart: Grundriß Bd. VIII: Grammatik der medizinischen Texte, Berlin 1962

Westendorf, Wolfhart: Erwachen der Heilkunst, Zürich 1992

Westendorf, Wolfhart: Handbuch der altägyptischen Medizin (2 Bd.), Leiden/Boston/Köln 1999

Woyt, Johann Jacob: Gazophylacium Medico-Physicum, Leipzig 1755

Warren, Mahmoud: Tropical and Geographical Medizin, New Jersey 1984

Wreszinski, Walter: Der Papyrus Ebers, Leipzig 1913

Wreszinski, Walter: Der Londoner medizinische Papyrus und der Papyrus Hearst, Leipzig 1912

Wreszinski, Walter: Der große medizinische Papyrus des Berliner Museums (pBerl. 3038), Leipzig 1909

6.2 Weiterführende Literatur

Baissette, Gaston: Medizin bei den Griechen, Salzburg 1980
Barns, John W.: Five Ramesseum Papyri Oxford 1956
Bickel, Susanne: La cosmogonie égyptienne, Fribourg/Göttingen 1994
Bourgey, Louis; Martiny, Michael: Hippokrates und die griechische Medizin des klassischen Zeitalters, Salzburg 1980
Burde, Cornelia: Hethitische medizinische Texte, Wiesbaden 1974
David, Rosalie; Papp, Eddie: Evidence Enbalmed, Manchester 1984
David, Rosalie: Mysteries of the Mummies, London 1978
Davies, Vivian: Egypt, the Aegean and the Levant
Schofield, Louise (Hrgg.): Interconnections in the Second Millenium B.C., London 1995
Dawson, Warren, R.: Egypt's Place in Medical History, Science, Medicine and History, Vol. 1(1953)47-60
Deines v., Hildegard; Westendorf, Wolfhart: Grapow, Hermann: Grundriß Bd. IX: Ergänzungen, Berlin 1973
Derchain, Philippe: Le Papyrus Salt 825, Brüssel 1965
Ebach, Jürgen: Weltentstehung und Kulturentwicklung bei Philo von Byblos, Stuttgart 1979
Ebers, Georg: Wie Altägyptisches in die europäische Volksmedicin gelangte, ZÄS 33 (1895) S. 1-18
Edel, Elmar: Ägyptische Ärzte und ägyptische Medizin am hethitischen Königshof, Göttingen 1976
Engelmann, Heinz; Hallof, Jochen: Zur medizinischen Nothilfe und Unfallversorgung auf staatlichen Arbeitsplätzen im alten Ägypten, ZÄS 122(1995)104-136
Engelmann, Heinz: Der Sachmetpriester, ein früher
Hallof, Jochen: Repräsentant der Hygiene und des Seuchenschutzes, SAK 23(1996)103-146
Ghalioungui, Paul: Medizin zur Pharaonenzeit Ciba-Symposion 5(1961)207
Goltz, Dietlinde: Studien zur altorientalischen und griechischen Heilkunde, Wiesbaden 1974
Grapow, Hermann: Die bildlichen Ausdrücke des Ägyptischen, Leipzig 1924
Grapow, Hermann: Untersuchungen über die altägyptischen medizinischen Papyri (2 Teile), Leipzig 1935
Grapow, Hermann: Über die anatomischen Kenntnisse der altägyptischen Ärzte, Leipzig 1935
Grensemann, Hermann: Die hippokratische Schrift „Über die heilige Krankheit", Berlin 1968
Griffith; Francis: Hieratic Papyri from Kahun and Gurob, London 1898
Hassan, M.A.: The ancient Egyptians and the Heart, Episteme 9(1975)143-144
Helck, Wolfgang (Melanges A. Gutbub): Schamane und Zauberer, Montpellier 1984
Horneffer, A. (Hrg.): Herodot Historien, Stuttgart 1971

Hölbl, Günther: Ägyptisches Kulturgut im phönikischen und punischen Sardinien, Leiden 1986
Hurry, Jamieson B.: Imhotep, London 1928
Janssen, Rosalind M.: Growing up in Ancient Egypt
Janssen, Jac.J.: London 1990
Kirk, G.S.; Raven, J.E.; Schofield, M.: Die vorsokratischen Philosophen, Stuttgart 1994
Koch, Klaus: Geschichte der ägyptischen Religion, Stuttgart 1993
Koch, Klaus: Wind und Zeit als Konstituenten des Kosmos in phönikischer Mythologie und spätalttestamentlichen Texten in: Alter Orient und Altes Testament, Bd. 232(1993)59-91
Kolta, Kamal Sabri: Schmerzstoffe die krank machen (whdw) Naturheilpraxis 2(1995)159
Langholf, Volker: Medical Theories in Hippocrates, Berlin/New York 1990
Leca, Ange-Pierre: Medizin im alten Ägypten, Salzburg 1980
Leca, Ange-Pierre: La Médecine Égyptienne, Paris 1983
Lefebvre, Gustave: La Médecine égyptienne de l'époque pharaonique, Paris 1956
Lefebvre, Gustave: Prêtres de Sekhmet, Archiv Orientalni 20(1952)
Lepsius, R.: Über die Götter der vier Elemente bei den Ägyptern, Berlin 1865
Mansfeld, Jaap (Hrg.): Die Vorsokratiker (2 Bd.), Stuttgart 1983-1986
Morenz, Siegfried: Die Begegnung Europas mit Ägypten, Zürich 1969
Neuburger, Max; Pagel, Julius: Handbuch der Geschichte der Medizin (3 Bd.), Jena 1902-1905
Oefele, Felix: Die nichtpathologische Gynäkologie der alten Ägypter, Berlin 1894
Pahl, Wolfgang M.: Altägyptische Schädelchirurgie, Stuttgart 1993
Porter, Bertha: Topographical Bibliography III
Moss, Rosalind L.B.: Memphis Part 1+2, Oxford 1974 & 1981
Reymond, E.A.E.: A Medical Book from Crocodilopolis, Wien 1976
Reeves, Carole: Egyptian Medicine, Buckinghamshire 19924
Richter, Paul: Über uhedu in den ägyptischen Papyri, Archiv für Geschichte der Medizin 1909, II, 73-83
Rothschuh, Karl E.: Konzepte der Medizin, Stuttgart 1978
Sauneron, Serge; Yoyotte, Jean: Ägyptische Schöpfungsmythen, in: Eliade, M., Die Schöpfungsmythen, Darmstadt 1993
Schadewald, Wolfgang: Die Anfänge der Philosophie bei den Griechen, Frankfurt 1978
Schöner, Erich: Das Viererschema in der antiken Humoralpathologie, Wiesbaden 1964
Schumacher, Joseph: Die Anfänge abendländischer Medizin in der griechischen Antike, Stuttgart 1965
Sobotta, Johannes: Atlas der Anatomie des Menschen, 2 Bände, München 1982
Strouhal, Eugen: Ägypten zur Pharaonenzeit, Berlin 1994
Volten, Aksel: Demotische Traumdeutung, Kopenhagen 1942
Volten, Aksel: Zwei altägyptische politische Schriften, Kopenhagen 1945
Wallis Budge, E.A.: Herb-Doctors and Pysicians in the Ancient World, Chicago 1927
Westendorf, Wolfhart: Zweiheit, Dreiheit und Einheit, in der altägyptischen Theologie, ZÄS 100(1974)136ff
Zaba, Zbynek: Les Maximes de Ptahhotep, Prag 1956

Index

ꜥꜣꜥ: 82
Accelerationstrauma: 129, 161
Afterorgan: 47, 48, 49, 155
Alexandria: 1, 2, 6, 16, 37, 156, 157, 158, 159, 172
Aristoteles: 5, 119
Atem: 21, 38, 39, 40, 41, 66, 145, 154
Auge: i, ii, 1, 10-22, 29-31, 34, 53, 61, 62, 64-66, 76, 84, 85, 98-100, 102, 104, 106, 108, 114, 115, 117, 127, 147, 153, 156, 157, 162, 163, 165
Ausbildung: i, 1-4, 6, 154, 172

Berstungsfraktur: 88, 94, 95, 110
Bilharzia: 43, 44, 82, 84
Bilharziose: 69, 70, 83-85
Bln 120: 74
Bln 136: 77
Bln 138: 75, 76
Bln 142: 78
Bln 161: 73, 74
Bln 163: 61, 62, 64, 67, 70, 71, 73, 76
Blut: 16, 22, 24, 25, 31, 33, 34, 40-44, 54-56, 60, 61, 64-67, 70, 74, 80-84, 88, 91-98, 100, 102-105, 107-118, 124, 127, 136, 137, 142, 147, 149, 155-158

Corpus Hippocraticum: 66, 67, 129, 135
C.H.: 67, 76, 137, 146, 157, 167

Eb 188: 49, 51
Eb 189: 23, 50
Eb 190: 51, 59
Eb 191: 31, 52
Eb 192: 17, 21, 53, 76
Eb 193: 51, 59
Eb 196: 53, 54, 72
Eb 197: 36, 54
Eb 198: 23, 24, 55, 56, 60, 81, 82
Eb 200: 56, 73
Eb 201: 57, 58
Eb 202: 57, 58
Eb 203: 58
Eb 204: 48, 55, 56
Eb 205: 56
Eb 206: 59
Eb 207: 59
Eb 295: 77
Eb 296: 76
Eb 298: 11, 77
Eb 351: 18
Eb 584: 73, 74
Eb 724: 81
Eb 742: 25
Eb 749: 25, 82
Eb 765: 32, 36
Eb 766: 23, 30, 33, 35, 36, 112, 121
Eb 767: 30, 35
Eb 768: 36, 75
Eb 828: 81
Eb 831: 80
Eb 854: 10, 14, 16, 20, 29-31, 34, 38, 40-42, 44, 45, 61-66, 68-70, 82, 89, 156
Eb 855: 14, 37-40, 42, 43, 46, 64, 73, 82
Eb 856: 12, 14, 16, 19, 20, 61-64, 67, 70, 71, 73, 76
Eb 859: 60, 79
Eb 862: 78
Einrenkung: 120
Eiter: 35, 36, 53, 60, 61, 72, 78-80, 82, 97, 101, 138, 139, 142, 147, 155, 157
Entzündungszeichen: 101, 112, 142, 156

Faserverband: 140
Fieber: 17, 78, 79, 98, 119, 122-124, 140-143, 150, 151
Frischfleischverband: 91, 92, 126, 127

Gasbrand: 94,
Geburtsprognosen: 6, 63, 158

Gefäßsystem: ii, 26, 29, 39, 40, 45-49, 56, 61-69, 71-157
Gehirn: ii, 9, 10, 12, 31, 76, 94, 96, 97, 99, 102, 126, 156

Haemorrhoiden: 131
Hämaturie: 43, 84
Hautemphysem: 129, 149
Herpes Zoster: 54, 142, 143
Herz: 10, 14, 23, 26, 27, 29, 31, 36-40, 42, 43, 45, 46, 47, 49, 51-57, 59, 60, 63, 64, 66, 68, 70, 71, 73-75, 81, 82, 84, 89, 98
Hippokrates: 3, 29, 69, 104, 106, 109, 120, 135, 154, 158, 159
Hirnhäute: 48, 92, 97, 100, 104
Honig: 33-35, 48, 51, 54-56, 59, 75, 84, 89-92, 98, 105-108, 111-115, 118, 120-123, 125-127, 132, 133, 135, 136, 138, 140, 143, 144, 150, 151

latrodaemonologie: 153
latrophilosophie: 153
latrotheologie: 153, 154
Impressionsfraktur: 92, 130, 131

jmrw: 133, 135, 136, 143, 176

Klaffwunde: ii, iv, 13, 92, 93, 95, 96, 98, 122, 123, 149, 150
Klammerverband: 20, 92, 107, 123, 151
Klebeverband: 126, 133-135, 137, 138, 144, 145
Konsilienliteratur: 129, 156
Kopf: i, ii, 9-15, 17, 19, 20, 27, 29, 30, 33-35, 61-63, 65-67, 75, 77, 79, 88-99, 102-104, 106, 115, 120, 125-127, 130-133, 140, 155

L 38: 83
Lähmung: 10, 103, 129, 130, 152
Lebenshaus: 2-4, 6
Leber: i, 5, 18, 36-44, 46, 49, 50, 59, 61, 62, 64, 70, 84, 157
Lehren: iv, 1, 4-7, 21, 63, 129, 153-155, 157, 159
Lehrtext: i, ii, 4, 9, 28, 40, 65, 88, 104, 123, 129, 130, 155
Leonardo: 69
Lippen: i, 23, 27, 88-90, 98, 106, 111, 114, 118, 121, 123, 140-142
Lunge: i, 32, 36-40, 42, 43, 46, 47, 61, 62, 64, 66, 84, 129, 132, 146, 149

Magen: i, 6, 14, 17, 21, 23, 26, 36, 39, 43, 45-60, 73, 76-78, 82, 85, 155
Mandragora: 22, 23
Medizinschulen: i, 2, 3, 5, 154, 157, 159
Meningen: 94, 97
Messen: 89
Milz: i, 36, 38, 40, 42, 44, 61, 62, 64
mt.w: 10, 78
Mund: i, 10, 23, 24, 26, 27, 29, 40, 46, 50, 52, 55, 77, 81, 98, 99, 101, 110, 113, 114, 120, 121, 132, 158

Nachtblindheit: 18, 157
Nase: i, ii, 10, 12, 19, 20-23, 31, 39, 40, 53, 61, 62, 64, 71, 73, 76, 80-82, 93, 95-98, 102, 103, 107-111, 113-117, 121
Naturphilosophen: 153, 157

Oesophagus: 46
Ohr: i, iii, 10, 16, 23, 29, 30-36, 61, 62, 64-66, 79, 88, 93-95, 97, 98, 102, 103, 109, 110, 113-119, 156, 157
Ordnungsystem: i, 4, 9, 41, 48, 63, 84, 88, 130, 154-156

Perittoma: 5, 159
Priapismus: 128
Priester: 1, 2, 42, 43, 46, 63, 89
Pulsmessung: 158, 159
Putrefikation: 71, 72

Ram: iii, 15, 19, 27, 55
Reposition: 24, 109, 120, 133, 135, 137

Samen: 64, 68, 69, 82, 84, 85, 127, 128
Scheitel: i, 11, 12, 99
Schläfe: i, iii, 9, 16, 28-30, 34, 61, 62, 64, 65, 99, 105, 114-117, 119
Schleimstoffe: 53, 59, 75-78, 82, 144, 145, 149-151, 155

Schlund: i, 25, 26
Schmerzstoffe: 5, 19, 24, 25, 57, 70-74, 78, 157
(Medizin-)Schulen: i, 2, 3-5, 63, 129, 154-157
Schwangerschaftstest: 7, 15, 158
Sektion(en): 6, 14, 37, 42, 47, 63, 65, 67, 85, 100, 126, 131, 156
Sperma: 64, 68, 69, 82
Stirn(höhle): i, ii, 9, 11-13, 61, 62, 98-100, 104, 105
Stützverband: 126, 127

Taubheit: 31, 66
Tetanus: 94
Trachea: 23, 38, 39, 46, 123
Tractus digestorius: i, 26, 45-47, 49, 155

Udjahorresnet: 4

Wangen: i, 22, 23, 108
Weidenblätter: 132
Wundnaht: 20, 34, 94, 107, 123, 158

Zähne: i, 23-27, 98, 101, 120, 132,
Zunge: i, 23, 25-27, 141

Über den Autor

Geboren:	15.08.1932 in Potsdam	
E-Mail:	stephan-celle@t-online.de	
Ausbildung:	1939-1943	Grundschule Berlin
	1943-1947	Oberschule in Wernigerode/Harz
	1947-1949	Oberschulen in Hildesheim und Hannover
	1949-1953	Akademie für Musik und Theater, Hannover
	1953	Abschlußprüfung im Fach Schauspiel
	1957-1960	Abendschule in Hannover
	März 1960	Abitur
1. Studium:	WS 1960-WS 1961	Medizinstudium Uni Hamburg
	SS 1962-SS 1966	Medizinstudium Uni Erlangen
	August 1967	Medizinisches Staatsexamen Uni Erlangen
	Sept. 1967	Promotion zum Dr. med. Uni Erlangen
Berufliche Tätigkeit:	1967-1969	Medizinalassistent an verschiedenen Kliniken
	1970	Ärztliche Approbation
	1970-1974	Wiss. Assistent an der Med. Hochsch. Hannover
	1974	Facharzt (FA) für Labormedizin ÄK Niedersachsen
	1982	FA für Mikrobiologie und Infektionsepidemiologie ÄK Niedersachsen
	1974-1994	Tätigkeit in eigener Praxis in Celle
2. Studium:	SS 1995-WS 2000	Studium der Ägyptologie in Hamburg
	April 2001	Promotion zum Dr. phil. Uni Hamburg